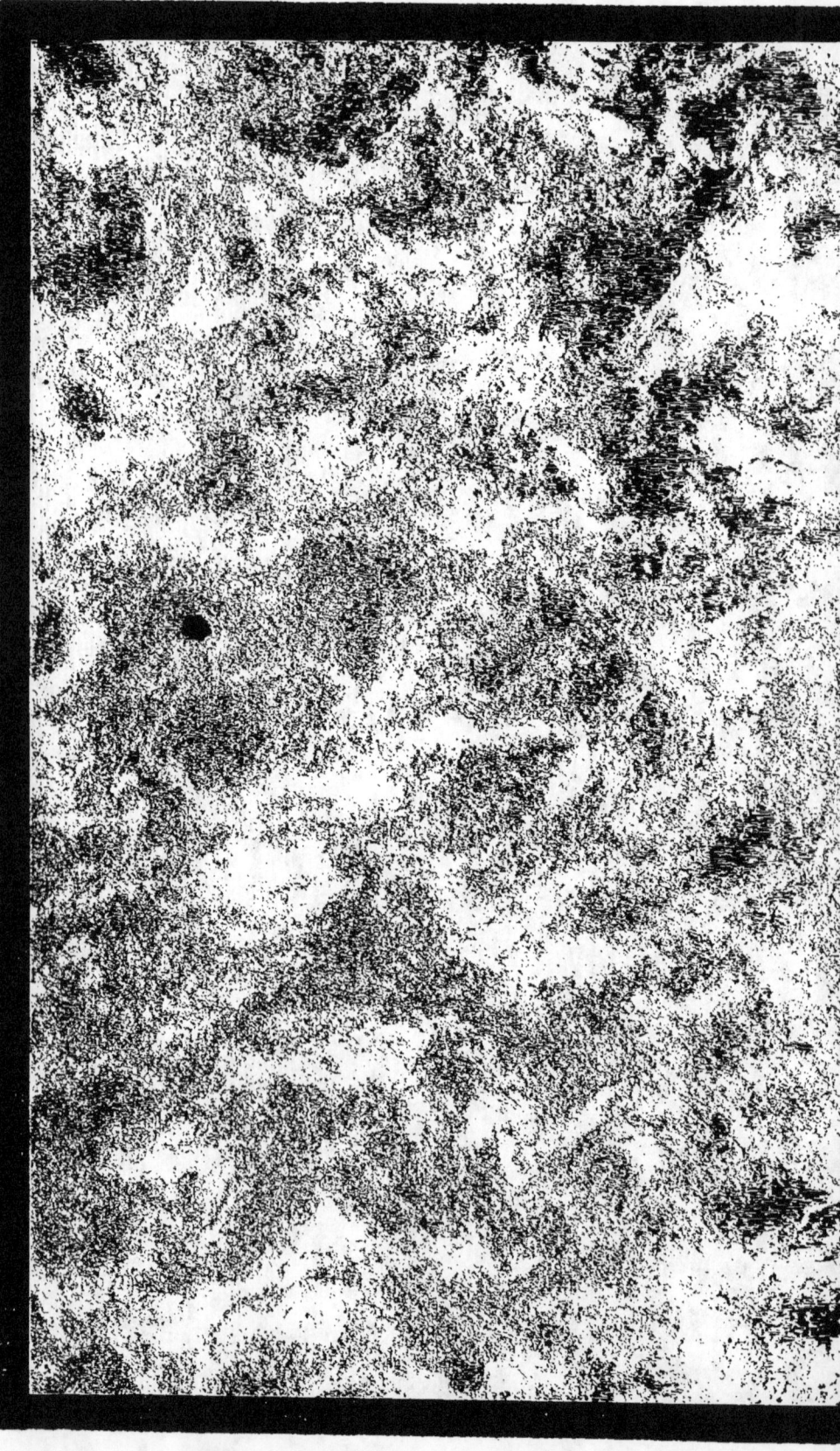

VANHAVÉRE 1981

LES
MÉDECINS
AU TEMPS DE MOLIÈRE

Paris. — Imprimerie P.-A. Bourdier et Cie, rue Mazarine, 30.

LES

MÉDECINS

AU TEMPS DE MOLIÈRE

— MŒURS, INSTITUTIONS, DOCTRINES —

PAR

MAURICE RAYNAUD

DOCTEUR EN MÉDECINE, DOCTEUR ÈS LETTRES

Deuxième Édition

PARIS
DIDIER ET Cie, LIBRAIRES-ÉDITEURS
35, QUAI DES AUGUSTINS

1863
Réserve de tous droits.

AVANT-PROPOS

Les innombrables éditeurs, annotateurs, commentateurs et scoliastes qui ont écrit sur Molière, sont à peu près d'accord sur un point, fort divisés d'ailleurs sur beaucoup d'autres : c'est lorsqu'il s'agit de médire de la médecine, que ce grand homme a fort maltraitée, comme chacun sait, et des médecins, dont il a immortalisé les ridicules. Le procédé dont ils se sont servis est assez curieux à étudier. Les uns ont pris purement et simplement les plaisanteries de Molière pour argent comptant, et les ont transformées en appréciations historiques. D'autres ont recueilli çà et là dans les divers écrivains du dix-septième siècle des *anas,* des *on dit,* et n'ont pas manqué d'en faire des applications aux personnages de notre grand comique. D'autres sont venus, qui ont généralisé la chose, comprenant ainsi tous les médecins de toute une époque dans un jugement sommaire. Enfin les derniers venus ont ramassé toutes les anecdotes, tous les récits plus ou moins vraisemblables, voire même toutes les invectives de leurs prédécesseurs, et ont fait le total. Il en est résulté un portrait assurément peu flatté; et c'est ainsi que, sous la plume de ces honnêtes critiques, les médecins d'il y a deux siècles sont devenus de véritables monstres : ignorants, cuistres, charlatans, libertins, voleurs, infanticides, empoisonneurs. Voilà une assez jolie collection de défauts, de vices et de crimes. Molière n'en demandait pas tant!

Le désir de me faire à moi-même une opinion, et aussi celui de pénétrer dans l'histoire d'une époque peu connue de la médecine en France, m'ont déterminé à remonter aux sources. S'il se trouvait que sous les masques burlesques par lesquels nous les connaissons, il y eût d'honnêtes gens, des hommes d'esprit, des savants distingués, des philosophes recommandables, même de bons médecins, pense-t-on que la gloire de Molière en souffrît beaucoup? Il est assez grand, Dieu merci, pour qu'il ne soit pas besoin, en le louant, de rapetisser personne. Et la meilleure manière de l'admirer, n'est-ce pas encore de n'attacher à ses paroles que le sens qu'il leur a donné, sans rien atténuer, mais aussi sans transformer ses personnages de comédie en héros de mélodrame? Telle est mon intention en abordant cette étude. Je le suivrai comme un guide, non comme un oracle; et, au besoin, je discuterai avec lui.

Au surplus, ce n'est point une récrimination que

l'on va lire, encore moins une réhabilitation. Ce qui a été attaqué par Molière méritait de l'être. Des ridicules qu'il a flétris, la plupart sont morts, grâce à lui, et nous l'en remercions. Quelques-uns subsistent, et subsisteront probablement toujours. Mais aussi Molière est immortel ; ils sont là debout, comme pour lui donner éternellement raison. J'ajoute qu'eût-il tort, il serait trop tard pour y revenir, car les décisions du génie sont sans appel : il y a chose jugée.

Comme il s'agissait de peindre une société et des mœurs fort lointaines, et qu'un pareil tableau se compose d'une foule d'éléments divers qui se complètent et s'éclairent les uns par les autres, j'ai cru devoir faire entrer dans ce travail bien des faits et des usages auxquels Molière n'a jamais touché, même par voie d'allusion. Je me suis tenu autant que possible dans la période de sa vie active, c'est-à-dire entre les années 1640 à 1673, sans me piquer d'ailleurs d'une rigueur mathématique. Lorsque je suis sorti de ce cadre, naturellement j'ai dû le faire plutôt pour remonter en arrière, que pour m'étendre aux années suivantes, qui nous touchent beaucoup moins. Il le fallait, du reste; car, ainsi qu'on le verra, la Faculté vivait de traditions, et beaucoup de ses usages se rapportent à des temps antérieurs; on dirait un fragment de la société du seizième siècle, oublié dans le dix-septième.

J'ai pensé qu'un court aperçu sur les doctrines médicales de cette époque reculée, doctrines descendues en droite ligne du galénisme, serait indispensable pour l'intelligence des démêlés scientifiques et littéraires qui s'y rencontrent à chaque pas. On trouvera ces détails, envisagés surtout du point de vue physiologique, dans mon chapitre VII. Chemin faisant, quelques questions philosophiques se sont présentées. Je ne les ai ni cherchées, ni repoussées. Il n'en peut être autrement lorsqu'on parle de médecine. C'est la gloire de cette noble science, que la philosophie ne se puisse entièrement passer d'elle, ni elle de la philosophie. Je demande d'ailleurs qu'on se souvienne que c'est ici une thèse présentée à la Faculté des lettres. Cette circonstance m'imposait certaines obligations, et m'interdisait certains détails techniques, qu'on pourrait s'étonner de ne pas rencontrer, et qui pourront quelque jour trouver place ailleurs.

M. R.

LES MÉDECINS

AU TEMPS DE MOLIÈRE

CHAPITRE PREMIER

L'ancienne Faculté de médecine de Paris. — Son installation. — Ses origines. — Son esprit. — Côté religieux de cette institution. — Le Doyen. — Les Élections. — L'Enseignement. — Les Examens. — Les Grades. — Serment des Bacheliers. — Cérémonies de la Licence. — Les Thèses. — Bénédiction du Chancelier de l'Université. — Le *Paranymphe*. — Le Doctorat. — *L'acte pastillaire*. — Sources auxquelles a pu puiser Molière pour la *Cérémonie du Malade imaginaire*. — Banquets. — Mœurs intimes.

I. A l'angle de la rue de la Bûcherie et de la rue de l'Hôtel Colbert[1], existe une vieille et sale maison, surmontée d'une espèce de tour ronde, qu'on prendrait volontiers pour quelque ancien pigeonnier abandonné; repaire infect et malsain, qui menace ruine de tous côtés, et qui ne tardera probablement pas à disparaître, grâce aux embellissements croissants de la capitale, qui n'ont pas encore transformé ce triste quartier. Sur l'une des façades, on peut voir un écusson, avec cette inscription à demi effacée : *Urbi et orbi salus*. En montant, par

---

1. Autrefois *rue des Rats*.

un escalier humide, au premier étage, on trouve une grande salle circulaire, divisée, pour les besoins de la location, en quatre pièces de forme irrégulière. Au-dessus de quelques niches vides creusées dans l'épaisseur du mur, règne une grande corniche, dont les sculptures délabrées représentent alternativement un coq, l'oiseau du dieu Esculape et l'emblème de la vigilance, et un pélican nourrissant ses petits, emblème du dévouement. Veiller, et se sacrifier pour les autres : les deux grands devoirs, les deux grandes vertus du médecin! Cette masure n'est, en effet, pas autre chose que l'ancien amphithéâtre de la Faculté de médecine. C'est là qu'ont tour à tour étudié ou enseigné les grands anatomistes du dix-septième siècle, Bartholin, Riolan, Pecquet, Littre, Winslow.

C'était autrefois une dépendance d'un vaste et bel hôtel, abandonné déjà bien avant la Révolution, et dont il ne reste plus de traces aujourd'hui. Cet hôtel, bâti en 1492, sur un terrain acheté à un bourgeois nommé Guillaume Chanteloup, ne paraît pas avoir jamais eu grande valeur comme œuvre d'architecture. Dans un de ces discours d'apparat, si fréquents à l'époque qui va nous occuper, Gabriel Naudé[1] décrit tout au long et avec une singulière complaisance les colonnes, les statues, les pilastres, les festons, les astragales, que la Faculté n'a pas, mais qu'elle pourrait avoir. En revanche, le tableau qu'il nous donne du local occupé par elle nous

1. G. Naudé, *De antiquitate et dignitate scholæ medicinæ Parisiensis.*

la montre largement et commodément installée. Une grande cour, une vaste salle pour les disputes solennelles, d'autres pour les leçons journalières, une belle chapelle, un riche mobilier, une bibliothèque remplie des livres les plus précieux, un laboratoire pour la préparation des médicaments, des logements pour tous les employés, un jardin botanique contenant toutes les plantes usitées en médecine; certes, aucune des grandes facultés étrangères, de Rome, de Bologne, de Padoue, de Salamanque, n'en pouvait montrer autant à la même époque.

Qu'on se figure, un jour de grande réunion, dans un amphithéâtre éclairé par un immense vitrail, où sont représentées les images du Christ, de la Vierge, et de saint Luc, patron des médecins, une centaine de docteurs, le bonnet carré sur la tête, avec la soutane de soie violette et la robe rouge fourrée d'hermine; au-dessous d'eux, une foule d'étudiants revêtus de la robe noire des bacheliers; sur une chaire élevée, entouré de ses massiers, le doyen, présidant l'assemblée silencieuse, et célébrant dans une harangue cicéronienne les vieilles gloires d'une institution plusieurs fois séculaire, et l'on aura, dans ce fidèle tableau de l'ancienne Faculté, un spectacle qui n'est pas, je le veux bien, celui d'une assemblée de rois, comme le Sénat romain, mais qui ne manque pourtant ni de solennité, ni d'une certaine grandeur.

La rue de la Bûcherie, située sur la rive gauche de la Seine, à peu de distance de l'Hôtel-Dieu et de l'église de Saint-Julien le Pauvre, se trouvait en plein quartier des Études. A droite, la place Maubert, à gauche la rue du Fouarre, noms célèbres dans l'histoire de l'Université de Paris ; le collége Saint-Michel, les colléges de Normandie et de Picardie ; un peu plus loin, ceux de Laon, de Presles, de Beauvais, de Cornouailles, la rue Saint-Jacques et la rue de la Harpe avec leur longue file d'églises, de couvents, de colléges, de hautes maisons peuplées d'une jeunesse studieuse et matinale, formaient autour de la Faculté comme une ceinture d'établissements religieux et scientifiques, dont la réunion dans ce coin de la capitale a conservé pendant tant de siècles au *quartier latin* une physionomie toute particulière.

C'était là le centre de l'Université de Paris. Cette institution célèbre, qui a joué un si grand rôle sous l'ancienne monarchie, et qui a tant fait pour le progrès des sciences et des lettres dans le monde moderne, remontait, comme on sait, par ses origines, jusqu'aux temps les plus obscurs du moyen âge. Dès le douzième siècle, existait déjà, depuis un temps indéterminé, une sorte de corps enseignant, organisé sous les auspices des évêques et du chapitre de Paris, et qui, désigné d'abord sous le nom de *Studium Parisiense*, ne tarda pas à s'appeler *Universitas Parisiensis*, probablement parce que l'universalité des sciences alors connues y était enseignée par différents maîtres. Le nombre des élèves qui fréquentaient ces écoles devint en peu de temps si considérable, qu'il fallut y établir des divisions. On les partagea, d'après leur origine, en quatre *nations* ; la nation de France, la nation de Picardie, la nation de Normandie, et la nation d'Angleterre, qui, plus tard, prit le nom de nation d'Allemagne (honoranda Gallorum natio; fidelissima Picardorum natio ; veneranda Normanorum natio ; constantissima Germanorum natio). Les *quatre nations*, qui, dans l'origine, comprenaient la totalité des étudiants, composèrent dans la suite, et exclusivement, la Faculté des arts, qui conserva toujours le privilége de fournir le Recteur de l'Université. Les noms primitifs subsistèrent, mais correspondirent à une division géographique qui embrassait à peu près toute l'Europe occidentale [1].

Le partage plus méthodique de l'Université en *Facultés* distinctes date de la fin du douzième siècle. Ces facultés, établies d'après le genre d'études auquel elles se livraient, formèrent des compagnies indépendantes, mais rattachées, comme les branches au tronc, à l'Université, leur mère commune. La Faculté des arts et la Faculté de théologie furent les premières constituées. Plus tard, se formèrent celles de droit et de médecine ; celle-ci est la seule dont nous ayons à nous occuper.

Quelle que soit la date précise de sa naissance, la Faculté de médecine, *Facultas saluberrima medicinæ*

---

[1]. Ceux que n'effraient pas les *in-folio* peuvent étudier l'histoire de ces commencements de l'Université de Paris, dans le grand ouvrage de Du Boullay. — Je ne puis que les indiquer ici. Voyez encore Hazon, *Éloge historique de l'Université de Paris*, 1778.

Parisiensis, comme elle aimait à s'intituler, pouvait certainement, au dix-septième siècle, se vanter d'avoir des quartiers de noblesse aussi anciens que les plus grandes familles et les plus grandes institutions d'alors. Elle prétendait remonter à Charlemagne. C'est l'idéal du blason. Guy Patin raconte, dans une de ses lettres, avoir vu un vieux titre faisant mention d'un testament de l'an 1009 par lequel est légué à la Faculté un manuscrit de l'ouvrage de Galien *De usu partium*. Même en admettant l'authenticité de ce document, il faudrait encore l'expliquer. Il est bien certain que la médecine, ou du moins ce qu'on appelait ainsi, avait un enseignement dans les Écoles palatines de Charlemagne et faisait partie du *Quadrivium*. Mais il n'est pas moins certain que ni la Faculté, ni l'Université elle-même, n'ont rien à voir avec les Écoles palatines, lesquelles disparurent dans le naufrage commun des sciences et des lettres, à l'époque désastreuse de l'invasion des Normands. Plus tard, au commencement de la troisième race, quelques moines des abbayes de Reims, de Fleury, de Saint-Denis, commencèrent à recueillir, à traduire, à commenter le peu qui avait été sauvé des écrits médicaux de l'antiquité. C'était alors l'époque la plus brillante des écoles arabes. Les nouvelles communications établies entre l'Orient et l'Occident par le grand mouvement des croisades, firent pénétrer dans ces monastères quelques traités d'Hippocrate et de Galien, plus ou moins défigurés par deux ou trois traductions successives, mais qui fournirent un nouvel aliment à la curiosité patiente des moines érudits. Telles sont les seules traces d'une sorte d'enseignement médical que l'on retrouve à cette époque. Il existe une pièce authentique, de l'an 1215, réglant les honneurs funéraires dus aux membres de l'Université ; il n'y est aucunement question des médecins.

On croit généralement que leur réunion en corporation indépendante eut lieu en 1267, sous le décanat de Pierre de Limoges, d'autres disent sous celui de Jean de Chérolles, en 1281. Il y aurait quelque intérêt archéologique à savoir au juste le nom du premier doyen; mais il y faut probablement renoncer, en l'absence de tout document authentique. Quoi qu'il en soit, c'est vers cette époque que la Faculté eut ses statuts à elle, un sceau particulier, une masse d'argent, et qu'elle commença à tenir des registres connus sous le nom de *Commentaires de la Faculté*. Le premier de ceux que nous possédons n'est que de l'année 1395.

Au reste, le nom même de Faculté *de médecine* est relativement moderne. Longtemps elle s'appela *Physicorum Facultas, Facultas in Physica*. Le titre de *physiciens*, que les médecins ont conservé jusqu'à nos jours en Angleterre, et qu'ils portèrent d'abord en France, a une signification, et contient, comme par une sorte d'intuition, tout un programme. Dans l'antiquité, ce titre eût été un non-sens : la médecine, malgré d'admirables monuments d'observation, n'y fut jamais considérée que comme un art, que l'on comparait volontiers à celui du statuaire ou de l'architecte. Cet art était jugé par son but : tout ce qui ne menait pas directement à combattre les maladies en était rejeté comme inutile. Il est infiniment curieux de voir la médecine, à l'origine même des temps modernes, se déclarer une branche de l'histoire naturelle, et placer la science à son point de départ. Sans vouloir donner aux mots une portée philosophique, un sens raisonné qu'ils ne pouvaient avoir à une époque encore si voisine de la barbarie, nous ne pouvons nous empêcher de constater, comme un premier indice de l'esprit nouveau, que l'étude de l'organisation humaine, avec toutes les applications qu'elle comporte, fit, dès l'origine, partie intégrante de la physique générale, dont l'enseignement servait de couronnement à celui de la grammaire, des belles-lettres, des mathématiques.

La médecine du moyen âge était née dans les cloîtres : elle demeura longtemps ecclésiastique. La plupart des médecins étaient en même temps chanoines. Ceux qui n'étaient ni prêtres, ni même clercs, n'en étaient pas moins astreints au célibat, et, chose singulière, cette dernière obligation survécut pendant longues années aux décrets des conciles qui proclamaient l'incompatibilité de l'exercice de la médecine avec l'état ecclésiastique [1]. Les assemblées générales se faisaient tantôt autour du bénitier de Notre-Dame (*supra cupam Nostræ-Damæ*), tantôt à Sainte-Geneviève des Ardents,

---

1. Au rapport de Du Boullay (*Hist. de l'Univ.*, t. IV), dès le milieu du quinzième siècle, les prêtres ne pouvaient être admis dans le sein de la Faculté que moyennant une dispense spéciale.

ou au prieuré de Saint-Éloi. Quant aux actes particuliers, examens, thèses, redditions de comptes, dans ces temps de pauvreté primitive, tout cela se passait sans bruit au domicile du doyen, ou de l'ancien de la compagnie, ou de quelque docteur un peu plus aisé que les autres; et pour les nécessités journalières de l'enseignement, la théologie et la médecine, n'ayant pas encore de local séparé, se partageaient fraternellement les bottes de paille du quartier Saint-Jacques et de la rue du Fouarre.

Mais peu à peu on s'organisa. Les ressources de la Faculté s'accrurent des legs de ses membres, et des munificences de quelques bonnes âmes. En 1452 le cardinal d'Estouteville chargé par le pape Nicolas V de réorganiser l'Université de Paris, trouva que la Faculté de médecine était celle de toutes où il y avait le moins à corriger, et n'eut qu'à réglementer quelques points particuliers d'une institution déjà fortement constituée, et qui avait donné plusieurs preuves de sa vitalité, notamment dans son énergique résistance aux prétentions de l'Université de Cantorbéry, pendant l'invasion anglaise. La principale réforme fut la suppression du célibat, que le cardinal déclara *chose impie et déraisonnable*. La Faculté se vit enfin assurée de l'avenir, le jour où elle put, grâce aux libéralités de Jacques Desparts, premier médecin de Charles VII, se procurer une demeure digne d'elle, celle-là même où nous l'avons trouvée installée au commencement de ce chapitre.

II. J'ai cru devoir insister sur ces origines, parce qu'elles sont caractéristiques. La Faculté grandit, mais elle ne varie pas. Telle nous l'avons vue, aux jours les plus difficiles de son organisation primitive, telle nous la retrouvons en plein dix-septième siècle, puissante et respectée, mais fidèle à son esprit et à ses traditions. C'est toujours cette même et fière indépendance, ce sentiment profond de l'association pour la défense commune, ce besoin d'unité, qui a présidé à sa formation, et qui la soutient contre des attaques de toute nature. Ne rien demander qu'à soi-même, afin de ne rien devoir aux autres, telle est, et telle reste sa devise, lorsque déjà tout autour d'elle cède aux envahissements de l'autorité royale; principe puissant et fécond qui, à une époque antérieure, avait créé dans certaines parties de la France, malgré la féodalité, et en face d'elle, ces fortes institutions communales, que la monarchie, une fois hors de page, ne sut peut-être pas assez respecter, pour le bonheur de la France, et pour sa propre durée.

N'exagérons rien, pourtant. La royauté avait bien quelques droits à la reconnaissance de la Faculté; car elle lui avait donné, comme à tous les membres et suppôts de l'Université, des avantages considérables. L'université de Paris était fille aînée des rois de France, et son droit d'aînesse se traduisait en beaux et bons priviléges : exemptions de toutes les charges publiques, tailles, aides, subsides, emprunts, droits d'entrée des denrées dans la ville, logement des gens de guerre, guet, garde des portes de jour et de nuit, etc. De plus toutes les contestations intérieures ne relevaient que de la seule autorité du recteur. Quand on lit cette longue énumération dans les volumineux édits qui consacrent tous ces droits, on est effrayé de ce qu'avaient à supporter les pauvres gens qui ne jouissaient d'aucun privilége. C'était, du reste, avec quelques compliments officiels, tout ce que la Faculté avait reçu des rois. Seule, peut-être, elle avait toujours vécu à ses propres frais; et si parfois elle avait tenté, par voie d'allusion, d'obtenir quelques secours, elle pouvait au moins se vanter de n'avoir jamais rien reçu. Tous les recueils du temps rapportent avec complaisance l'anecdote suivante. Louis XI, voulant un jour faire copier le manuscrit de Rhazès que possédait la Faculté, lui députa le président de la cour des Comptes, Jean de Ladriesse. Après mainte délibération, le manuscrit fut prêté moyennant douze marcs d'argent donnés comme caution par le roi, et auxquels un riche particulier nommé Malingre ajouta un billet de cent écus d'or. La Faculté ne traita qu'à ces conditions. Lorsque le manuscrit fut restitué, elle profita de l'occasion pour faire entendre qu'elle n'en avait agi ainsi, qu'en raison de son excessive pauvreté et de la difficulté des temps. Mais le roi fit la sourde oreille. Il y eut mieux : la Faculté put compter des rois parmi ses débiteurs, notamment en 1636, où, dans un moment de gêne, Louis XIII lui emprunta mille écus, lesquels lui furent payés comptant, moyennant quittance.

Une telle attitude n'était possible qu'à une condition, celle d'une stricte et religieuse fidélité aux vieux usages, d'un aveugle dévouement à la règle. C'est encore un des traits distinctifs de la Faculté. Dans un siècle où les épithètes étaient fort à la mode, elle aimait à se donner celle de gardienne des mœurs antiques : *Veteris disciplinæ retinentissima*. Là était son orgueil, parce que là était sa force. Ainsi vont les choses de ce monde. Aujourd'hui, non-seulement les mœurs ont changé, mais l'on met à ne dater que d'hier, le même amour-propre que nos pères mettaient à se trouver des ancêtres, jusqu'à en inventer, lorsqu'ils n'en avaient pas. Ce n'est pas nous qui aurions trouvé ce mot : *le bon vieux temps*. Pour eux, le vieux temps leur paraissait, par cela même, être le bon temps. Avec des points de vue si différents, sommes-nous bien à même de les juger?

La Faculté de médecine avait de plus, entre toutes les autres, un caractère particulier, qu'il importe de bien saisir. Celles-là, en effet, étaient purement et simplement des corps savants, organisés en vue de l'instruction publique, et dont tous les priviléges avaient pour but essentiel de garantir la liberté des études. Les médecins, au contraire, formaient tout à la fois un corps enseignant, et un corps exerçant une profession libérale, dont ils avaient le monopole; profession lucrative et honorée, accessible seulement à la haute bourgeoisie, et empruntant de nombreuses obligations à la nécessité de vivre dans des rapports continuels avec le public. C'est pour cela, si je ne me trompe, que ce mot, *la Faculté*, pris absolument, a toujours désigné, dans le langage commun, la Faculté de médecine; non pas assurément qu'elle fût la Faculté par excellence (je ne veux pas faire cette injure aux autres), mais parce que c'était, après tout, celle dont les affaires intéressaient le plus tout le monde.

Il en résulte que là où n'existaient pour les autres Facultés que les droits et les devoirs réciproques de maître à élève, les médecins devaient trouver, en outre, cette étroite solidarité, cet appui mutuel que peut seule donner la confraternité la plus intime. De là une législation intérieure, prévoyant et réglant jusqu'aux plus petits détails de la pratique journalière, s'imposant aux nouveaux venus avec une autorité au-dessus de toute contestation, et exigeant avant tout le sacrifice constant des intérêts de chacun à l'intérêt de tous. Véritable république, dont tous les membres vivaient sur le pied de la plus rigoureuse égalité, à laquelle ne pouvaient les soustraire ni le talent, ni la fortune. Cette égalité a toujours été, ce semble, sinon dans les habitudes, au moins dans les instincts de la France. Avant d'avoir pénétré dans les lois générales, et d'être devenue un axiome de droit public, elle existait déjà, sous le règne du privilége, dans beaucoup de ces innombrables corporations, qui formaient comme autant de petits États dans le grand, et qui, disparues sous le flot montant des mœurs nouvelles, n'en ont pas moins été un acheminement normal et direct vers l'état de choses qui nous régit aujourd'hui.

Ainsi, l'union entre membres d'une même profession était un besoin avant d'être un devoir, parce que c'était la première des conditions d'existence. L'homme qu'après de longues et sérieuses épreuves la Faculté admettait dans son sein, entrait en quelque sorte dans une patrie d'adoption et de choix, qui lui demandait, en échange d'une protection assurée et toujours efficace, un dévouement sans bornes à la chose publique. Garantie importante de moralité et de savoir; de moralité surtout. De nos jours, après avoir rempli selon les règles les épreuves que la société réclame de lui pour sa sécurité, le médecin rentre dans la classe commune. Pourvu qu'il ne trouble pas l'ordre public, et qu'il paye exactement sa patente, l'État, qui lui a conféré son grade, n'a rien à réclamer de lui. S'il veut rester honnête (et il le peut, grâce au ciel), il n'a droit qu'à la somme de considération qui s'attache au mérite laborieux et consciencieux, considération d'ailleurs entièrement personnelle. S'il préfère à sa propre estime et à celle des autres les chances toujours si grandes de réputation et de fortune qu'offre le charlatanisme aux amis des succès faciles, il le peut en toute liberté; c'est une affaire entre le public et lui. Et s'il réussit, nul ne peut l'empêcher de s'intituler le confrère des hommes les plus justement honorés. Trop souvent même la confraternité peut être impunément oubliée : trop souvent, dans une profession où il est si facile de tirer avantage de l'abaissement d'autrui, les rivalités du moment font méconnaître l'intérêt supérieur de l'union et de l'estime mutuelles. Et ainsi semble se justifier le vieux proverbe : *Invidia medicorum pessima*. La liberté est assez belle pour qu'il soit permis d'en signaler les défauts ; et certes en voici le plus grave : aujourd'hui l'on cesse d'appartenir à la Faculté le jour où l'on reçoit son diplôme ; autrefois c'était le moment où l'on commençait à en faire partie. Or, la compagnie entière avait un intérêt évident à ce que son honneur ne souffrît pas des manœuvres de quelques particuliers. Sa gloire, à elle, était la propriété de tout le monde, et chacun en était jaloux. Aussi tout membre indigne était-il impitoyablement chassé.

Malheureusement, elle aussi avait les défauts de ses qualités. Un seul mot peut les résumer tous : l'esprit de corps, dans ce qu'il a de plus étroit ; c'est dire l'esprit d'exclusion, de chicane, d'entêtement et de routine. La Faculté n'était pas absolument ennemie du progrès, comme on l'a dit. Mais elle voulait que le progrès vînt d'elle, et non d'ailleurs. Or, comme personne ici-bas n'a le monopole du génie et des découvertes, elle se trouva l'ennemie-née de bien des choses grandes et utiles. Elle sacrifia la chirurgie à de mesquines colères ; elle proscrivit la circulation du sang, parce que celle-ci venait d'Angleterre ; l'antimoine, parce qu'il venait de Montpellier ; le quinquina, parce qu'il venait d'Amérique. Trois actes de réaction insensée et stérile, qui la rendirent à bon droit l'objet de la risée publique. On trouvera plus loin l'histoire de toutes ces misères ; et c'est précisément parce que j'ai retracé ces côtés ridicules, que je tiens à montrer, en commençant, qu'il y aurait injustice à la juger uniquement par là. Au surplus, elle a été punie par où elle a péché. Son nom est demeuré comme un symbole d'ignorance routinière et pédantesque ; et l'esprit public lui tient encore et si bien rancune, qu'il voudrait rendre responsable de tous ces défauts la médecine elle-même, qu'il ne manque jamais de taxer d'obstination, chaque fois qu'un nouveau système, une nouvelle drogue, un prétendu miracle, n'obtient pas des hommes de science l'ovation éphémère que lui décerne l'enthousiasme irréfléchi de la multitude.

N'oublions pas de signaler, comme un des éléments de la grandeur de la Faculté au dix-septième siècle, le nombre relativement restreint de ses membres. Ce nombre, pendant toute la période qui nous occupe, se maintient toujours dans les environs de cent à cent dix. C'est fort peu, comme on voit. J'ai pris la moyenne des réceptions au doctorat pendant une période de trente ans, de 1640 à 1670. J'ai trouvé à peu près sept docteurs par décanat. Le décanat étant de deux ans, cela n'atteindrait pas quatre doctorats par an. On conçoit dès lors l'importance attachée à ce grade, et la solennité dont était entourée une réception. La plupart de ces docteurs se fixaient à Paris ; la plupart même en étaient originaires. Sur les 114 docteurs reçus dans cette période, il y a 65 Parisiens. Il faut même ajouter que rien n'était commun comme la perpétuité de la médecine dans certaines familles. Je citerai comme exemples les familles Piètre, Hardouin de Saint-Jacques, Liénard, de

Gorris, Cousinot, Seguin, Levignon, Akakia[1], etc. Le calcul est facile à faire : 110 médecins sur une population de 540,000 âmes, cela fait environ un médecin pour 4,900 habitants. Aujourd'hui nous en avons 1,800 pour 1,740,000 âmes, soit un médecin pour 960 habitants. Avec cela faut-il s'étonner si les profits de chacun ont baissé? C'est un axiome d'économie politique que le prix d'une denrée est en raison inverse de son abondance sur le marché.

Ils étaient divisés en deux catégories qui formaient, comme on disait, le *banc des anciens* et le *banc des jeunes*. L'âge ne comptait pour rien dans cette distinction, mais bien l'ancienneté dans le doctorat. Les jeunes passaient au banc des anciens après dix ans de réception. Les statuts ne tarissent pas sur l'honneur, le respect, les hommages dus aux anciens par les jeunes; ils doivent se lever à leur entrée; dans les cérémonies, ils leur cèdent le pas; en toute circonstance, ils doivent faire acte de déférence envers eux. A cela près, anciens et jeunes ont, peu s'en faut, les mêmes devoirs à remplir, et jouissent des mêmes prérogatives.

---

1. Ce qui en français signifie *Sans-Malice*. Il y eut toujours des *Akakia* dans la Faculté de Paris, depuis le chef de cette dynastie, qui fut premier médecin de François Ier. Il est même assez curieux que Voltaire, qui a immortalisé ce nom, l'ait trouvé tout fait. — Du reste, il est souvent difficile de retrouver les noms véritables sous la traduction latine qui les défigure dans les anciens registres. Ainsi Loiseau s'appelle *Avis;* Desjardins, *Hortensius;* Ledoux, *Perdulcis,* etc.

III. Le premier lien de tous ces hommes différents d'âge et de situation était la religion. Être catholique romain, fut pendant longtemps la première des conditions d'admission aux examens. La Faculté le prouva d'une façon énergique en 1637. Le duc d'Orléans, frère du roi, avait voulu faire admettre sur les bancs un certain Brunier, fils de son premier médecin, et protestant. Il écrivit à ce sujet au doyen Hardouin de Saint-Jacques la lettre la plus flatteuse, la plus caressante, qu'il signait : *Votre bon ami*, GASTON. En vain le roi joignit-il des ordres précis aux recommandations de son frère. On lui envoya une députation chargée de lui faire des représentations respectueuses, et il dut s'incliner devant les statuts. Cependant la Faculté se départit bientôt après de cette rigueur; car dès l'année 1648, on trouve sur ses listes quatre docteurs appartenant au culte réformé. Elle se trouva fort bien de cette tolérance ; et catholiques et protestants y vécurent en bonne intelligence jusqu'au jour où la révocation de l'édit de Nantes vint jeter dans son sein de nouvelles semences de troubles[1]. Chaque

---

1. Il existe aux archives de l'Empire plusieurs édits exorbitants datés de cette époque désastreuse. Défense à la Faculté de recevoir désormais des docteurs calvinistes. Bientôt après, défense aux médecins de la R. P. R. d'exercer leur art. La même défense s'applique aux apothicaires et chirurgiens. Le tout, est-il dit, bien entendu, pour le plus grand bien des âmes. Une déclaration du roi, de 1685, donne cette curieuse raison, que la plupart des jeunes gens protestants, se voyant exclus des autres professions, embrassent la médecine, et qu'il importe de les y poursuivre. Il faut ajouter, à l'honneur de la Faculté, que tout cela se fit malgré elle.

année, tous les membres étaient tenus d'assister, le jour de saint Luc, à une messe solennelle, qui, au commencement du dix-septième siècle, était encore chantée par des docteurs de la Faculté. Après la messe, le grand bedeau donnait, à haute voix, lecture des statuts. On devait également, et sous peine d'amende, assister à un service solennel pour tous les docteurs trépassés, à un autre pour les bienfaiteurs de la Faculté, à l'enterrement de chaque membre, etc., etc.

Dans un temps où n'existait encore aucune de ces grandes institutions d'utilité publique qui sont la gloire de nos sociétés modernes, la Faculté y suppléait de son mieux, et composait une sorte de comité consultatif auquel les pouvoirs publics avaient fréquemment recours. Elle remplissait auprès d'eux le rôle aujourd'hui dévolu à l'Académie de médecine et aux Conseils d'hygiène et de salubrité. Toutes les grandes mesures de police médicale passaient par ses mains : surveillance et inspection du commerce de la pharmacie ; consultations sur les grandes épidémies sévissant à Paris ou dans le reste du royaume ; sur les mesures générales d'assainissement ; sur la répartition des eaux dans la ville ; sur le choix de l'emplacement des cimetières ; sur le service des quarantaines ; sur l'exercice de certaines industries, surtout de celles qui ont trait à l'alimentation publique ; sur les falsifications des denrées et les moyens de les reconnaître et de les prévenir. Enfin, elle constituait la seule autorité compétente en matière de médecine légale. Convenons que, si elle cherchait à se donner de l'importance, tout le monde était un peu son complice, et l'État tout le premier.

Franchissons maintenant le seuil de l'auguste assemblée, et voyons-la fonctionner.

IV. Commençons par le doyen : à tout seigneur tout honneur. C'est à la fois le plus haut dignitaire et le premier champion de la Faculté, le gardien de la discipline et des statuts. *Vindex disciplinæ et custos legum.* Revêtu d'une charge considérée comme la plus grande récompense et le suprême honneur de toute une vie de travail, il porte suspendues à son cou, comme emblème de son autorité, les clefs du sceau de l'Académie et de la Faculté [1]. Il répond sur son propre patrimoine de la bonne administration des biens de la compagnie. Il a la part double dans toutes les distributions. C'est lui qui convoque les assemblées, qui recueille les voix, et qui est chargé de conclure. Sans son consentement, on ne peut s'assembler que sur un arrêt de la cour. Il a voix à l'élection du recteur. Il forme avec lui, avec les autres doyens, et les procureurs des Quatre-Nations, un tribunal dont la juridiction s'étend à toutes les affaires scolastiques. Veiller à la discipline de l'école et à la prospérité des études; maintenir la bonne harmonie

---

1. Le doyen avait même le droit de battre monnaie. Les *méraux*, ou jetons de présence, distribués aux docteurs pour leur assistance aux actes publics, portaient l'empreinte de ses armes. Guy Patin, le premier, y fit frapper sa propre effigie. — Ces méraux sont devenus aujourd'hui excessivement rares. Il en existe une belle collection à la Bibliothèque impériale.

entre les confrères; si quelqu'un d'eux a commis une faute grave, la signaler à l'animadversion de tous, et requérir contre lui les peines disciplinaires, depuis la simple amende jusqu'à l'exclusion : telles sont les principales fonctions du doyen.

Il doit en outre inscrire sur de grands registres appelés *Commentaires de la Faculté* tous les faits intéressant la corporation, qui se passent pendant le cours de son administration. Ces registres sont de grands *in-folio* reliés en parchemin, qui appartiennent aujourd'hui à la bibliothèque de l'École de médecine, et qui contiennent une foule de documents curieux. Le compte rendu de chaque décanat commence ainsi :

†

In nomine omnipotentis Dei Patris, et Filii et Spiritus sancti.
Incipit commentarius rerum in decanatu *** gestarum.

On y trouve, outre le chapitre des comptes de la gestion, la liste des docteurs en vie, celle des réceptions, et des questions proposées aux candidats[1] ; une notice nécrologique sur les membres décédés; l'exposé des différentes contestations qui ont pu se présenter, etc., etc.

J'en extrais de suite, à titre de *specimen,* et comme fidèle peinture de la haute importance attachée au décanat, l'anecdote suivante : En 1663, le plus vieux des

---

1. La liste de ces questions, rangées par ordre de date, a été publiée, en 1752, par le doyen Baron, et peut donner une très-bonne idée de l'état de la science et du mouvement des idées pendant une période de plus de trois siècles.

docteurs, ou, comme on disait, *l'ancien de la compagnie*, Merlet, qui s'était maintes fois signalé par son zèle contre les ennemis de la Faculté, tomba gravement malade. L'illustre Antoine Morand, alors doyen en fonction, alla lui rendre visite peu de temps avant ses derniers instants. « Maintenant je puis mourir content, puisqu'il m'a été donné de voir une dernière fois le doyen de la Faculté, » s'écria d'une voix défaillante le vieillard. Valot, premier médecin du roi, vint aussi le voir. Il tâchait de lui donner de l'espoir : « Je demande à Dieu de tout mon cœur qu'il daigne vous conserver parmi nous, et vous laisser longtemps encore, ô vénérable chef de notre compagnie ! la dignité suprême que vous exercez si bien. » — « Je ne puis souffrir, interrompit le mourant, de pareils hommages. Ancien de l'école, le rang que j'y occupe est fort élevé sans doute, mais il n'est pas le premier. Au doyen seul appartient le pouvoir suprême, et vous n'ignorez pas en quelles dignes mains il est aujourd'hui placé. » Sur quoi Morand ajoute dans sa notice funéraire : « O sublime parole ! véritable chant du cygne, de la part d'un homme vraiment sage et doué de toutes les perfections ! Jamais il n'eut de frivoles pensées ; jamais il ne se montra superbe dans la fortune, jamais il ne nourrit de vaines prétentions... Qu'il repose dans la paix du Seigneur ! » Il est vrai que c'est un doyen qui parle ainsi, et que son témoignage n'est pas tout à fait désintéressé. Mais le trait n'en est pas moins caractéristique.

Au dehors, le rôle du doyen ne se bornait pas à conduire des processions et à prononcer des harangues officielles. Il avait à supporter le poids de toutes les attaques, de toutes les haines auxquelles la Faculté était en butte. Il devait (ses serments l'y obligeaient) poursuivre avec une implacable rigueur tous les attentats commis contre les priviléges ou la dignité de ses administrés. Or, ces attentats se renouvelaient tous les jours. Les ennemis étaient nombreux et puissants. De là d'innombrables procès. Il n'y avait pas un doyen qui n'en eût plusieurs sur les bras. Il ne devait y regretter ni son temps ni sa peine. A tout propos il avait à comparaître en justice, et à y plaider au besoin. Avec de tels soucis, joints aux soins d'une clientèle ordinairement considérable, on conçoit que le décanat, s'il était un grand honneur, devait être aussi une lourde charge.

Tous les deux ans, le premier samedi après la fête de la Toussaint, tous les docteurs, après avoir entendu la messe, se réunissaient en assemblée générale. Le doyen sortant de charge déposait ses insignes, et exposait dans une allocution l'état dans lequel il laissait les affaires de la Faculté. Alors tous les noms des docteurs présents étaient jetés dans deux urnes séparées, l'une pour les anciens, l'autre pour les jeunes. Dans chacun des deux ordres, l'urne était confiée au plus ancien. Après avoir agité les billets, le doyen tirait trois noms de la première urne et deux de la seconde : il les proclamait aussitôt. Les cinq docteurs ainsi désignés par le sort, sans communiquer avec personne, prêtaient serment de choisir les plus dignes. Ce jour-là, en effet, ils étaient électeurs, et par cela même cessaient d'être éligibles. Ils se retiraient dans la chapelle pour implorer les secours d'en haut, et élisaient entre eux, à la majorité des voix, les trois hommes, parmi les membres présents, qui leur semblaient les plus dignes du décanat : deux anciens et un jeune. Au milieu d'un silence solennel, le doyen sortant tirait un de ces trois noms au hasard. Celui dont le nom était sorti était proclamé doyen pour les deux années suivantes.

Séance tenante, on procédait à la nomination des professeurs, avec la même combinaison de la voie du sort avec celle de l'élection. Contrairement à ce qui se passe aujourd'hui, le doyen n'était jamais professeur. Il y aurait beaucoup à dire sur ce professorat électif et biennal : beaucoup de bien, je crois. Cette possibilité, pour tout homme exerçant l'art de guérir, d'être appelé, un jour ou l'autre, à l'enseigner, devait équivaloir, ce me semble, à une obligation imposée à tous de se tenir prêts, de travailler, d'éviter la routine. C'était un appel fait à toutes les intelligences. Ceux qui s'y étaient distingués étaient d'ailleurs rééligibles. Tout cela est fort sage : les rudes fonctions de l'enseignement usent vite les hommes, et ne doivent pas, autant que possible, être exercées trop longtemps. On a vu les savants les plus consommés, je dis plus, les meilleurs professeurs (ce qui n'est pas la même chose) ne pas résister à l'épreuve du temps, et cesser, au bout de quelques années, d'apporter à leurs leçons cet entrain, cette verve si nécessaire à l'enseignement, et qui est l'un des meilleurs priviléges de la jeunesse. Aussi l'on remarquera encore que, par une disposition très-judicieuse, sur les trois noms jetés dans l'urne pour le professorat, il y avait deux jeunes pour un ancien [1].

V. Les éléments d'instruction, eu égard au temps, abondaient dans la Faculté : et d'abord l'enseignement oral. Il y existait à deux degrés. L'enseignement secondaire était donné par les bacheliers, auxquels on ne reconnaissait le droit que d'interpréter les auteurs anciens, qu'ils ne pouvaient même choisir; ils avaient un programme. Les professeurs se réservaient le privilége de l'enseignement supérieur, des leçons dogmatiques et originales, faites selon telle méthode qu'il leur plaisait d'adopter, sauf l'approbation du doyen. Cette distinction se traduisait même par des formes extérieures bonnes à rappeler. Les professeurs seuls parlaient du haut de la grande chaire de l'amphithéâtre, *ex superiori cathedrâ*. Des siéges moins élevés étaient réservés aux bacheliers, et devaient leur rappeler que leur rôle était plus modeste.

Dans l'origine, et pendant de longues années, il n'y avait eu que deux professeurs. Tout l'enseignement médical était partagé en deux catégories : 1° *les choses naturelles*, savoir l'anatomie et la physiologie, *les choses non naturelles*, ou l'hygiène et la diététique; 2° *les*

---

[1]. Étaient également nommés tous les deux ans, le samedi avant la fête de la Purification, et avec des formalités semblables, quatre docteurs chargés d'examiner les candidats au baccalauréat.

choses contre nature, c'est-à-dire la pathologie, et avec elle, la matière médicale et la thérapeutique. Le premier cours se faisait à six heures du matin, le second à midi. Chaque professeur traitait tour à tour toutes les questions comprises dans ce double cadre, de sorte qu'arrivé à la fin de la seconde année, il se trouvait avoir parcouru le cercle complet.

Dans le courant du dix-septième siècle, cet enseignement fut reconnu insuffisant. Il existait déjà, comme on le verra par la suite, un cours de chirurgie fait en français pour les apprentis barbiers. Sous le décanat de C. Guillemeau, en 1634, fut créé un cours de chirurgie *en latin*, auquel étaient admis les seuls étudiants en médecine. On commençait à reconnaître que, si la Faculté voulait garder sérieusement sur les chirurgiens cette suprématie à laquelle elle tenait tant, il n'était pas mauvais qu'elle en sût autant que ses disciples [1].

Pour des raisons analogues, une chaire de botanique fut érigée en 1646, sous le décanat de Jacques Perreau, qu'il ne faut pas confondre avec Claude Perrault, celui qui

> Laissant de Galien la science suspecte,
> De méchant médecin devint bon architecte,

---

[1]. Voici la liste des livres de chirurgie que l'on expliquait aux élèves : *Hippocrate*, livres des ulcères, des fistules, des plaies de tête, des fractures, des articulations, de l'officine du médecin. — *Galien*, liv. des os, des administrations anatomiques, les commentaires sur les ouvrages d'Hippocrate ci-dessus. — *Oribase*, traité des bandages, traité des machines. — *Paul d'Égine*, liv. VI. — *Celse*, liv. VII et VIII. — *Albucasis*. — *Guy de Chauliac*. —

et qui ne fut jamais doyen, bien qu'il fût un médecin fort instruit, malgré le dire de Boileau. Cette chaire fut occupée pendant dix ans par François Blondel ; après quoi, le professeur de botanique fut élu à la manière des autres.

Nous aurons terminé cette énumération lorsque nous aurons mentionné deux professeurs de pharmacie, qui étaient en même temps chargés de l'inspection des boutiques d'apothicaires, l'un sur la rive droite, l'autre sur la rive gauche de la Seine.

Le tout se faisait d'ailleurs à peu de frais. Un budget annuel de 800 livres tournois était mis à la disposition du doyen, et suffisait à rétribuer tout le personnel enseignant. L'assistance aux cours de la Faculté était de rigueur. Ils se faisaient avec cette solennité qu'elle savait donner à toutes choses. Au moment de leur nomination, les professeurs prêtaient le serment suivant :

« Nous jurons et promettons solennellement de faire nos leçons en robe longue à grandes manches, ayant le bonnet carré sur la tête, et la chausse d'écarlate à l'épaule[1]... » C'était là leur premier devoir. Professeurs d'aujourd'hui, vous pour qui robe et bonnet carré ont perdu tous leurs charmes, vous que les invitations les plus pressantes de l'autorité ne peuvent décider à vous

---

Tagault, liv. IV. — *Gourmelin,* art de chirurgie. — Pour Ambroise Paré, il était censé n'avoir jamais existé.

1. Voy. Sabatier, *Recherches historiques sur la Faculté de médecine de Paris.* Paris, 1837. On trouvera dans cet ouvrage un bon nombre de documents, la plupart empruntés aux discours académiques de Hazon, imprimés en 1778.

revêtir de ce costume, vous doutez-vous que sous le régime où ont vécu vos prédécesseurs, cette négligence eût été un véritable parjure ?

Leur second engagement était celui-ci : « Nous jurons de faire nos leçons sans interruption ; de les faire *nous-mêmes* et non par des suppléants, à moins d'urgente et absolue nécessité, chacune d'elles pendant une heure au moins, tous les jours de l'année qui ne seront pas jour de fête soit pour la ville de Paris, soit pour toute l'Académie. » Il est vrai d'ajouter que les fêtes abondaient : outre les vacances, qui s'étendaient de la veille de Saint-Pierre à la veille de l'Exaltation de la Croix, c'est-à-dire du 28 juin au 13 septembre, outre les grandes solennités religieuses, on chômait encore la Sainte-Catherine, la Saint-Luc, les deux fêtes de Saint-Nicolas ; l'anniversaire de l'entrée d'Henri IV à Paris, la grande fête de la foire du Landit[1], le mardi gras, etc. ; sans compter que le premier samedi de carême, le samedi saint, la veille de la Pentecôte, de l'Assomption, de la Toussaint, de Noël, les écoles étaient fermées *confessionis causa*, disent les statuts.

Ajoutez, comme complément à ces différents cours, ceux qui se faisaient au Jardin royal et au collége de France[2], et qui, tout indépendants qu'ils étaient alors

---

1. Grande foire qui se tenait à Saint-Denis, et dont l'origine remontait aux croisades. Pendant longtemps c'était là que l'Université faisait provision de parchemin. Elle s'y rendait en corps, le recteur en tête.

2. Le Jardin royal, devenu depuis le Muséum d'histoire naturelle, avait été fondé en 1626 par Richelieu, sur un terrain du

comme aujourd'hui de la Faculté, étaient faits cependant par des docteurs régents choisis dans son sein ; et vous aurez à peu près épuisé le compte des ressources intellectuelles offertes à la jeunesse studieuse.

Quant à l'enseignement pratique, tout en reconnaissant les louables efforts tentés par la Faculté pour satisfaire à cette partie importante d'un programme sérieux d'études, on est obligé de reconnaître tout ce que cet enseignement avait alors d'insuffisant.

L'anatomie, quel que soit d'ailleurs le talent de ceux qui l'enseignent, ne peut s'apprendre réellement que par l'étude des cadavres. Comment cette science si nécessaire aurait-elle pu prendre tout son développement, à une époque où les corps des criminels étaient seuls disséqués? Sous ce rapport, malgré tout son bon vouloir, la Faculté était condamnée à attendre qu'il se commît des crimes pour en profiter. Et comme, évidemment, l'on ne pouvait rien prévoir à cet égard, lorsqu'une exécution avait lieu, le lieutenant criminel faisait prévenir le doyen, qui envoyait le grand bedeau convoquer les docteurs et les étudiants. Lorsqu'on était en paix avec les chirurgiens, on leur faisait la grâce de les convier à ces réunions solennelles. C'était ce qu'on appelait *faire une anatomie*. Par un mélange d'idées

---

faubourg Saint-Victor, offert par Guy de Labrosse, premier médecin de Louis XIII. Son petit-neveu, le célèbre Fagon, donna plus tard à cet établissement un développement plus grand. On y enseignait la chirurgie. Quant au Collège de France, fondé, comme on sait, par François Ier, il a toujours possédé une chaire de médecine.

bizarres sur la dignité de la science et l'indignité des exercices manuels, le professeur était réputé un savant, qui, se tenant dans les hauteurs de la théorie, ne devait pas descendre jusqu'à manier le scalpel ; celui qui disséquait, au contraire, était censé un simple manœuvre, à qui il était formellement interdit d'être un savant. Pour remplir ces fonctions infimes, l'on ne pouvait mieux rencontrer qu'un barbier-chirurgien. Malgré tout, il arrivait souvent que le modeste préparateur en savait autant que le maître. Celui-ci devait sévèrement réprimer cet abus. « *Doctor non sinat dissectorem divagari, sed contineat in officio dissecandi,* » disent les statuts. Ce qu'il y a de curieux, c'est que la Faculté ne daignait même pas payer ce pauvre compagnon. Il devait recevoir son salaire de ses confrères. Je dois ajouter toutefois qu'avec plusieurs hommes éclairés de son temps, l'illustre Riolan, qui malgré bien des défauts et des préjugés était du moins réellement animé du feu de la science, protesta, et souvent avec une véritable éloquence, contre ces distinctions absurdes.

Sous les ordres du professeur était placé un *archidiacre des écoles.* Ce fonctionnaire n'avait, du reste, rien d'ecclésiastique que le nom. C'était un prosecteur. Il devait, de concert avec le doyen, veiller à tout ce qui concernait l'anatomie. Lorsque le professeur avait fini sa démonstration, l'archidiacre récapitulait la leçon en latin. Il était pris parmi les écoliers, et choisi par ses camarades. Cependant les bacheliers avaient droit à la préférence. C'est ainsi que Riolan, dont je viens de parler, n'avait été archidiacre qu'en faisant casser une élection qui avait eu lieu contrairement à son privilége.

La botanique était peut-être, sous le rapport des moyens d'instruction pratique, la science la plus favorisée. Outre le Jardin royal, dont il a été question plus haut, on n'a pas oublié ce jardin de la rue de la Bûcherie, situé au centre même des études médicales. Il était entretenu aux frais des bacheliers, qui devaient chaque année, au commencement de l'été, présenter au doyen un catalogue exact des plantes qu'on y cultivait. Quelques-uns se livraient avec passion à cette charmante étude. Aussi dès le dix-septième siècle la botanique a-t-elle compté des savants éminents, qui, la plupart, sortaient de la Faculté de médecine.

VI. Ce qui me surprend le plus, je l'avoue, dans cette organisation déjà si remarquable, c'est de n'y pas trouver un système complet d'enseignement clinique. Nos pères, il faut en convenir, absorbés qu'ils étaient par l'érudition, par la philosophie, par ces interminables argumentations, dernier reste des traditions de l'école, ont trop souvent oublié que la médecine, en définitive, ne s'apprend qu'au lit des malades. Chose vraiment incroyable, la plupart des élèves arrivaient au baccalauréat sans en avoir jamais vu un seul. Alors seulement ils étaient supposés capables de le faire avec profit. Ils s'attachaient à un docteur, qu'ils suivaient dans ses visites, et qui les introduisait dans sa clientèle, à peu près comme cela se pratiquait dans l'ancienne Rome. On voit d'ici l'incommodité, l'appareil pédantesque et prétentieux de ce système, qui transformait souvent la chambre d'un pauvre patient en une salle de cours. Rappelez-vous les deux Diafoirus père et fils, s'installant chacun à un bras du malade, et dissertant, à lui faire perdre la tête, sur la nature de son pouls, qu'ils trouvent *duriuscule, repoussant, et même un peu capricant*, sur *l'intempérie de son parenchyme splénique, et l'état de ses méats cholédoques*. Tout cela est copié d'après nature... Et je ne parle pas de l'énorme perte de temps qui en devait résulter pour les élèves.

Il est vrai que la plupart, pendant qu'ils *gagnaient la Licence*, étaient dans l'usage (non dans l'obligation) de suivre les visites des médecins de l'Hôtel-Dieu. Mais ils le faisaient sans méthode, sans direction, partant sans profit : lacune immense qui subsista longtemps encore, au grand détriment de la science et du progrès des études cliniques. Lorsque, en 1644, fut établi un service régulier de consultations publiques pour les pauvres, ce fut déjà une amélioration. Six médecins furent chargés de remplir ces fonctions à tour de rôle, le mercredi et le samedi. Ils se consultaient entre eux sur les cas difficiles; les bacheliers assistaient à ces délibérations, et écrivaient les ordonnances sous leur dictée. Mais il suffit d'avoir suivi quelque temps des consultations de ce genre pour savoir ce qu'elles ont nécessairement de superficiel; il n'y vient, en fait de malades, que ceux qui sont en état de marcher, ceux, par conséquent, dont l'état est le moins grave ; puis, il est impossible de se livrer à un examen approfondi de leurs organes; et, surtout, on ne peut les suivre jour par jour, ce qui est le grand avantage des études faites à l'hôpital. Quoi qu'il en soit, c'était, je le répète, un progrès, et, chose bizarre, la Faculté le devait, comme on le verra bientôt, à son plus mortel ennemi.

En somme, le côté pratique de la science qui, pour nous, prime tout le reste, était alors le plus négligé. De nombreuses récompenses, des perspectives brillantes, attiraient le zèle et l'émulation de la jeunesse vers la dialectique, les luttes académiques, les succès oratoires. Ce n'eût été que demi-mal si l'on n'eût perdu de vue trop souvent qu'après tout, la médecine étant faite pour les malades et non pour les médecins, le plus difficile n'est pas de disserter longuement sur *une maladie*, mais de juger sainement de l'état d'*un malade*, ce qui est fort différent. A entendre, à certains jours d'argumentation publique, quelques-unes de ces dissertations pompeuses, où un fond souvent fort maigre était noyé sous l'abondance des périphrases, on eût pu croire, en vérité, que la médecine n'était qu'une branche de la littérature.

C'était dans ces solennités littéraires, dans ces tournois intellectuels, que se concentrait toute la vie scientifique de l'époque. Paraître avec honneur dans une de ces séances solennelles qui avaient lieu en présence de tout le public médical, et auxquelles assistaient souvent les plus grands personnages de l'aristocratie et de la magistrature ; avoir la période brillante et la riposte facile ; écraser un adversaire au moyen d'une citation bien choisie, gardée en réserve pour le moment décisif, c'était la grande ambition d'un étudiant. Présider une thèse avec éclat, c'était, pour un docteur, gagner une bataille ; et il y avait de vieux athlètes qui s'étaient fait, sous ce rapport, un renom qu'ils n'eussent voulu changer contre aucune autre gloire.

Les deux premiers articles des statuts résument et peignent fidèlement cet esprit : — Art. 1er. Les offices divins auront lieu dans la forme et aux lieux, jours et heures accoutumés. Voilà pour les devoirs envers Dieu. — Art. 2. Les étudiants en médecine assisteront fréquemment aux argumentations et dissertations publiques. Voilà pour leurs devoirs envers les hommes.

VII. Les examens pour le baccalauréat en médecine n'avaient lieu que tous les deux ans. Toutefois, lorsque le nombre des bacheliers reçus n'était pas jugé suffisant pour soutenir la dignité de l'École, elle se réservait le droit d'ouvrir, par grande exception, et sur une décision expresse, des examens supplémentaires. Pour y être admis, il fallait avoir vingt-cinq ans révolus, et avoir suivi les cours de l'École pendant deux ans, au moins.

Au mois de février, une affiche signée du grand bedeau était apposée sur la porte du collége, et annonçait l'ouverture des épreuves pour le mois suivant. Au milieu du Carême, un samedi, après la messe, les candidats en grande toilette comparaissaient dans les classes supérieures devant la Faculté spécialement convoquée par le doyen. L'un d'eux, au nom de tous, demandait respectueusement qu'on voulût bien les admettre à l'examen. Ils déclinaient leurs nom, prénoms, patrie, religion. Les plus anciens docteurs leur faisaient subir à chacun, comme par avance, une courte interrogation; après quoi on leur fixait un jour pour justifier de leurs études antérieures. Ce jour-là, ils avaient à comparaître de nouveau et à présenter leur diplôme de maître ès arts ou en philosophie, plus une attestation constatant qu'ils avaient suivi pendant quatre ans les cours de l'Université. Des dispenses étaient accordées aux fils de médecins. La Faculté était jalouse, et pour cause, de maintenir ce privilége de la naissance, dont elle trouvait, disait-elle, la justification dans un des préceptes d'Hippocrate [1].

L'examen durait une semaine. Outre les examinateurs spécialement désignés, chaque docteur présent avait le droit de faire, s'il le voulait, un certain nombre de questions aux candidats. Ils étaient successivement interrogés sur les choses naturelles, sur les choses non naturelles, sur les choses contre nature, c'est-à-dire sur toutes les matières de l'enseignement pendant les deux années précédentes. On leur donnait à chacun, pour terminer, un aphorisme d'Hippocrate à commenter. A la fin de la semaine, les examinateurs faisaient

---

1. Juro me... eos item qui ex Præceptore nati sunt, artem hanc si discere voluerint, absque mercede et pacto edocturum. (*Jusjur.*, v, 4.)

leur rapport à la compagnie assemblée, et l'on allait aux voix sur l'admission ou l'ajournement des candidats.

Au moment de leur réception, on présentait aux bacheliers le serment suivant à prêter [1] :

« 1° Vous jurez d'observer fidèlement les secrets
« d'honneur, les pratiques, les coutumes et les statuts
« de la Faculté, de tout votre pouvoir, et, quoi qu'il
« arrive, de n'y contrevenir jamais ;

« 2° De rendre hommage et respect au doyen et à
« tous les maîtres de la Faculté ;

« 3° D'aider la Faculté contre quiconque entrepren-
« drait quelque chose contre ses statuts ou contre son
« honneur, et surtout contre ceux qui pratiquent illi-
« citement, toutes les fois que vous en serez requis,
« comme aussi de vous soumettre aux punitions qu'elle
« inflige en cas de faute ;

« 4° D'assister, en robe, à toutes les messes ordon-
« nées par la Faculté, d'y arriver au moins avant la fin
« de l'Épître, et de rester jusqu'à la fin de l'office,
« fût-ce même une messe d'anniversaire pour les morts,
« sous peine d'un écu d'amende ; comme aussi, et sous
« peine d'une égale amende, d'assister tous les samedis
« à la messe de l'École, le temps des vacances excepté ;

« 5° D'assister aux exercices de l'Académie et aux
« argumentations de l'École pendant deux ans ; de sou-
« tenir une thèse sur une question de médecine et d'hy-
« giène ; enfin d'observer toujours la paix et le bon or-

1. Je l'emprunte à M. Sabatier (*ouv. cit.*), n'ayant pu m'en procurer le texte latin.

« dre, et un mode décent d'argumentation dans les dis-
« cussions scientifiques prescrites par la Faculté. »

Bien qu'en possession de leur grade, les bacheliers devaient, pour le conserver, se soumettre à de nouvelles épreuves. Au mois de mai ou de juin suivant, ils avaient à subir l'examen sur la botanique, sagement placé à l'époque de la floraison des plantes. Le reste de l'été était occupé par des disputes et des leçons privées, qui leur servaient de préparation pour les grandes luttes qui les attendaient à la rentrée.

L'hiver suivant, en effet, ils rentraient en lice[1]. Depuis la Saint-Martin jusqu'au carnaval, ils avaient à soutenir, en grand appareil et en nombreuse assemblée, leurs thèses *quodlibétaires*, c'est-à-dire choisies sur un sujet quelconque de physiologie ou de médecine. Il devait, autant que possible, s'en passer une par semaine. Depuis le mercredi des Cendres jusqu'aux vacances, c'était le tour des thèses *cardinales*, qui seraient mieux nommées thèses *du cardinal*, car on les désignait ainsi en l'honneur du cardinal d'Estouteville qui les avait instituées. Elles roulaient presque toujours sur un sujet emprunté à l'hygiène. C'est parmi ces dernières qu'on a pris la plupart de ces questions bizarres et quelquefois puériles, qu'on a souvent citées comme une preuve des divagations de la Faculté. Il y aurait peu d'intérêt à rapporter ici les sujets sérieux qui en forment, après tout, la majeure partie, et dont la plu-

1. Hieme proxima, ex hac domestica et umbratili exercitatione quasi in aciem educantur. (Statuts, art. xiv.)

part pourraient être encore utilement discutés aujourd'hui. Mais je ne puis m'empêcher de citer, à titre d'échantillon, les incroyables questions que voici : Les héros naissent-ils des héros? Sont-ils bilieux ? — Est-il bon de s'enivrer une fois par mois ? — La femme est-elle un ouvrage imparfait de la nature ? — L'éternument est-il un acte naturel? — Les bâtards ont-ils plus d'esprit que les enfants légitimes ? — Faut-il tenir compte des phases de la lune pour la coupe des cheveux ? — sans compter les jeux de mots, comme celui-ci : *An modicus cibi, medicus sibi?* etc.

Les thèses de la Faculté remontent à la plus haute antiquité. Longtemps bornées à de simples propositions, elles avaient fini par prendre, avec le progrès des temps, des développements plus considérables. Parfois même elles étaient enrichies d'enluminures plus ou moins somptueuses, qui pouvaient les faire rechercher *pour l'image*[1]. Ainsi, on y faisait graver le portrait d'un bienfaiteur, des armoiries enguirlandées, ou quelque emblème sentimental. Elles portaient pour épigraphe ces mots : *Virgini Deiparæ et sancto Lucæ.* Toutes, quelle qu'en fût d'ailleurs l'étendue, avaient une forme invariable. Elles se composaient de cinq articles : dans le premier on donnait l'exposition du sujet, et on posait la *majeure ;* dans le second on la développait ; le troisième et le quatrième article étaient consacrés l'un à établir, l'autre à commenter la *mineure.* Enfin, dans le

---

1. *Malade imag.*, acte II, sc. vi.

cinquième, on réfutait les objections, et on tirait la conclusion des prémisses. — On voit que la Faculté était encore au dix-septième siècle, quant à la forme du moins, dans les traditions les plus pures de la scolastique.

L'argumentation était d'une durée effrayante. Pour les thèses quodlibétaires, on disputait de six heures du matin à midi. La présidence appartenait à tous les docteurs-régents à tour de rôle, en commençant par le plus jeune. Elle était de rigueur. Un docteur qui n'aurait pas présidé à son tour aurait encouru la radiation. Le feu était ouvert par les bacheliers présents : de six heures à huit heures, chacun d'eux présentait au candidat un argument que celui-ci devait réfuter de son mieux. Après ces escarmouches préliminaires, la bataille s'engageait, plus vive et plus générale. Neuf docteurs désignés *ad hoc*, trois du grand banc et six du petit banc, descendaient successivement sur le terrain, et poussaient l'argumentation avec une nouvelle vigueur. Cela durait trois heures. Enfin, la séance se terminait par un assaut général : de onze heures à midi, tous les assistants avaient le droit d'intervenir, et d'accabler sous une grêle de questions et d'arguments le récipiendaire, seul contre tant d'ennemis à la fois.

Aux thèses cardinales, c'était pis encore. On disputait de *cinq heures du matin à midi*, et chaque bachelier était tenu de proposer deux arguments au répondant. Ce devait être une chose terrible que ces énormes séances. Quelle situation que celle de ce pauvre bachelier, obligé, de par les statuts, d'avoir pendant sept grandes heures plus d'esprit, de littérature, d'érudition, que toute la Faculté ensemble ; de répondre, sans désemparer, aux plus subtiles arguties que puisse inventer l'esprit de controverse ; de se surveiller à tous moments, pour ne hasarder ni une phrase, ni un mot que l'on puisse retourner contre lui, et que dix adversaires sont prêts à saisir au passage, pour l'en écraser, au moment décisif ! Et, comme pour rendre la partie plus inégale encore, l'usage voulait que, dans les thèses quodlibétaires, le candidat fournît lui-même à ses rivaux et à ses juges les moyens de réparer leurs forces. Dans une pièce attenante à la salle des Actes, étaient servis, *à ses frais*, du vin et des rafraîchissements. Chaque docteur pouvait, à son gré, aller puiser à la buvette des idées et des inspirations ; et il est à croire que parfois l'ardeur de la dispute n'était pas la seule qui échauffât les têtes. Seul, le malheureux restait sur la brèche, sans un moment d'interruption, argumentant, argumenté, criblé d'objections, jusqu'à ce que les douze coups de la grande horloge vinssent mettre un terme à cette longue épreuve.

VIII. Deux ans s'écoulaient dans ces exercices. Vivant d'une vie commune, s'asseyant tour à tour sur les mêmes bancs, comme interrogateurs ou comme répondants, voyant des malades, employant le temps qui leur restait à enseigner à leurs plus jeunes camarades, les bacheliers arrivaient ensemble à l'époque de la Licence ; époque solennelle pour eux : jusque-là ils n'avaient été qu'étudiants ; il s'agissait dès lors de leur adoption définitive dans le sein de la Faculté. Avec cette adoption, la licence devait leur donner le droit de pratiquer ; c'était donc au fond le grade le plus important. Une fois licenciés, il ne dépendait plus que d'eux de devenir docteurs. Aussi la plupart le devenaient-ils, à moins qu'absorbés dès l'abord par la clientèle, ou retenus par un sentiment de modestie excessive (on en trouverait des exemples), ils ne parvinssent pas au suprême honneur du bonnet doctoral, qui seul pouvait leur conférer, avec le droit de pratiquer, la plénitude des priviléges universitaires ; mais cette réserve était extrêmement rare.

Après ces deux années de contact journalier et d'épreuves incessantes, la compagnie devait être édifiée sur la capacité, sur les connaissances théoriques de chacun des bacheliers. Il ne restait plus qu'à s'assurer s'ils avaient acquis quelque expérience des malades, s'ils possédaient ce bon sens pratique, que la science doit compléter, mais qu'elle ne remplace jamais. Appréciation délicate et toute personnelle, pour laquelle un examen ne saurait suffire ; car ces qualités sont de celles qui ne se jugent qu'à l'œuvre. Dans ce but, les bacheliers comparaissaient de nouveau en corps devant les docteurs, et venaient réclamer leur admission à *l'examen particulier*. C'était là qu'ils devaient une dernière fois justifier de leurs antécédents et de leurs mœurs, dissiper tous les doutes qui pouvaient exister sur le caractère honorable de leurs familles et de leurs relations ; c'était là qu'un obstacle infranchissable arrêtait, en dépit du talent et des recommandations, tout homme en qui la Faculté pouvait voir poindre un futur ennemi, un traître à ses institutions, ou seulement un membre indigne. C'était là enfin que, s'il se trouvait un bachelier qui eût exercé la chirurgie *ou tout autre art manuel*, il devait, avant d'être admis à la licence, non plus seulement prêter un serment, mais s'engager par un acte passé devant notaire à renoncer pour jamais à l'exercice de cet art : « Car, ajoutent les statuts, il convient de garder dans toute sa pureté et toute son intégrité la dignité du corps médical. »

Cela fait, les candidats devaient se rendre révérencieusement au domicile particulier de chaque docteur. Là, seul à seul, dans le silence du cabinet, loin de l'appareil pompeux des écoles et des fascinations d'un examen public, qui peuvent si bien donner le change sur le mérite réel des hommes, et faire accepter les vices de l'esprit ou du caractère, sous le bénéfice d'une forme brillante et d'une diction facile, on procédait à l'examen *sur la pratique*. Chaque examinateur pouvait à son aise interroger le candidat sur tous ces mille détails qui ne sont dans aucun livre, et par lesquels une expérience réelle se distingue d'une instruction hâtive et forcée ; il pouvait lui faire voir un malade, et lui dire : « Dans ce cas particulier, que pensez-vous, et que feriez-vous ? »

Ces épreuves confidentielles, faites isolément par chaque docteur, et pour chaque candidat, devaient durer fort longtemps. Lorsqu'elles étaient terminées, la Faculté assemblée par le doyen prononçait au scrutin secret sur l'admission ou le rejet des bacheliers. Dès lors, ceux dont les noms sortaient victorieux de l'urne fatale étaient, non pas encore licenciés, mais *Licentiandes*, c'est-à-dire déclarés aptes à être revêtus de ce caractère que, pour me conformer exactement à l'esprit du temps, je ne puis mieux comparer qu'à un sacerdoce.

Ils se rendaient processionnellement à la demeure du chancelier de l'Académie, auquel ils étaient présentés par le doyen, et qui, sur leur demande, leur fixait le jour où ils devaient recevoir la Licence. C'était encore là une des plus vieilles et des plus chères traditions de l'Université. L'Université, toute gallicane qu'elle était, tenait à honneur de faire remonter au Saint-Siége ses priviléges et sa constitution : origine qui ne la gênait guère, et dont, au besoin, elle savait se prévaloir contre l'autorité du roi et du Parlement. Le chancelier était un chanoine de la métropole de Paris. Autrefois chef des études du cloître épiscopal et de son territoire, il avait joui, pendant longues années, d'une juridiction souveraine sur les écoles; et bien qu'au dix-septième siècle cette autorité ne fût plus que nominale, nul du moins ne lui contestait le droit de représenter, pour cette circonstance spéciale de la bénédiction des licenciés, le souverain pontife, chef suprême de l'enseignement dans tout l'univers catholique. Il est curieux de retrouver dans Riolan[1] cette reconnaissance explicite de la suprématie du Saint-Siége sur l'Université.

1. Riolan, *Curieuses recherches sur les Escholes en médecine de Paris et de Montpellier*, 1651. — Du Boullay, *ouv. cit.*

En attendant le jour de leur institution solennelle, les Licentiandes, accompagnés des bacheliers nouvellement reçus, se rendaient en corps chez les membres du Parlement et des cours souveraines, chez les ministres, chez les hauts fonctionnaires de l'État, chez le prévôt des marchands et les échevins, pour prier ces grands personnages de se trouver, au jour dit, aux écoles inférieures, pour y apprendre du paranymphe les noms et les titres des médecins que la Faculté se préparait à présenter à la ville et à l'univers entier. « *Quos, quales et quot medicos urbi atque adeo universo orbi medicorum collegium isto biennio sit suppeditaturum.* »

Qu'était-ce donc que le *paranymphe*, un homme ou une chose ? L'un et l'autre. C'était un personnage mystique donnant son nom à une cérémonie.

Dans la solennité du mariage, chez les Grecs, un jeune homme, ami du fiancé, monté sur le même char que lui, l'accompagnait au moment où il conduisait l'épouse à la maison conjugale. De là son nom, παρανύμφιος. Or, dans l'esprit du temps, le nouveau licencié allait épouser la Faculté, ni plus ni moins que le doge de Venise épousait l'Adriatique. Symbole bizarre et touchant de l'union intime que cette fête allait sceller à jamais entre la compagnie et son nouveau membre. L'épousée, la timide et pure jeune fille qui marche à l'autel revêtue d'un voile blanc, pour ce jour-là c'était la Faculté. L'ami de l'époux, le paranymphe, c'était le doyen. En présence d'une illustre assistance, il venait présenter au chancelier les jeunes fiancés confiés à sa garde, et dont il ne manquait pas de relever éloquemment les mérites divers. Un orateur, bachelier ou autre, portait la parole au nom du chancelier, et invitait l'assemblée à se rendre, à jour fixe, à la grande salle de l'archevêché.

Là, nouvelles cérémonies. A cinq heures du matin les docteurs y tenaient une assemblée préparatoire, destinée à établir l'ordre de réception des candidats. L'importance donnée à ce classement était un des principaux moyens d'émulation dont on disposât alors. Obtenir *le premier lieu* à la licence, était pour un jeune homme la plus belle des récompenses, et, d'ordinaire, le gage d'un brillant avenir. Aussi ce vote était-il entouré d'un appareil extraordinaire. Pour y prendre part, les docteurs devaient fournir la preuve qu'ils avaient assisté à la majeure partie des disputes publiques. Ils s'engageaient chacun par un serment prêté entre les mains du chancelier, à ne rien accorder à la faveur, à ne tenir compte que du seul mérite. Puis ils jetaient dans l'urne la liste que leur dictait leur conscience. De la comparaison des listes ainsi faites résultait l'ordre définitif des admissions.

A dix heures, la salle s'ouvrait aux représentants des grands corps de l'État, à la magistrature, à l'administration, à toutes les notabilités convoquées pour la circonstance. La liste qui venait d'être arrêtée était proclamée à haute voix. Alors les récipiendaires tombaient à genoux, et, tête nue, dans l'attitude du recueillement, ils recevaient la bénédiction apostolique que le chancelier leur donnait en ces termes : *Auctoritate sanctæ sedis apostolicæ, qua fungor in hac parte, do tibi licentiam legendi, interpretandi, et faciendi medicinam hic et ubique terrarum, in nomine Patris, et Filii, et Spiritus sancti.* Ici et par toute la terre ! C'était là cette glorieuse prérogative dont la Faculté était si fière, et qui toujours contestée, mais toujours vaillamment défendue, lui fit des ennemis dans l'univers entier, qu'elle espérait bien voir un jour à ses pieds.

Alors le chancelier proposait une question au licencié qui venait d'obtenir le premier rang, et celui-ci la traitait immédiatement. Comme le chancelier n'était pas médecin, que c'était là d'ailleurs un discours d'apparat destiné à une assemblée composée d'éléments fort divers, la question proposée avait presque toujours une physionomie religieuse ou littéraire, propre à toutes les amplifications et à toutes les subtilités. Disons à l'honneur de la Faculté, que les sujets qu'elle traitait étaient plus sérieux, lorsqu'elle était chez elle. Voici quelques-unes de ces questions, que Hazon[1] appelle poliment *ingénieuses :*

An quartanæ curandæ conveniat ebrietas? (1658)

Utrum Tobiæ ex piscis felle curatio naturalis? (1668)

An qui mel et butyrum comedit, sciat reprobare malum et eligere bonum[2] *?* (1670)

Ex qua parte manaverit aqua, quæ profluxit e

---

[1]. Hazon, *Éloge historique de la Faculté de médecine de Paris*, 1770.

[2]. Isaïe, cap. vii, v. 15.

mortui Christi latere perforato lanceæ acuto mucrone? (1692)

On se croirait à Byzance, la veille de la prise de la ville par les Turcs, plutôt qu'à Paris, en plein règne de Louis XIV.

Ce discours achevé, le chancelier, les docteurs, les licenciés, escortés de toute l'assistance, se transportaient à la cathédrale, pour remercier la sainte Vierge d'avoir mené à bien les travaux commencés sous ses auspices. La main étendue sur l'autel des martyrs, le chancelier prononçait à demi-voix une courte prière, qui rappelait aux nouveaux élus qu'appartenant désormais à l'Église d'une manière plus particulière, ils devaient être disposés à tout sacrifier pour elle, même leur vie : *Usque ad effusionem sanguinis*. Ainsi se terminaient les cérémonies de la licence.

IX. Le doctorat, qui venait ensuite, n'en était pour ainsi dire qu'une conséquence naturelle, et n'exigeait pas comme aujourd'hui de nouvelles épreuves. Ce grade suprême était comme une dernière consécration qui ajoutait au droit de pratiquer déjà acquis, celui d'avoir voix délibérative aux écoles et de jouir de tous les honneurs de la profession. La licence introduisait un médecin dans le public où il devait exercer son art; le doctorat l'introduisait dans le sanctuaire de la Faculté; d'où le caractère particulier des cérémonies qui l'accompagnent. Plus d'intervention des autorités civiles et religieuses; plus d'assistance étrangère. Tout se passe à huis clos, et comme en famille, avec une solennité non moins grande, mais plus intime, si je puis ainsi dire, et d'un caractère à la fois plus scientifique et plus simple.

Les statuts n'exigeaient qu'un intervalle fort court entre ce grade et le précédent, puisqu'au bout de six semaines on avait le droit de passer de l'un à l'autre. Mais, dans la pratique, cet intervalle était beaucoup plus long. On attachait une sorte de bienséance et d'esprit d'humilité à ne pas franchir si rapidement ce dernier pas. L'ordre des admissions à la licence réglait celui dans lequel on pouvait se présenter au doctorat. Toutefois, pour que l'abstention des premiers reçus ne pût porter préjudice aux derniers, on leur fixait un délai, après lequel on pouvait passer à ceux qui les suivaient. Après la supplique préalable faite dans les formes ordinaires, le doyen était chargé de faire une dernière et minutieuse enquête sur la vie et les mœurs du licencié postulant. Si le vote de la Faculté lui était favorable, il était admis à la *Vespérie*.

C'était un acte préparatoire qui se tenait, comme le mot l'indique, dans l'après-dînée. La présidence n'y pouvait être exercée que par un docteur de l'ordre des anciens. Le président ouvrait la séance par un solennel discours dans lequel il retraçait au candidat l'importance, la dignité de la profession médicale, lui exposait les devoirs qu'il aurait à remplir, et les maximes d'honneur et de probité auxquelles il devait conformer sa vie. Naturellement l'éloge de la très-salutaire Faculté de médecine faisait le fond de ce discours. On n'y pouvait revenir trop souvent. Le discours de Hazon, que j'ai cité plus haut, et auquel j'ai emprunté bon nombre des détails qu'on vient de lire, peut être considéré comme un des modèles du genre. Le président proposait en outre au candidat une question à résoudre, et engageait une discussion avec lui. Deux ou trois autres discours terminaient la séance.

Quelques jours après, le futur docteur, escorté de deux bacheliers et des appariteurs de l'École, allait rendre visite à chacun des docteurs régents, et les invitait à venir assister, en grand costume, à sa réception. Comme on le voit, l'usage des visites académiques ne date pas d'hier.

Le jour venu, le récipiendaire précédé des massiers et des bacheliers, ayant son président à sa gauche, et suivi des docteurs chargés d'argumenter contre lui, se rendait à la grande salle de l'école, et montait en chaire avec le président. Le grand appariteur s'approchait de lui, et après l'avoir salué, lui disait : *Domine doctorande, antequam incipias, habes tria juramenta.* Et il lui proposait ces trois articles du serment « : 1° Vous observerez les droits, statuts, lois et coutumes respectables de la Faculté ; 2° Vous assisterez le lendemain de la Saint-Luc à la messe pour les docteurs décédés ; 3° Vous lutterez de toutes vos forces contre tous ceux qui pratiquent illicitement la médecine, et vous n'en épargnerez aucun, à quelque ordre ou à quelque condition qu'il appartienne. » — *Vis ista jurare?* Et le candidat répondait cet immortel *Juro* qui fut le dernier mot de Molière. Alors le président, après une brève exhortation, se tournait de son côté, prenait un bonnet carré [1] avec lequel il traçait dans l'air le signe de la croix, et après le lui avoir mis, de deux doigts de la main droite, il lui donnait un léger coup sur la tête. Après quoi il lui donnait l'accolade. De ce moment, le monde possédait un docteur de plus.

Comme pour faire immédiatement acte de maîtrise, il faisait alors ce qui ne lui avait jamais été permis jusque-là : il proposait lui-même une question à l'un des docteurs présents, assis à l'une des chaires inférieures. Cette première argumentation finie, le président en engageait une seconde avec celui qui avait présidé l'acte de vespérie, et le nouveau docteur terminait la séance par un discours de remercîment, à Dieu, à la Faculté, à ses parents et amis convoqués pour la circonstance. Les statuts ordonnent que ce discours *soit élégant*. A la Saint-Martin suivante, il faisait les honneurs de son nouveau grade, en présidant une thèse quodlibétaire hors tour. C'était ce qu'on nommait *l'acte pastillaire*, soit parce qu'il était suivi d'une distribution générale de bonbons, soit parce que le jeune président faisait hommage au doyen de pastilles de sucre, où était gravée l'image du chef de la Faculté. Le lende-

---

[1]. S'il faut en croire Pasquier (*Recherches de la France*, IV, 9), le bonnet était emprunté aux anciens Romains, et signifiait que le docteur était dorénavant affranchi de la servitude des écoles. — L'usage voulait de plus que le récipiendaire donnât à son président un bonnet neuf et des gants.

main, il était inscrit sur les registres, et entrait, pour dix ans, dans *l'ordre des jeunes*. Et pour qu'il n'y eût pas de malentendu possible, tous les ans, à la première thèse quodlibétaire, le grand appariteur donnait lecture publique de la liste des docteurs vivants.

X. Je n'ai pas voulu interrompre l'exposition de tous ces vieux usages, qui sont si loin de nous, plus encore par les mœurs que par les dates, pour faire ressortir, ce que chacun voit d'ici, la frappante analogie, pour ne pas dire la similitude parfaite, qui existe entre ces solennités scolastiques et la fameuse *Cérémonie* du *Malade imaginaire*. Qui se souviendrait aujourd'hui de ces choses, si Molière ne les avait immortalisées par le ridicule? Certes, il pourrait en dire, et avec plus de raison, ce que Boileau disait de Cotin :

Eh! qui saurait sans moi que Cotin a prêché?

Qu'on me permette pourtant une réflexion. Si Molière n'avait jamais existé, et qu'un jour quelque érudit, venant à fouiller dans les rayons les plus obscurs d'une bibliothèque, s'amusât à reconstruire, par pure curiosité, l'histoire que je viens d'esquisser, quelle serait, en la lisant, l'impression du public? Peut-être se trouverait-il, en l'an de grâce 1862, à peu près autant de gens pour admirer tout cela que pour en rire ; de quoi l'on pourrait faire un appendice à l'éternelle querelle des anciens et des modernes. Pour moi, j'avoue humblement que je ne saurais auquel des deux partis donner tort.

Molière me force à rire, et je ne suis pas maître de m'en empêcher ; et pourtant je ne saurais me persuader que tous ces bons docteurs qu'il a si fort malmenés, fussent gens absolument ineptes ; ni, d'une façon plus générale, que le ridicule ait jamais été quelque chose d'absolu. Ce qui sera toujours risible, ce sont des pratiques démenties par les opinions et par les mœurs ; mais il faut être bien sûr de soi, pour railler, de propos délibéré, une classe d'hommes qui fait sérieusement une chose qu'elle estime sérieuse ! Hélas ! que dira-t-on de nous dans deux cents ans ? Quoi qu'il en soit, des choses les plus graves aux plus grotesques, il n'y a bien souvent qu'un intervalle fort mince, où se place, pour les juger, l'observateur de la nature humaine, et d'où l'écrivain prend des types qu'il empreint de son génie, et qui forceront un jour la postérité à être de son avis.

Ce qui me reste à faire est maintenant bien simple ; car le rapprochement entre la comédie et la réalité se fait de lui-même. On sait l'origine de cette inimitable bouffonnerie. C'est chez madame de la Sablière, après un de ces joyeux soupers où se donnaient rendez-vous les beaux esprits d'alors, et où assistaient Boileau, La Fontaine, et la célèbre et spirituelle Ninon de Lenclos, c'est là que la *Cérémonie* fut composée tout d'un trait[1]. Molière fournit le canevas, chacun y mit son mot. Il est plus que probable qu'il se trouvait dans le salon de la belle marquise deux ou trois médecins plus ou moins

---

1. Voy. **Bolæana.** — Cizeron-Rival.

sceptiques, de la société habituelle de Molière, tels que Liénard, Bernier, Mauvillain ; certaines expressions techniques, certains détails intimes, qui prouvent une connaissance parfaite de l'intérieur de la Faculté, trahissent, à n'en pas douter, l'active collaboration de quelque main experte ; qu'il y ait eu là une vengeance secrète, un dessein prémédité, je n'en crois rien ; il n'y a rien de terrible comme ces gens de profession savante et grave, lorsqu'ils se mettent en gaieté ; et je pense plutôt qu'en apportant leur contingent de plaisanteries à la satire commune, ils crurent agir en hommes d'esprit qui savent au besoin hurler avec les loups, loin de se douter qu'ils portaient à une institution, qu'ils chérissaient au fond, un coup dont elle ne devait pas se relever.

La scène, ainsi composée de pièces et de morceaux, fut d'abord beaucoup plus longue que celle que nous possédons aujourd'hui, ainsi que le prouve le fragment retrouvé, en 1846, par M. Magnin, conservateur à la bibliothèque de la rue de Richelieu, et qui n'est probablement autre chose que la version primitive[1]. Molière, en homme de goût et en maître de la scène, en retrancha des longueurs, et même des choses extrêmement piquantes, pour l'accommoder aux besoins de la représentation. Tel qu'il est, ce morceau doit être considéré comme un abrégé, non-seulement des cérémonies du doctorat, mais de toutes celles par où devait passer un candidat, depuis

1. Cette version a été publiée dans l'édition des œuvres de Molière de M. Phil. Chasles.

le commencement de ses études jusqu'au jour où il recevait le bonnet. Tout s'y trouve, mais avec une sobriété, et un art de choisir les traits caractéristiques, où se révèle dans toute sa puissance l'écrivain habitué à ne demander des conseils que pour les contrôler, et sachant sacrifier les détails à l'ensemble.

La séance est ouverte par le *Præses*. A ce pompeux éloge de la médecine, à ces hommages emphatiques rendus à la Faculté, il n'est pas difficile de reconnaître un discours de *Vespérie*. Le ton en est absolument le même ; le discours comique ne diffère des discours réels que par cette simple nuance : un président de vespérie louait d'ordinaire la Faculté de sa science, de sa vertu, de son désintéressement. Le *Præses* de Molière ne peut assez s'extasier sur les bénéfices de la profession.

> Non possum, docti confreri,
> En moi satis admirari,
> Qualis bona inventio
> Est medici professio ;
> Quam bella chosa est et bene trovata,
> Medicina illa benedicta,
> Quæ, suo nomine solo,
> Surprenanti miraculo,
> Depuis si longo tempore,
> Facit a gogo vivere
> Tant de gens omni genere.

Ce discours d'ouverture se termine, selon l'usage constant des écoles, par l'exposition du motif de l'assemblée.

> C'est pour cela que nunc convocati estis, etc.

Il s'agit d'examiner à fond un candidat, et de voir si l'on y trouvera *dignam materiam medici*. On passe par-dessus les épreuves préparatoires, et l'examen commence aussitôt. Il n'est pas bien rigoureux, ni l'argumentation bien formidable. Mais n'oublions pas que Béralde a amené pour la circonstance *une Faculté de ses amies ;* et il faut bien passer quelque chose à l'amitié. Il est d'ailleurs certain qu'il existait alors, non pas à Paris, mais en province, des Facultés pauvres, où l'amitié avait des droits excessifs, et où un diplôme de docteur ne prouvait guère que la fortune de celui qui l'avait obtenu. — Et puis, faudrait-il, pour plus de couleur locale, que la séance durât six ou sept heures, comme à la rue de la Bûcherie ? Du moins les principaux traits de ces argumentations sont-ils indiqués. L'ordre général des épreuves y est même observé. — La première question, sur les vertus soporifiques de l'opium, est toute physiologique : nous sommes en plein aristotélisme, en plein règne des qualités occultes. On passe de là à la pathologie : l'hydropisie, l'asthme, la fièvre hectique font les frais de l'interrogation ; et lorsque l'auditoire est édifié sur les connaissances théoriques du candidat, on l'admet à l'examen de *praxi*.

>Dès hiero maladus unus
>Tombavit in meas manus ;
>Habet grandam fievram cum redoublamentis,
>Grandam dolorem capitis,
>Et granduum malum au côté,
>Cum granda difficultate
>Et pena à respirare.

Et l'examinateur demande au candidat son avis sur ce cas particulier. — Il ne serait pas difficile de retrouver un ordre analogue dans les questions des huit argumentateurs qui se trouvaient dans la version primitive, et dont la moitié ont été supprimées [1].

A chaque réponse du candidat, le chœur répète son grand refrain, qui n'est guère que la reproduction des termes dans lesquels le président concluait après chaque argumentation. Je place les deux formules en regard.

CHORUS.	LE PRÉSIDENT.
Bene, bene, bene, bene respondere; Dignus, dignus est intrare In nostro docte corpore.	« Audivistis, viri clarissimi, quam bene, quam apposite responderit Baccalaureus vester : eum, si placet, tempore et loco commendatum habebitis. »

Après de si brillantes épreuves, la réception du candidat ne saurait être douteuse. Aussi Molière lui fait-il grâce du vote, qui doit prononcer sur son sort, pour l'admettre, sans plus tarder, à prononcer le serment en trois articles. Le premier article est presque copié sur l'original.

---

[1]. Entre autres, cette description si complète et si curieuse, que le huitième docteur donne d'une jeune fille atteinte de chlorose. Sur quoi le savant bachelier ne craint pas de changer sa médication ordinaire : « In nomine Hippocratis, benedictam cum bono garçone conjunctionem imperare. » J'ai peur que ce ne soit ici Ninon qui intervienne pour prescrire ce remède galant. Cependant on trouve dans les thèses de la Faculté des réponses non moins hasardées.

Juras gardare statuta Per Facultatem præscripta Cum sensu et jugeamento.	1º « Quod observabis jura, statuta, leges et laudabiles consuetudines hujus ordinis. »

Le deuxième article, roulant sur une pratique religieuse, l'assistance à l'office pour les docteurs décédés, ne pouvait décemment être reproduit. Molière y substitue heureusement un serment de professer pour l'*ordre des anciens* ce respect aveugle, qui était comme la seconde religion de la Faculté :

> Essere in omnibus
> Consultationibus
> Ancieni aviso,
> Aut bono, aut mauvaiso.

Quant au troisième article, un peu différent dans la forme, il signifie au fond absolument la même chose, et nul docteur ne l'eût désavoué.

De non jamais te servire De remediis aucunis Quam de ceux seulement doctæ Facultatis, Maladus dût-il crevare Et mori de suo malo.	3º « Quod totis viribus contendes adversus medicos illicite practicantes, nulli parcendo, cujuscunque ordinis aut conditionis fuerit. »

Juro ! répète chaque fois le candidat. Et le président lui enfonce à coups de poings le bonnet sur la tête, en prononçant une formule, qui est évidemment une réminiscence de la bénédiction du chancelier.

Ego cum isto boneto Venerabili et docto, Dono tibi, et concedo	Auctoritate sedis apostolicæ Qua fungor in hac parte, Do tibi Licentiam

Virtutem et puissanciam	Legendi,
Medicandi,	Interpretandi
Purgandi,	Et faciendi
Seignandi,	Medicinam, hic et ubique ter-
Perçandi,	rarum.
Taillandi,	
Coupandi,	
Et occidendi	
Impune per totam terram ;	

Je n'ai ici qu'une toute petite réserve à faire. *Medicandi*, *purgandi*, rien de mieux. — Passe encore pour *occidendi*. Mais *seignandi*, *perçandi*, *taillandi*, *coupandi !* c'est presque toute la chirurgie ; autant d'anachronismes que de mots. Nous avons vu les médecins s'engager par écrit à s'en abstenir comme de la peste. — Au surplus, ce n'est pas un reproche que je fais à Molière, tant s'en faut. Pour lui, comme pour le public qu'il veut divertir, médecins et chirurgiens, cela fait tout un. Il y joint même les apothicaires, escortant le char triomphal de la Faculté, comme des licteurs, les armes à la main. Il en résulte un effet théâtral des plus grotesques, et c'est tout ce qu'il lui faut. — Mais, certes, il ne les a jamais maltraités autant qu'ils se haïssaient entre eux ! On le verra bientôt.

Enfin la séance se termine par le discours de remercîments du nouveau docteur. C'est un modèle du genre. Il a beau comparer l'assistance au soleil et aux étoiles, aux ondes de l'Océan, et aux roses du printemps, jamais il ne surpassera en emphase les complimcnts gigantesques qui étaient alors la monnaie courante des réceptions académiques. On s'est souvent étonné, et avec raison, des louanges serviles jusqu'à l'idolâtrie, que l'enthousiasme officiel des gens de cour et des hommes de lettres décernait vingt fois par jour à Louis XIV. Faut-il tant s'émerveiller de ces exagérations puériles, dans un temps où la réception du moindre licencié s'accompagnait forcément des métaphores les plus lyriques? C'était un astre nouveau s'élevant à l'horizon, un phare qui devait illuminer la postérité la plus reculée; il réunissait en lui seul toutes les vertus, tous les talents, toutes les gloires; égalait, s'il ne les surpassait pas, les plus grands génies de l'antiquité. Un licencié qui s'entendait simplement traiter de grand homme, pouvait se considérer comme médiocrement récompensé de sa peine. En veut-on un exemple? Voici un extrait, malheureusement bien court, bien décoloré par la traduction, d'un discours de paranymphe pris au hasard[1] :

« Le voilà, ce jeune *Moreau*, la merveille de son siècle et de cette École! Que dis-je? la merveille! Mais y a-t-il rien qu'on puisse appeler merveilleux en un mortel chez qui tout est divin, et dont on ne doit rien attendre d'ordinaire? C'est le caractère distinctif des héros, que chez eux tout est illustre, rien ne souffre la médiocrité. Or, est-ce bien un héros dont j'ai à vous

1. *Paranymphus medicus habitus in Scholis medicinæ*, die 28 junii 1648, *a Roberto Patin, medicinæ baccalaureo*, suivi de : *Orationes encomiasticæ singulorum qui tunc licentiæ gradu donandi erant* (in-18).

entretenir ? Oui, Messieurs, et je n'en veux pour preuve que ce qu'en dit le suave Isocrate : ceux qu'une heureuse facilité, un génie naturel disposait à toutes sortes d'études et de travaux, et séparait ainsi de la foule, il les appelait enfants des dieux, θεῶν παιδὰς, comme si ces intelligences privilégiées lui eussent paru non pas engendrées par les hommes, mais formées par la main même de Mercure ou de Minerve. Et ce serait une grave erreur de mesurer la vertu, la doctrine, les mérites divers de notre licencié au nombre de ses années. Que de fois dans cette enceinte, asile du génie et de la science, vous avez cru voir réunis en lui seul Hippocrate rendant de vive voix ses oracles, Platon enseignant la philosophie, Aristote disputant avec subtilité et profondeur, Galien pratiquant l'art de guérir, Pline étudiant la nature, Théophraste racontant les merveilles des plantes, Ptolémée interrogeant le firmament, Cicéron enchaînant les cœurs par les charmes de son éloquence! Alors, je me le rappelle, refusant de croire à son extrême jeunesse, vous étiez tentés de vous écrier :

> Non hæc humanis opibus, non arte magistra
> Proveniunt... »

Si tels étaient les éloges décernés à un candidat heureux à ses examens, qu'était-ce donc lorsqu'il s'agissait de louer la Faculté elle-même, dispensatrice de toutes les gloires? L'hyperbole ne connaissait plus de termes. Voici, par exemple, un orateur[1] qui prend pour texte

---

[1] Guil. Marcelli Rhetoris, *Medicus Deo similis*, oratio panegyrica pro celebritate iatrogonistarum laurea donandorum.

cet aphorisme : *Le médecin est semblable à Dieu.* Beau début sans contredit, et l'on voit d'avance tout ce qu'avec un peu d'imagination il sera facile de broder sur ce thème : Messieurs de la Faculté, vous êtes les bienfaiteurs du genre humain, vous êtes semblables à Dieu par le savoir, semblables par la puissance, semblables par la miséricorde ; vous êtes les ministres et les « collègues » de Dieu. — Mais bientôt l'orateur se laisse emporter par son éloquence ; cela ne lui suffit plus, et il raisonne ainsi : Tout nous vient de Dieu, donc le mal comme le bien. De vous, messieurs les médecins, il ne vient que du bien. Sans doute Dieu est juste, et il a ses raisons lorsqu'il nous afflige. Mais enfin, le mal est toujours le mal, et la médecine est toujours salutaire. « O chose merveilleuse et vraiment incroyable, si l'expérience ne nous l'enseignait tous les jours ! Dieu nous envoie la maladie, et vous le remède ; il frappe, et vous guérissez ; il nous inflige la souffrance comme un châtiment, et vous ne nous apportez que des soulagements et des bienfaits. » — Conclusion : « Nous devrions plus au médecin qu'à Dieu même, si ce n'était encore à Dieu que nous devons le médecin. »

XI. Un dernier trait complétera ce tableau des vieux usages de la Faculté. Molière ne l'a indiqué que par un mot, qui termine l'exorde de son président comique :

> Salus, honos et argentum,
> *Atque bonum appetitum.*

Ce n'est pas assez. La réalité offrait matière à de plus

amples développements. Le côté culinaire et gastronomique n'est pas le moins curieux de la physionomie de nos docteurs. Brillat-Savarin, qui a donné, comme on sait, une classification raisonnée des gourmands, place les médecins dans un rang honorable parmi « les gourmands par état[1]. » « Ainsi le veut, dit-il, *la force des choses*. Toujours impatiemment attendus, ils sont accueillis avec empressement. C'est une jolie malade qui les engage; c'est une jeune personne qui les caresse; c'est un père, c'est un mari, qui leur recommandent ce qu'ils ont de plus cher. L'espérance les tourne par la droite, la reconnaissance par la gauche; on les embecque comme des pigeons; ils se laissent faire, et en six mois l'habitude est prise, ils sont gourmands sans retour. »

Je ne voudrais pas me faire garant de la vérité de cette maxime. Mais assurément elle ne fut jamais mieux justifiée que dans l'ancienne Faculté. Celle-ci, sous ce rapport, était déjà en décadence au temps de Molière, bien qu'elle conservât des vestiges respectables de ses anciens usages; mais le temps de Molière est déjà bien loin de celui de Rabelais. Dans cet âge héroïque, les repas de corps abondaient : on dînait après chaque examen, après chaque thèse, aux frais du candidat reçu; on dînait à la Saint-Luc; on dînait aux redditions de compte, et aussi lors de l'élection du doyen. Que sais-je encore? Tout était prétexte à dîner. Lorsque la

---

1. *Physiologie du goût.* (Méditation XII.)

chaire de botanique fut érigée, on ne manqua pas d'instituer un *banquet botanique*. Il fut même un temps, rapporte Hazon, où la Faculté nommait d'office deux députés pour goûter les vins, avant que l'on s'assemblât[1]. Les repas donnés par les doyens, lors de leur nomination, subsistèrent toujours. Guy Patin raconte avec complaisance celui qu'il offrit à ses confrères pour son joyeux avénement : « Hier, dit-il, je fis mon festin, à cause de mon décanat. Trente-six de mes collègues firent grande chère : je ne vis jamais tant rire et tant boire pour des gens sérieux, et même de nos anciens : c'était du meilleur vin vieux de Bourgogne que j'avais destiné pour ce festin. Je les traitai dans ma chambre, où par-dessus la tapisserie se voyaient curieusement les tableaux d'Érasme, des deux Scaliger père et fils, de Casaubon, Muret, Montaigne, Charron, Grotius, Heinsius, Saumaise, Fernel, de Thou, et notre bon ami M. G. Naudé... Il y avait encore trois autres portraits d'excellents hommes, de feu M. de Sales, évêque de

---

[1]. Cette préoccupation du bien-vivre est des plus remarquables dans la liste des questions proposées ou des thèses soutenues. Sous prétexte d'hygiène, reviennent de temps à autre des questions de cuisine transcendante, comme celles-ci : — Faut-il servir la laitue au premier service, les pommes au second ? — Est-il bon de manger des noix après le poisson, du fromage après la viande ? — Que faut-il penser du thé, du chocolat comme boissons ? etc. — Les médecins du commencement de ce siècle, reçus avant la Révolution, aimaient à rappeler qu'en 1787 Corvisart, l'un des derniers représentants de l'ancienne Faculté, avait osé argumenter le verre en main sur cette grave question : « Faut-il boire du vin pur en mangeant des huîtres? »

Genève, M. l'évêque de Belley mon bon ami, Justus Lipsius, et enfin de François Rabelais, duquel autrefois on m'a voulu donner vingt pistoles. Que dites-vous de cet assemblage? Mes invités n'étaient-ils pas en bonne compagnie ?... »

Ces trente-six docteurs en belle humeur, ces portraits de savants hommes, qui peignent si bien les sympathies littéraires et scientifiques de l'amphitryon et de ses convives, cette image de saint François de Sales placée entre celles de Charron et de Rabelais, comme un symbole de l'alliance bizarre qui se faisait chez eux entre les plus pures traditions religieuses et les allures les plus dégagées de l'esprit gaulois, n'est-ce pas un délicieux tableau d'intérieur, et ne semble-t-il pas, en le lisant, que l'on rajeunit de deux siècles? Du reste, Guy Patin, type achevé de cette époque et de ces mœurs, n'était pas sans un goût prononcé pour ces petites débauches d'esprit autour d'une table bien servie; et il parle à plusieurs reprises, avec délectation, de l'excellente chère que l'on fait chez M. de Lamoignon.

Mais les meilleures choses ont leurs abus. L'usage voulait qu'en souvenir des anciens liens qui rattachaient la Faculté au chapitre métropolitain, les licenciés, le jour de leur bénédiction, invitassent à dîner le chancelier et tous les chanoines de la cathédrale. M. Sabatier[1] raconte que vers 1650, la Faculté ayant voulu supprimer ce repas comme trop dispendieux, les chanoines le

---

1. *Ouv. cit.*

réclamèrent comme un droit et entamèrent une procédure à ce sujet. — S'il n'y eut pas procès, il y eut du moins de nombreuses contestations, à la suite desquelles les chanoines cessèrent d'assister aux actes de la licence.

XII. Je voudrais terminer ce premier chapitre par un éloge. J'aurai bien assez de côtés vulnérables à laisser voir par la suite ! Les statuts de la Faculté, malgré toutes leurs singularités dans le fond et dans la forme, contiennent plusieurs articles vraiment admirables : prescriptions toutes morales qui n'ont de sanction que dans la conscience de ceux à qui elles s'adressent, et sont faites pour honorer une profession. Tels sont les articles suivants :

Les docteurs de la Faculté cultiveront entre eux l'amitié ;

Nul n'ira voir un malade sans y être expressément invité ;

En toute occasion, les plus jeunes docteurs doivent se lever devant leurs anciens, en signe de respect. Les anciens doivent aux jeunes la bienveillance et la protection ;

Les secrets des malades sont inviolables. Nul ne peut révéler ce qu'il a vu, entendu ou simplement soupçonné chez eux ;

En toutes les assemblées doit présider la gravité, la décence, la douceur. Chacun doit parler à son rang ;

nul ne doit interrompre. Le tumulte, les récriminations, les injures sont bannies à tout jamais de la Faculté.

— Fort bien, dira-t-on. Mais ces statuts étaient-ils observés ? — Je n'oserais dire qu'ils le fussent toujours ; mais, la part faite aux passions humaines, dont il serait aussi par trop injuste de ne pas tenir compte, on peut dire que tout le secret de la puissance de la Faculté était dans l'observation de ces salutaires maximes. Lorsqu'on a vécu pendant quelque temps dans un commerce intime avec cette antique société, on en retire une douce et saine impression. Il y règne comme un parfum d'honnêteté qui réjouit l'âme par je ne sais quel mélange de virilité et de candeur. Disons d'ailleurs, à l'honneur du grand siècle, qu'il en était de même dans la plupart des professions libérales, le barreau, la magistrature, l'enseignement. C'est la bourgeoisie vue par ses beaux côtés : la probité, le désintéressement, l'esprit de famille avec toutes les vertus qu'il comporte.

Nous sommes naturellement beaucoup moins bien renseignés sur ce que pouvait être la vie des étudiants d'alors. Mais il me paraît difficile qu'entourés de tels exemples, et d'ailleurs astreints comme ils l'étaient à une rude discipline, ils n'en retirassent, eux aussi, des habitudes honnêtes et laborieuses. — J'approuve volontiers Angélique refusant, par amour pour un autre, la main de Thomas Diafoirus. A vrai dire, elle n'y a pas grand mérite. Mais aussi, l'on n'a pas tous les jours sous la main, comme dans la comédie, un Cléante jeune, beau, spirituel et riche. Le choix est alors trop facile.

Le vrai Thomas Diafoirus que je me figure est un jeune homme de bonne bourgeoisie, ayant une honnête fortune, et n'attendant pas après son métier pour vivre. C'est un garçon rangé, ayant fait de bonnes humanités, sachant peut-être un peu trop de grec et de latin (peut-être aussi Cléante à son tour n'en sait-il pas assez); mais sachant aussi la médecine, et *fort comme un Turc sur les principes;* d'ailleurs, point niais ni si empesé qu'on veut bien le dire. Je lui connais pour camarade un certain Noël Falconnet que son père a confié à M. Guy Patin, et qui lui donne parfois bien de la tablature. Le bonhomme le mène voir des malades pendant la semaine et des processions le dimanche. Mais cela n'empêchait pas le jeune bachelier d'avoir ses distractions particulières sans sortir de la rue Saint-Jacques. Thomas est plus sage. Le travail ne lui fait point oublier le plaisir; mais il s'arrête aux justes limites, et ses plus grandes facéties se bornent à quelques propos licencieux les jours de grande argumentation. Il réussira; son chemin est tracé d'avance : avec des appuis, et il en aura par son père, il se poussera rapidement dans la Faculté; il deviendra professeur, peut-être doyen; il verra des malades, accroîtra son patrimoine, vivra tranquille et honoré, et élèvera bien sa famille. En faut-il davantage pour être heureux? Somme toute, Thomas Diafoirus n'est point un parti à dédaigner, et l'on pourrait plus mal tomber.

Cependant il y avait alors comme aujourd'hui, en moins grand nombre, il est vrai, des étudiants pauvres.

Or les études étaient chères. Je n'ai point eu entre les mains de tarif détaillé des frais d'examens et de thèses. Mais, dans un des *factums* imprimés quelques années plus tard à l'occasion du procès de la *Chambre royale*, je trouve ces frais estimés à 5,000 francs. En admettant qu'il y ait là quelque exagération, il s'agit encore d'une somme considérable pour l'époque, sans compter qu'on n'était guère docteur avant vingt-huit ou trente ans, et que jusque-là tout était dépense. La Faculté de médecine, plus libérale en cela que bien des institutions modernes, ne voulait pas que la pauvreté fût un obstacle au mérite. L'article XXV des statuts portait : « Pour que l'accès aux grades en médecine ne soit pas interdit aux jeunes gens pauvres, il sera fait remise des droits d'examen pour la licence et le doctorat à ceux qui seront manifestement dans le besoin, si d'ailleurs il est constaté qu'ils sont instruits et honnêtes ; à la condition qu'ils prendront l'engagement, par un acte authentique, de rembourser ces frais lorsqu'ils seront parvenus à une meilleure position de fortune. »

Que ferait-on de mieux dans une démocratie ?

CHAPITRE II

La Profession. — Noblesse des médecins sous l'ancien régime. — Les Visites, la Clientèle. — Consultation de *l'Amour médecin*. — La Faculté personnifiée dans le rôle de *Filerin*. — Mœurs de la haute bourgeoisie au dix-septième siècle. — Deux classes d'hommes dans la Faculté : les orthodoxes et les hommes du monde. — Guy Patin représentant de l'ancien esprit. Son attachement aux traditions. Son indépendance. Ses opinions en philosophie, en religion, en littérature, en politique. Nature de son opposition. Ses amitiés. — Petite académie chez le premier président Lamoignon. — Gabriel Naudé. Ses relations dans les deux camps. Son scepticisme. Ses ouvrages.

I. Après tous les renouvellements d'idées, de mœurs, d'institutions, qui se sont accomplis en France depuis deux siècles, ce qui, pour les médecins, a le moins changé, c'est encore la profession elle-même. *Honora medicum, propter necessitatem*[1], dit l'Écriture. Si la médecine était un mal, ce serait au moins un mal nécessaire. Tant que les Révolutions n'auront pas déraciné le premier des abus qui affligent les hommes, la maladie, il faudra bien se résoudre, quoi qu'on en ait, à laisser subsister, voire même à encourager dans l'intérêt général, l'art qui se propose de prévenir le mal autant que possible, et de le guérir là où il existe. Il semble qu'il soit dans les destinées de cet art d'être

---

1. *Ecclésiastique*, chap. XXXVIII, v. 1.

toujours un objet de contradiction : exalté outre mesure par les uns, tourné en ridicule par les autres, sauf à être invoqué par tous, au moment du danger. Et comme il faut après tout que chacun vive de son état, avec le médecin il y aura toujours l'attirail non moins nécessaire des visites, des consultations, des ordonnances, des honoraires, le tout modifié plus ou moins selon les lois et les usages, et aussi, comme c'est justice, en raison des services rendus. Il y a là une sorte de position intermédiaire et neutre, qui mêle forcément le praticien à tout ce qui l'entoure, hommes et choses. Introduit à toute heure, et indifféremment, dans les plus riches comme dans les plus humbles demeures, il peut tout voir, tout entendre, et doit se taire sur tout. C'est un témoin, un ami, un confident, jamais un juge. De là son importance ; aussi, pour lui, plus que pour aucun autre peut-être, l'estime et la considération ont-elles un caractère tout personnel, et indépendant du rang, de la fortune. Étranger à la politique, il gagne à cette abstention. Il peut hanter les partis les plus opposés, sans que personne songe à s'en offenser, son rôle étant de faire du bien partout. Cela même lui permet de vivre avec les grands sur le pied d'une véritable intimité, qui, sans être l'égalité parfaite, n'est certainement pas la dépendance ; ce qui n'empêche pas, du reste, qu'il ne s'y puisse trouver, comme ailleurs, des courtisans par besoin et par tempérament.

Il en était ainsi au dix-septième siècle, dans une certaine mesure, et l'on en pourrait citer pour exemple l'illustre Fagon, lié d'amitié avec les plus hauts personnages de la cour, et leur faisant oublier en sa faveur les préjugés les plus enracinés du rang et de la naissance. Il n'était pas le seul. Cependant, quelque honorables que pussent être des exceptions de ce genre, l'on ne peut s'attendre à trouver ici une classe d'hommes échappant entièrement aux distinctions sociales, dans une époque toute façonnée au respect de la hiérarchie et à l'amour de l'étiquette.

C'est ici le lieu d'examiner brièvement les prétentions à la noblesse, plusieurs fois émises par les médecins, et qui, combattues à diverses époques, et d'ordinaire dans un intérêt purement fiscal, finirent par se formuler, à la fin du siècle, dans un procès célèbre, où ils eurent gain de cause [1].

En lisant les actes publics du temps, on rencontre assez souvent cette qualification : Noble *un tel*, docteur en médecine de la Faculté de***. Ce titre est usuel; et nous avons déjà vu les doyens faire frapper sur les méraux de la Faculté leurs armes et leurs devises. Or, tous les docteurs sans distinction pouvant devenir doyens, il est permis d'en inférer que tous avaient en effet leur

---

1. Procès soutenu en 1697 par les médecins et avocats de Lyon contre le traitant de Beauval, chargé de rechercher les faux nobles, dans le but de leur faire payer amende et de les soumettre à l'impôt. — Ce point d'histoire a été bien élucidé par M. Brouchoud, avocat à la cour impériale de Lyon. (*Gaz. médic. de Paris*, 1860, p. 275). — Voy. encore, sur le même sujet, le discours prononcé par M. Pétrequin à la Société des médecins de Lyon. (*Même journal*, 1861, p. 197.)

blason. Il est certain de plus que la Faculté de Paris, pour ne parler d'abord que de celle-là, possédait dans son sein un bon nombre de membres appartenant à des familles réellement et authentiquement nobles ; je n'en veux pour preuve que les noms suivants, que je prends au hasard dans ses registres : De Frades, de Mersenne, de Saint-Yon, de Montigny, de Mauvillain, de Sartes, de Revelois, de Bourges, de Monstrœil, de Farcy, de Jouvancy, etc., d'où l'on peut déjà conclure, je pense, que les nobles qui exerçaient la médecine n'étaient pas censés déroger. Mais nous avons un témoignage plus concluant, et qui, bien que datant de la fin du règne de Louis XIV, est recevable pour les époques antérieures ; c'est celui du très-compétent et très-noble de Larroque [1], qui, dans son *Traité de la noblesse*, consacre un chapitre à cette question : *Si les médecins, apothicaires et chirurgiens dérogent*. Les arguments qu'il invoque sont assez curieux pour être cités : « Ne sait-on pas, dit-il, que Salomon a possédé la science de la médecine avec tant de perfection, qu'il a écrit trois mille paraboles et cinq mille vers, qui traitaient de la médecine, des herbes, des bêtes, des volatiles, des serpents et des poissons ?... Mithridate, roi de Pont, auquel vingt-deux nations de diverses langues obéissaient, a été si grand médecin, que son nom se prend pour un remède souverain. — Si Esculape, qui a trouvé l'invention de la médecine, était le fils d'Apollon et du sang des Dieux,

---

1. De Larroque, *Traité de la noblesse*. Rouen, 1710.

c'est-à-dire des héros de l'antiquité, ne doit-on pas croire que les nobles qui exercent cet art ne dérogent point, et qu'ils jouissent des priviléges attachés à leur naissance?... Mais si un docteur en médecine trafique de drogues et épiceries, il doit contribuer aux subsides. Si, au contraire, il ne fait aucun trafic, il est exempt de toute contribution. » Cette dernière considération exclut évidemment de la noblesse les apothicaires et les chirurgiens.

Mais il ne s'agissait pas seulement de ne pas déroger. Il s'agissait, pour les roturiers, de s'anoblir par le fait même de l'exercice de la médecine. Ici il faut s'entendre. On distinguait sous l'ancien régime bien des espèces de noblesses. Delarroque en admet vingt. S'il eût écrit cinquante ans plus tard, il en eût compté bien davantage : au moment où la Révolution supprima les priviléges, la France entière était en chemin de devenir noble. Il y avait déjà jusqu'à *des conseillers du roi, langueyeurs de porcs !* — Au dix-septième siècle on reconnaissait surtout trois espèces de noblesses : celle de *race*, dont on ne pouvait *coter* le commencement, celle de *concession* qui était conférée par le roi, et l'on sait quelle extension elle commença à prendre sous Louis XIV ; il y avait enfin une noblesse *personnelle ;* telle était, par exemple, celle qui était accordée en masse à la bourgeoisie de certaines villes du royaume. Celle dont les médecins se paraient de temps immémorial ne signifiait en réalité rien autre chose. « La noblesse que l'esprit et la science impriment dans la personne des docteurs ne doit faire ombrage à personne... elle est purement honoraire et comme momentanée, elle s'évanouit dès que la personne cesse d'être, ou du moins cette sorte de noblesse n'est transmissible dans une famille qu'autant que le mérite et la science y sont héréditaires[1]. »

La question véritablement pratique était celle de l'exemption d'impôt. A Paris elle avait peu d'importance. Les docteurs, en leur qualité de membres de l'Université, jouissaient de toutes sortes d'immunités et de priviléges, c'était l'essentiel. En province c'était autre chose, dans le Midi surtout. Les pays de droit écrit revendiquaient énergiquement ce privilége de la profession, au nom des traditions du droit romain[2]. Montpellier était plein de ces souvenirs. En Dauphiné (comme dans le comtat d'Avignon) les médecins et autres docteurs étaient nobles, d'une noblesse réelle et transmissible, faisant souche pour être reçus dans l'ordre des chevaliers de Malte. A Lyon, on se souvenait avec orgueil qu'Antonius Musa ayant été assez heureux pour guérir l'empereur Auguste d'une grave maladie, le prince et le sénat lui accordèrent, à lui et à tous ceux qui exerceraient dans la suite la profession de médecin, le droit de porter l'anneau d'or. Aussi le collége de cette

---

1. Me Gillet, *Mémoire pour le procès de* 1697.
2. Suivant les lois romaines, les professeurs, après vingt années d'exercice, étaient élevés au rang de comtes et vicaires de l'empire. De la même origine était cet adage : *Nobilitatem esse filiam scientiæ.*

ville, en agrégeant un docteur, lui donnait-il un anneau d'or, en lui disant : *Accipe annulum aureum, in signum nobilitatis ab Augusto et senatu romano medicis concessæ.* — Ce droit leur fut maintenu par décision du conseil du roi en 1668 ; il en fut jugé de même en 1698 dans l'édit des *armes et blasons de France.* Sa Majesté déclare « qu'elle ne prétend pas priver de cette marque d'honneur les personnes de lettres et autres qui, par la noblesse de leur profession et de leur art, ou par leur mérite professionnel, tiennent un rang d'honneur et de distinction. »

II. En voilà bien assez sur toutes ces discussions, qui n'ont d'autre intérêt pour nous que de marquer assez bien une date dans l'histoire des mœurs. Au surplus, ce qui gâtait tout cela, ce qui contrariait le plus ces prétentions nobiliaires, c'est qu'il fallait pour vivre aller tout bourgeoisement gagner, de visite en visite, le *teston* ou l'*écu blanc* des malades. Situation fâcheuse pour un noble. Nos docteurs s'en tiraient du moins en y mettant tout l'appareil possible. Ils parcouraient Paris, promenant gravement sur leurs mules leurs grandes perruques et leurs barbes majestueuses [1]. Monter une mule, cela donnait un air un peu épiscopal. Lorsque Guénaut,

---

1. Bien des morceaux du temps font allusion à cet usage où étaient les docteurs de porter la barbe. Quand il est question pour Argant de se faire médecin, Toinette lui dit : « Tenez, monsieur, quand il n'y aurait que votre barbe, c'est déjà beaucoup, et la barbe fait plus de la moitié d'un médecin. » — Et il existe une thèse sur cette grave question : *An medico barba ?* Aujourd'hui le

homme de la mode et novateur en toute chose, osa prendre le parti d'aller à cheval, cela fit presque un scandale. *Guénaut et son cheval* devint une espèce de proverbe. On connaît le vers de Boileau :

Guénaut, sur son cheval, en passant m'éclabousse.

Aussi, dans la fameuse consultation de l'*Amour médecin*, la conversation s'engage-t-elle d'abord sur ce sujet délicat :

« M. Tomès. Il faut avouer que j'ai une mule admirable pour cela, et qu'on a peine à croire le chemin que je lui fais faire tous les jours.

« M. Desfonandrès. J'ai un cheval merveilleux, et c'est un animal infatigable. »

Cette question de préséance entre le cheval et la mule, c'est la lutte entre le passé et le présent, entre la vieille et la jeune école; et il faut convenir qu'ici la vieille n'est pas trop mal représentée. Plusieurs même ne s'en tenaient pas là : ils faisaient leurs visites en robe longue de magistrat, avec chausse rouge et rabat. Pascal a dit quelque part : « Qui pourrait avoir confiance dans un médecin qui ne porte pas de rabat? » Chose assez singulière, les médecins ne faisaient en cela qu'obéir à l'invitation très-formelle qui leur en avait été faite, en 1612, par le premier président de Thou, dans une lettre adressée au doyen Pierre Pijart. Mais de l'humeur cérébon ton exige qu'un médecin soit rasé. Lequel des deux est le plus raisonnable?

monieuse dont nous connaissons nos docteurs, il est à croire que la recommandation n'avait rien de vexatoire pour eux, et qu'ils ne se le firent pas dire deux fois. L'idée était malheureuse et n'eut jamais grande faveur dans le public ; on s'en moquait ouvertement, et à leur barbe. Un sixain du temps est resté célèbre :

> Affecter un air pédantesque,
> Cracher du grec et du latin,
> Longue perruque, habit grotesque,
> De la fourrure et du satin,
> Tout cela réuni fait presque
> Ce qu'on appelle un médecin [1].

Puisque j'ai parlé de l'*Amour médecin*, je dois examiner maintenant si les consultations d'alors justifiaient

---

1. Au reste, rien de moins nouveau que toutes ces plaisanteries, parce qu'aussi rien n'est plus vieux que cette manie de suppléer la science par le demi-mystère d'un jargon emphatique et prétentieux. Il existe une assez jolie satire du seizième siècle, intitulée : *le Médecin courtizan, ou la nouvelle et plus courte manière de parvenir à la vraye et solide médecine.* L'auteur anonyme de cet écrit recommande au débutant de ne pas perdre son temps à s'instruire, et d'arriver de suite au fait :

> Il suffit bien d'avoir un savoir pédantesque
> Un peu entremeslé de la langue tudesque,
> Pour plus heureusement entrelarder tes mots
> Et parler à demi de la langue et du dos...
> Encore faudra-t-il les receptes écrire,
> Telles que le commun ne les puisse bien lire,
> Afin qu'en admirant ce papier mal escript
> Comme chose sacrée il prise ton esprit, etc.
>   (Bibl. Maz., coll. in-8° 15,431.)

cette délicieuse parodie. S'il faut en croire Riolan[1], tout s'y passait en miel et douceur. « L'union de nos consultations est admirable, dit-il; chacun est libre de dire son avis; il est permis à celui qui parle après de corriger modestement, sans passion et animosité, l'avis précédent. *Medicorum controversiæ*, disait Hippocrate, *justam ignorantiæ suspicionem ostendunt, concordia inter eos magnam cognitionis spem demonstrat.* »

Nul doute qu'Hippocrate n'ait ici raison, comme toujours; mais j'aimerais mieux, je l'avoue, que Riolan me fournît la preuve qu'en cela ses préceptes étaient toujours observés. Du reste, les statuts règlent avec grand soin la manière dont les choses doivent se passer : « Dans les consultations, les plus jeunes opinent les premiers et selon l'ordre de leur promotion au doctorat. Ce qui est décidé à la majorité des voix est, du consentement des collègues, rapporté par le plus ancien au malade, à ses parents ou aux personnes qui prennent soin de lui. »

Voilà donc le rôle de l'ancien bien nettement défini. Molière l'interprète à sa manière : une querelle est survenue entre Artémius et Théophraste. M. Tomès est pour Artémius : « Ce n'est pas que son avis, comme on a vu, n'ait tué le malade, et que celui de Théophraste ne fût beaucoup meilleur assurément; mais enfin il a tort dans les circonstances, et il ne devait pas être d'un autre avis que son ancien[2]. » On voit que M. Tomès est

---

1. *Curieuses Recherches sur les Escholes en médecine de Paris et de Montpellier.*
2. *L'Amour médecin*, acte II, sc. 3.

rigoriste et formaliste avant tout. Aussi je m'étonne de le voir ajouter l'instant d'après : « L'on nous assembla un jour *trois de nous autres* avec *un médecin de dehors* pour une consultation où j'arrêtai toute l'affaire, et ne voulus point endurer qu'on opinât si les choses n'allaient dans l'ordre. » — Un médecin de dehors ! que pouvait-ce être, sinon un docteur de Montpellier ou quelque empirique de province ? Et M. Tomès a consenti à consulter avec lui ! « La malade mourut bravement pendant cette contestation. » Voilà à quoi l'on s'expose quand on sort des règlements.

Car là-dessus les règlements étaient formels : *Nemo cum empiricis, aut a collegio medicorum Parisiensium non probatis medica consilia ineat*. Sans parler des docteurs de Montpellier, gens honorables d'ailleurs, et dont nous raconterons bientôt les tentatives, Paris était inondé, alors comme aujourd'hui, d'une foule de charlatans de toute sorte, vendeurs d'orviétan, médecins ambulants, chiromanciens, diseurs de bonne aventure (les somnambules n'étaient pas encore inventés); alors comme aujourdhui, ces guérisseurs de rencontre avaient le privilége d'inspirer la plus grande confiance, je ne dis pas au menu peuple, mais aux belles marquises et aux grands seigneurs, fort sceptiques en fait de médecine, mais fort croyants sur ce point. Tout cela, en y ajoutant le droit qu'a la comédie de dépasser un peu la vraisemblance, explique suffisamment tous ces rôles de médecins improvisés qui abondent dans les pièces de Molière : Toinette déguisée en « médecin passager, allant de ville en ville, de province en province, de royaume en royaume, pour chercher d'illustres matières à sa capacité; » Clitandre, transformé en chiromancien, et ayant des remèdes différents de ceux des autres. Ils ont l'émétique, la saignée, les médecines et les lavements. Lui guérit par des paroles, par des sons, par des lettres, par des talismans, et par des anneaux constellés; sans compter le fagotier Sganarelle, devenu médecin et presque thaumaturge par peur des coups de bâton.

Pour lutter contre de tels rivaux, la première chose à faire était de refuser absolument toute consultation avec eux; et je ne crois pas qu'aucun membre de la Faculté y ait jamais manqué. C'eût été le moyen infaillible de se faire expulser : on l'était à moins. Faut-il en conclure que la comédie ait tort, et que même *entre amis* il n'y eût jamais ni contestation, ni querelle ? Ce serait bien mal les connaître, et j'ajoute bien mal connaître le cœur humain. Sous ce rapport, Molière a cent fois raison; et la peinture qu'il nous a laissée de ces petites passions, de ces petites vanités rancunières et tracassières, n'est pas de ce temps-là seulement, mais de tous les temps; c'est à chacun de nous, en voyant ce tableau toujours vrai de nos travers, de s'y reconnaître, s'il le veut, et de se corriger, s'il le peut.

Il est d'ailleurs à remarquer que Molière a mis le remède à côté du mal, et que si ses docteurs comiques se prennent de querelle, il y a là M. Filerin pour les réconcilier au nom de l'intérêt commun. Les commentateurs sont à peu près unanimes à voir, dans ce personnage de M. Filerin, un rôle allégorique, une sorte de personnification de la Faculté. Cette opinion me paraît fondée : mais j'ai peine à admettre l'étymologie qu'on a donnée au mot. *Filerin* viendrait du grec φίλος Ἔρεβος, *ami de l'Erèbe, ami de la mort.* La traduction est bien forcée. S'il fallait absolument trouver une étymologie, j'aimerais beaucoup mieux φίλος ἔρις, *ami des procès.* Si jamais, en effet, corporation fut chicanière et processive, c'est bien la Faculté, qui ne passait guère d'année sans avoir quelque affaire pendante au Parlement. N'est-il pas infiniment plus comique de la voir, cette Faculté si querelleuse et si guerroyante, prêcher la concorde aux siens, afin de pouvoir en toute liberté s'attaquer aux autres? Et, par le fait, M. Filerin parvient sans trop de peine à arranger l'affaire. « J'y consens, dit M. Desfonandrès, qu'il me passe mon émétique pour le malade dont il s'agit, et je lui passerai tout ce qu'il voudra pour le premier malade dont il sera question. » On n'est pas plus accommodant. Les querelles intérieures de la Faculté n'étaient pas toujours si faciles à apaiser : mais il est très-certain que lorsqu'il s'agissait de faire face à l'ennemi commun, toutes les animosités particulières disparaissaient pour un moment, et que le plus intrépide partisan de la saignée eût volontiers avalé lui-même de l'émétique, plutôt que de pactiser avec un médecin du dehors, jusqu'à entrer en consultation avec lui.

J'ai pourtant une réserve à faire, à propos de ce rôle

de Filerin. Sa harangue n'est pas longue, et la gaieté de la situation fait passer sur les monstruosités qu'elle renferme. Prise au sérieux, elle serait odieuse. « Qu'il vente, qu'il pleuve, qu'il grêle, ceux qui sont morts sont morts, et j'ai de quoi me passer des vivants... Puisque le ciel nous fait la grâce que, depuis tant de siècles, on demeure infatué de nous, ne désabusons point les hommes avec nos cabales extravagantes, et profitons de leurs sottises le plus doucement que nous pourrons... Le plus grand faible des hommes, c'est l'amour qu'ils ont pour la vie, et nous en profitons, nous autres, par notre pompeux galimatias, et savons prendre nos avantages de cette vénération que la peur de mourir leur donne pour notre métier[1]. » Ici on voit un peu trop que c'est Molière qui parle, plutôt que que M. Filerin. Non-seulement les gens de la Faculté n'eussent jamais, même en petit comité, dit de pareilles choses (cela va de soi), mais j'ose affirmer que rien n'était plus éloigné de leur pensée. Si l'on peut leur reprocher quelque chose, c'est bien d'être *médecins de la tête aux pieds*, comme le dit ailleurs Molière ; de n'avoir ni doutes, ni scrupules, et de croire aux règles d'Hippocrate comme à des textes d'Évangile. Tels qu'ils sont, ils ont bien assez de travers, pour qu'on n'y ajoute pas gratuitement une hypocrisie, qui serait ici bien voisine de la friponnerie. Ils sont sincères, et c'est encore ce qu'il y a de mieux à dire pour leur justification.

---

1. L'*Amour médecin*, acte III, sc. 1.

III. Jusqu'ici, à vrai dire, nous ne sommes pas sortis de la Faculté. Qu'on l'étudie chez elle, au milieu de la pompe de ses solennités scolaires, ou chez le client, dont l'argent la fait vivre, elle est partout la même, sa physionomie est bien tranchée et ne se dément pas. Nos docteurs sont là dans leur rôle officiel. Ils sont hommes cependant, et il faut bien parfois qu'ils laissent là leurs robes et leur latin, pour vivre de la vie privée, et être, eux aussi, de leur pays et de leur temps. Il nous reste à marquer leur place, et, pour ainsi dire, à leur trouver un cadre dans la société qui les entoure. Ceci devient plus délicat; car ici les traits particuliers, le caractère personnel des individus, vont se placer au premier plan; toutes choses difficilement appréciables, et peu susceptibles d'une formule.

Il est assez singulier que cette société du dix-septième siècle, et particulièrement celle de la première moitié du règne de Louis XIV, si souvent explorée, et dans des sens si divers, ne nous soit pourtant bien connue que par ses côtés brillants, et comme à travers un prisme de génie et de gloire. Malgré nous, nous subissons tous, lorsque nous en parlons, l'influence de nos souvenirs classiques, et nous serions tentés de n'y voir que des spectacles et des fêtes, l'hôtel de Rambouillet, les ruelles, la cour, les beaux esprits; et, un peu plus dans l'ombre, les austères figures de Port-Royal, les discussions sur la grâce, et les sermons des grands prédicateurs chrétiens; en un mot, tout ce qu'a vu, goûté, respiré et réfléchi madame de Sévigné. Ce n'est pas que, dans ces dernières années, on n'ait voulu changer tout cela, et nous donner en place un dix-septième siècle revu, corrigé, et considérablement amoindri. A en croire certaine école historique, toutes ces grandeurs seraient autant de chimères, tous ces chefs-d'œuvre de l'éloquence et de la littérature, un leurre couvrant un tissu de bassesses et de lâchetés : partout le règne de la médiocrité et de la sottise, le goût des plaisirs grossiers et matériels ; dans les mœurs, dépravation totale ; dans le peuple, misère profonde et sans dignité ; dans le pouvoir, système, préconçu dès le début, de persécution religieuse et d'abrutissement moral ; la société livrée à des casuistes sans pudeur, qui dominent et énervent la conscience publique, corrompant à plaisir une époque méprisable, où la révocation de l'édit de Nantes et les misères de la fin du règne ne sont pas un accident, mais le résultat naturel et prévu d'un travail continu de trente années.

Il est douteux que l'on parvienne jamais à refaire à ce point l'opinion de la postérité. C'est vouloir trop prouver. Grâce au ciel, la France n'est pas prête à répudier ainsi des gloires incomparables, et il n'est au pouvoir de personne de faire ainsi table rase de souvenirs, qui sont, après tout, notre bien à tous.

Ce qui est vrai, c'est que cette société en apparence si pleine d'harmonie, n'est pas aussi homogène qu'on le croirait au premier abord. Dans cet élan superbe, dans cette vigoureuse maturité d'une nation enivrée de sa force et amoureuse de son roi, l'unité domine la scène, les détails disparaissent. Au fond, il y a pourtant bien des dissonances ; car la masse d'un pays ne change ni si complétement ni si vite. L'harmonie de l'ensemble ne résulte pas de l'union des différentes classes, mais de ce que chacune s'organise et se fortifie dans sa sphère. Au reste, si les troubles de la Fronde s'apaisent si promptement et laissent si peu de vestiges, c'est qu'en réalité ils n'ont agité que la surface. Les privilégiés seuls y sont intéressés ; et il est assez remarquable qu'à part quelques parlementaires, qui y font assez triste figure, la Fronde n'ait pas fait surgir un seul homme de la classe moyenne. Elle s'apaise donc ; mais on ne passe pas par de tels désordres sans y laisser un peu de sa moralité ; et il ne faut pas s'attendre à voir subitement et complétement convertis ceux qui y ont pris part, et qui occupent la scène encore quelques années. Sous les dehors brillants de cette cour si polie, les mémoires du temps nous font voir tout un monde d'intrigues et de coteries, des ambitions insensées, des complaisances honteuses, et même, çà et là, d'étonnantes corruptions.

La bourgeoisie reste plus étrangère qu'on ne saurait dire à ce mouvement d'intrigues et d'affaires. Elle est désormais assez forte pour se suffire à elle-même et se passer de protection ; mais elle n'est pas assez riche pour dépenser son activité et risquer son bien-être au profit d'un ambitieux, ou même pour le triomphe d'une idée. Elle reste préoccupée de ses propres intérêts, et se contente de siffler les acteurs, quand ils ne sont pas de son goût. Honnête et laborieuse, elle regarde les hommes et les choses de la cour avec défiance, et je dirais presque avec un secret dédain. Un certain instinct de conservation lui dit qu'il en coûte cher de vivre avec les grands.

Pour ne parler que des médecins, qui seuls doivent nous occuper, et qui, comme je l'ai montré, étaient libres de choisir leur entourage, il y avait donc deux partis à prendre : ou bien s'en tenir à leurs occupations journalières, se fréquenter entre égaux, et, leurs consultations finies, retourner à leurs livres et à leurs amis; laisser aller le monde, en riant sous cape des sots et des intrigants qui le mènent; se rattacher fortement aux traditions du passé; vivre d'indépendance et de travail, avec peu de profits matériels, mais en revanche avec beaucoup de sécurité et de dignité; ou bien, au contraire, courir les chances de la fortune, et se lancer dans les entreprises; s'attacher aux grands, essuyer la familiarité des gens de cour, au risque d'y perdre beaucoup de liberté, et de cette délicatesse de sentiments qui est à la stricte probité ce que la pudeur d'une femme est à sa vertu. Ces deux voies étaient ouvertes, mais elles s'excluaient naturellement. C'est la première semence de division dans ce petit monde que nous étudions. Les premiers étaient de beaucoup les plus nombreux; les seconds étaient les plus riches, et malgré cela, peut-être même à cause de cela, les moins estimés parmi leurs confrères.

IV. Nous possédons un type complet et précieux de cette vie d'isolement volontaire et d'activité pratique systématiquement réservée aux choses de la science ou de la profession. C'est Guy Patin, ce doyen illustre, qui jouit dans son temps d'une immense réputation de savant et d'orateur, et dont la verve picarde et quelque peu rabelaisienne désarma deux fois le Parlement, et tint plus de trente ans en échec l'armée des chirurgiens et des apothicaires. Il est arrivé à la gloire par où il l'a le moins cherchée, par sa correspondance, œuvre primesautière et nullement destinée au public, monument curieux de luttes et de querelles dont nous sommes aujourd'hui bien loin, mais qui nous intéressent encore par la variété de coloris, par la jeunesse de style et d'idées, dont il sait revêtir pour nous ces choses surannées. A tous ces titres, et comme reflet naïf d'un nombre infini d'événements grands ou petits, auxquels il assiste en spectateur désintéressé, mais non pas indifférent, ses *Lettres* ont leur place marquée, intermédiaire par la date et par la forme entre le latin d'Érasme et le beau français de la marquise de Sévigné.

La vie de Guy Patin est fort simple et peu remplie de grands événements. Né en 1601 à Hodenc-en-Bray, près de Beauvais, il vint achever ses études à Paris. Ses commencements furent pénibles ; Bayle assure qu'il exerça pour vivre le métier de correcteur d'imprimerie. Un assez riche mariage le mit de bonne heure dans une situation honorable. Lié avec Riolan, il obtint la survivance de la chaire de médecine au collége de France, et y enseigna longtemps avec éclat. Doyen en 1642 (il avait été déjà deux fois *dans le chapeau*), il se distingua par la vigueur avec laquelle il soutint les priviléges de la Faculté. Il mourut en 1673.

Au premier abord, les lettres de Guy Patin semblent un tissu de contradiction. Partout il nous apparaît avec une double face : croyant en médecine et sceptique sur tout le reste; entêté des priviléges de la Faculté, et plein d'aspirations libérales, parfois presque républicaines; croyant au progrès, et ne cessant de médire du temps présent, d'exalter le passé. — L'on doit à M. Sainte-Beuve, sur cette intéressante physionomie littéraire [1], une excellente étude, véritable modèle de cette critique ingénieuse et souple, de cet art infini des nuances, dont il a le secret. Le seul reproche que j'adresserais au spirituel académicien, c'est d'avoir trop mis en saillie ces contradictions apparentes, d'y avoir trop cherché un caractère complexe, et, comme il le dit lui-même, un esprit à bâtons rompus. Guy Patin n'y met pas tant de finesse. Sans doute, ce n'est pas un systématique, et je ne me chargerais pas de prouver que dans cette volumineuse correspondance écrite au courant de la plume, et qui touche à tout à propos de tout, il n'y ait pas bien des incohérences, bien des maximes démenties par les actes, beaucoup de l'impression du moment. A vrai dire, c'est même en partie ce qui en fait le charme. Et cependant, pour qui a longtemps fré-

---

1. *Causeries du lundi.*

quenté cet aimable causeur, pour qui a pris le soin de le placer dans son milieu et à sa date, tout cela se tient et s'explique.

Et d'abord, comment rendre compte de ce singulier contraste? Voilà l'esprit le plus ouvert, le plus cultivé, le plus littéraire, dans la meilleure acception du mot; frondeur en politique, non-seulement parce qu'il appartient à la Fronde, mais parce qu'il est dans sa nature de s'attaquer à tout ce qui est abus, superstition, préjugé; hardi jusqu'au scepticisme, et par moments railleur jusqu'à côtoyer l'impiété; d'une verdeur de langage à réjouir Rabelais et à effrayer Montaigne, et qui risquerait tout pour un bon mot. Mettez-le sur le chapitre de la médecine : il vous déclarera, non par entêtement de cuistre, ni par vanité de pédant de collége, mais par conviction sincère et réfléchie, que ce qui est, est pour le mieux; qu'en cela, comme en toutes choses, l'antiquité nous a laissé un idéal, qu'il n'est pas possible de surpasser, et qu'il nous est tout au plus donné d'atteindre, à force de la méditer. D'où vient cette unique exception à toutes ses tendances, ce libéralisme qui s'arrête à moitié chemin, et ne voit le progrès que dans l'immobilité?

Un seul mot le dira. Guy Patin est doyen : lorsqu'il ne l'est pas encore, on sent qu'il le sera; plus tard, il l'aura été. C'est là l'unité de sa vie. Il a étudié, dans tous les détails de son organisation, cette institution à laquelle il doit tout ce qu'il est; il s'en est approprié l'esprit et la doctrine. Car ceci est essentiel à noter : la Faculté *a une doctrine*. Ce n'est pas ici le lieu de l'exposer, encore moins de la discuter. Bornons-nous pour le moment à cette remarque : l'introduction de l'expérience, ou, pour mieux dire, *de la méthode expérimentale* dans la médecine, est une idée toute moderne, beaucoup plus moderne qu'elle ne l'est dans la physique et dans les autres sciences. Au dix-septième siècle, on s'en tenait à l'observation pure et simple, appuyée sur la théorie et dirigée par elle. On croyait avec Hippocrate que la nature tend à la guérison, et que la maladie n'est que la manifestation extérieure d'un effort salutaire, d'un combat livré par les forces vives de l'organisme contre les causes qui tendent à le détruire ; qu'en conséquence, le rôle du médecin doit se borner à tempérer les mouvements excessifs, à exciter ceux qui languissent, à surveiller, et rarement à provoquer l'apparition des crises d'où dépend le rétablissement de la santé ; mais que surtout il doit respecter ce travail, et ne jamais le troubler : *Quo vergit natura, eo ducendum*. Il y a là un fond de vérité qui, quoi que l'on fasse, s'imposera toutoujours à la pratique, et que tous les systèmes ne pourront changer. S'il y a quelque chose à reprocher au dix-septième siècle, ce n'est pas tant d'avoir vécu dans ces idées, que de les avoir trop souvent déparées par un mélange abusif d'*humorisme*, dont Hippocrate, croyons-nous, se fût fort mal accommodé. La gloire de la science moderne, c'est d'avoir introduit l'analyse là où l'antiquité ne pénétrait que par une sorte d'intuition, d'avoir soumis à une critique sévère de prétendues lois, qui ne paraissaient telles que pour être incomplétement observées, d'avoir traduit ce mystérieux pouvoir de la nature en faits matériels, positifs et palpables. En réalité, elle se rattache par bien des côtés à la vieille tradition hippocratique ; elle la complète, elle la corrige, elle ne la détruit pas.

Mais, pour en arriver là, il fallait du temps, de la persévérance, du génie sans doute, mais surtout une longue patience. Or, au temps de Guy Patin, comme à toutes les époques de transition, à côté des sages amis du progrès, il y avait les impatients, les aventureux, les turbulents, les révolutionnaires (qu'on me passe le mot); et, comme en médecine toute idée nouvelle, scientifique ou non, est susceptible de se traduire en beaux écus bien sonnants, et que le plus sûr moyen de faire fortune est de crier bien haut qu'on a un remède contre tous les maux, l'on conçoit qu'il ne fût pas toujours facile, même aux meilleurs esprits, de distinguer le bon grain d'avec le mauvais, et que l'on fût exposé à confondre parfois les véritables inventeurs avec les charlatans de la science, qui ne valent guère mieux que les charlatans de la profession.

Qu'on se représente la Faculté placée entre deux système contraires : d'une part, une doctrine appuyée non-seulement sur la tradition, ce qui est beaucoup, mais sur l'expérience de tous les jours, et sur des principes qui, je le répète, sont loin d'être hors d'usage, parce qu'ils sont éternels ; et, d'autre part, des aspirations plus ou moins vagues, des découvertes réelles mêlées de beaucoup d'alliage, de demi-vérités gâtées par des erreurs évidentes. Son parti devait être bientôt pris ; si son obstination fut souvent ridicule, il faut lui tenir compte de l'injustice et de la mauvaise foi de bien des attaques. Comme institution, elle était gardienne de l'honneur du corps ; comme compagnie savante, elle se croyait chargée du dépôt de la *bonne doctrine*, que pour rien au monde elle n'eût voulu laisser péricliter entre ses mains. Ces deux choses n'en faisaient qu'une dans son esprit. Ajoutez-y la part d'humaine faiblesse apportée par chacun à l'association commune, et vous arriverez facilement à cette conséquence, que priviléges et enseignement sont inséparables : ébranler une pierre de l'édifice, c'est le compromettre dans son ensemble ; et, dans le temps où Louis XIV dit comme une chose fort simple : « L'État, c'est moi, » la Faculté, elle aussi, pourrait s'écrier : « La science, c'est moi ; » et certes, avec autant de raison. Il nous est facile d'en rire aujourd'hui ; mais il nous serait plus difficile de prouver qu'à sa place nous eussions agi autrement.

Il faut d'ailleurs rendre justice à Guy Patin : ami de la tradition, il est adversaire très-décidé de la routine, et rien n'excite sa colère comme cet insupportable fatras de drogues compliquées et prétentieuses, empruntées aux Arabes par la médecine du moyen âge. Il voudrait élaguer toutes ces superfluités ; il a pour maxime favorite : *Pauca, sed selecta et probata remedia.* Comme tous les esprits nourris de l'antiquité, il en a rapporté un grand amour de la simplicité des lignes ; il y a dans son horreur pour la polypharmacie quelque chose de ce sentiment qui, depuis la Renaissance, enveloppait toutes les œuvres de l'art gothique dans une réprobation commune. — Ce qu'il y a de comique, c'est que sa haine du pédantesque et du compliqué se trompe souvent d'adresse ; volontiers, il prendrait Harvey pour un de ces *cuisiniers arabes* qu'il méprise si fort. Dominé par ce bon sens pratique qui est la seule supériorité du talent sur le génie, il ne se prononce définitivement ni sur la circulation, ni sur la question des vaisseaux lymphatiques. Il attend que ces découvertes fournissent leurs preuves, en servant la thérapeutique ; et en attendant il n'en a que faire.

V. Cette tournure d'esprit, ce goût du naturel et de la simplicité en toutes choses, joint à un immense amour pour l'étude, va nous rendre compte de ses opinions et de ses goûts en philosophie, en littérature, en politique, comme aussi de ses relations sociales et de ses amitiés.

On le prend quelquefois pour un scolastique. Rien n'est plus faux. C'est son amour de l'érudition qui produit ce malentendu. Chez lui, Aristote est singulièrement tempéré par Épicure ; il se soucie fort peu du bagage de l'école et des subtilités métaphysiques. Quoique grand admirateur de Fernel, il ne lui pardonne pas d'avoir donné dans les qualités occultes et dans la démonomanie. Tout ce qui n'a pas d'application directe ne le touche guère. Il lui faut une philosophie commode et de sens commun, qui ne s'enfonce pas trop avant dans la recherche des causes, et ne s'expose pas non plus aux grandes chutes, dût-elle ne jamais s'élever bien haut. Dans Platon, il ne voit guère qu'un rêveur. Il n'entend rien à Descartes, et ne conçoit pas qu'un homme ne se donne la peine de battre en brèche les spéculations de l'École que pour mettre à leur place d'autres spéculations. Ses méprises à cet égard sont risibles. Il croit découvrir dans le novateur une arrière-pensée, celle de faire prévaloir de nouveaux principes en médecine, et cela lui déplaît [1]. A qui peut-elle profiter, en définitive, cette *prétendue nouvelle philosophie de M. Descartes?* Aux circulateurs et aux donneurs d'antimoine. Le bel avantage! « M. Plempius, professeur de médecine en Hollande, est mort. Adieu la bonne doctrine en ce pays-là : Descartes et les chimistes ignorants tâchent de tout gâter, tant en philosophie qu'en bonne médecine. » Guy Patin ignorait très-probablement, en écrivant ces lignes, que ce Plempius, pour lequel son admiration est si grande, et qui, en effet, avait été l'un des plus fougueux adversaires de la circulation, avait fini par se convertir. Après plus de douze ans de controverse opiniâtre, il s'aperçut un jour qu'il s'était trompé, et fit publiquement amende honorable; rare exemple de probité scientifique, qu'il est bon de noter en passant.

Il semble que cette défiance à l'endroit de Descartes devrait, à l'occasion, se tourner en admiration pour Bacon; car Guy Patin l'a lu, mais il n'a pas saisi la

---

1. Voy. *Disc. de la méthode,* 6ᵉ partie.

portée de ses écrits. Il en parle à plusieurs reprises, mais simplement à titre de renseignement : « C'est un savant homme qui a beaucoup écrit, et n'a rien fait que de bon. » Voilà un jugement qui ne le compromet pas. Pour lui, le véritable rival de Descartes, c'est Gassendi. Le philosophe provençal a ce double mérite d'être en communauté d'idées avec lui, et, de plus, d'être son client. Aussi épuise-t-il en son honneur toutes les formules de l'admiration. « C'est un abrégé de vertu morale et de toutes les belles sciences. » Il se croit responsable envers le public d'une santé si précieuse. Mais ses conseils ne sont pas toujours écoutés, et c'est une chose assez plaisante de voir parfois comme il gourmande cet Épicurien, qui s'obstine à faire son carême malgré les ordonnances de la Faculté. Lorsque la mort le lui enlève enfin, il a pour le pleurer des paroles attendries, auxquelles vient se mêler presque aussitôt un peu de cette ironie qui ne l'abandonne jamais entièrement : « J'aimerais mieux que dix cardinaux de Rome fussent morts : il n'y aurait pas tant de perte pour le public! »

C'est ici, en effet, un nouveau trait de son caractère. Le cardinal Mazarin l'avait rendu sévère pour les cardinaux, et il en rejaillit quelque chose sur tout ce qui se rattache à eux de près ou de loin. — Bayle, qui avait peut-être ses raisons pour cela, a dit quelque part que le symbole de Guy Patin n'était pas chargé de beaucoup d'articles ; et son éditeur, M. Réveillé-Parise, va jusqu'à induire de quelques plaisanteries sur la confession et sur le célibat des prêtres, qu'il avait embrassé, au moins secrètement, le protestantisme. Il existe dans ses *Lettres* plusieurs preuves péremptoires du contraire. Le fait est qu'il a, de temps en temps, de terribles boutades, et que, dans ses saillies sarcastiques, il lui arrive, comme il en convient, « d'aller jusque fort près du sanctuaire, » si tant est qu'il n'y pénètre pas. Et pourtant, malgré tout, ce n'est pas un libre penseur ; c'est simplement un libre causeur: Il n'est pas théologien, ne veut pas l'être ; il tient à une certaine indépendance philosophique, qu'il croit nécessaire à sa profession ; et tout en acceptant en bloc ce qu'il considère comme un article de foi, il ne se préoccupe pas du détail. « Credo in Deum Christum crucifixum, etc. De minimis non curat prætor. » Comme on le voit, il y a pourtant loin de là à cet autre symbole d'un sceptique anglais : « Je crois en Dieu..... amen. » Sans être engagé dans le parti janséniste (et il s'en félicite), il lui est favorable de toute la haine qu'il porte aux jésuites. Contre « ces maîtres passefins, cette vermine des loyolites, » toutes les injures lui sont bonnes : il ne les appelle que « les carabins, les argoulois du Père Ignace, et la plus méchante peste de gens qui soient au monde. » Il se fait contre eux l'écho des calomnies les plus atroces, et cela de l'air le plus candide du monde. Des jésuites aux moines il n'y a pas loin. « Je voudrais, dit-il, que toute l'espèce et tous les individus, et les moines, et les moineaux, et les moinillons, fussent tous dans l'eau jusqu'au cou. Ah ! qu'ils seraient bien là ! Ah ! le beau déblai de chétive marchandise ! Que l'Europe serait heureuse ce jour-là ! » — Il ne ménage guère davantage ce qu'il appelle « les fanfreluches romaines et papimanesques, » et il lui arrivera même de parler en terme fort peu catholiques du feu du purgatoire, comme d'une invention propre à « faire bouillir la marmite des cardinaux. » J'en passe, et des plus fortes.

Il y a donc dans Guy Patin un levain d'irrévérence que je ne me charge pas de dissimuler ; encore moins voudrais-je le donner comme représentant absolument en cela l'opinion de ses confrères. Tous ces traits un peu fortement accentués lui sont personnels. Toutefois, la part faite à ces gaietés de style dont il ne peut se défendre, ce n'est point un impie, et l'impiété même lui fait sincèrement horreur. Il ne peut souffrir « ces courtisans enragés et athées, » ni ces fanfaronnades d'incrédulité, qui étaient alors de mise dans un certain monde. Il s'en tient à la liberté de conscience, et ne veut pas qu'elle dégénère en liberté d'insulte aux choses saintes. Il croit fermement à la Providence ; mais il ne veut pas qu'on la fasse intervenir à chaque pas, et selon la fantaisie de chacun. Un assassin vient d'être arrêté et pendu : tout le monde y voit le doigt de Dieu ; lui, remarque que Dieu eût mieux fait s'il eût sauvé la vie de la victime. Est-il surpris et confondu par la marche des événements de ce monde, a-t-il à s'indigner du triomphe des méchants ? Il s'écrie avec une douloureuse éloquence : « Je perds pied dans les abîmes de la Providence ! » Pourtant, il se résigne, et il attend avec confiance des temps meilleurs. Il croit à l'efficacité de la prière, et proteste énergiquement contre le vers du poète :

> Desine fata Deûm flecti sperare precando.

Enfin, il s'en remet volontiers à la vie future du soin de remettre chaque chose à sa place. « Un ancien a dit : Je ne voudrais pas mourir, mais je ne me soucierais point d'être mort. Un autre dit que c'est quelque chose que d'être mort, et que la mort ne finit pas tout ; et, en tout cela, je suis de l'avis de notre curé. » C'est sa conclusion.

Or, savez-vous ce qu'il espère dans l'autre monde ? C'est de se retrouver avec ses bons amis, avec ces honnêtes gens dont il fait sa conversation de chaque jour, et qui s'appellent Homère, Aristote, Hippocrate, Cicéron, Virgile, Pline, Juvénal. C'est là le cercle familier de ses lectures. Il ne quitte l'antiquité que pour y revenir toujours ; il la connaît, il la savoure, il s'en pénètre ; il la cite à tout moment, il parle latin quand il veut se mettre à son aise. Les modernes ne valent qu'autant qu'ils se rapprochent des anciens. Aussi ses premières affections littéraires sont-elles pour ces grands érudits du seizième siècle qui ont, en quelque sorte, reconstruit l'antiquité à force de savoir et de patience. Il note comme un des plus beaux jours de sa vie celui où il a reçu une lettre de M. Saumaise. Il ne parle de Casaubon, de Scaliger, que comme d'hommes incomparables. Il suit avec une attention émue les travaux de tous ces savants en *us* qui enrichissent la Hollande de leurs *in-folio* : Grotius, Heinsius, Gronovius, Schoockius. Quant aux Français, il ne goûte guère que ceux de nos vieux auteurs, qui sont restés pour nous comme les représentants de l'esprit gaulois, mais qui, dans leur temps, n'en étaient pas moins des latins renforcés : Rabelais, Montaigne, et surtout Charron, dont la *Sagesse* lui paraît un *livre divin*.

Avec de pareils modèles, dont son style se ressent à chaque instant, on conçoit que Guy Patin ne puisse s'associer à ce mouvement littéraire du dix-septième siècle, qui va renouveler la langue en lui donnant sa perfection, et qui, bien qu'inspiré de l'antiquité, la transforme et l'adapte aux besoins de l'esprit nouveau. Ce mouvement, on ne peut pas dire qu'il le combatte ; il ne le soupçonne pas. Il est vrai qu'il reconnaît dans Pascal un « admirable écrivain, » mais il ne voit en lui que le janséniste et l'adversaire des jésuites ; et plus tard, bien qu'il ait assisté à l'aurore du grand siècle, et qu'il en ait vu les plus belles splendeurs (il ne meurt qu'en 1673, l'année même de la mort de Molière), il y reste profondément étranger, et ces chefs-d'œuvre sont pour lui lettre morte. Il est trop vieux pour changer ; son moule est pris, et il meurt sincèrement persuadé d'avoir assisté à un temps de décadence littéraire. Tout au plus, a-t-il pris la peine de lire les lettres de Balzac et de Voiture. Il dit bien un mot de *M. Corneille, illustre faiseur de comédies;* il a entendu parler de Racine ; mais il est fort douteux qu'il les ait lus ni l'un ni l'autre, et, en tout cas, il leur préfère assurément Chapelain, qu'il voit fréquemment chez Gassendi.

VI. En politique, Guy Patin est de ces esprits pour qui l'opposition est un besoin et comme une seconde nature; il croit la corruption et la fourberie inséparables du pouvoir; il se fait un devoir de conscience de fuir le commerce des gens en place; il ne voit dans la cour qu'une réunion de bandits; les grands seigneurs, quels qu'ils soient, sont pour lui des *anthropophages*. Voilà les dispositions qu'il apporte pour juger les événements de son siècle; du reste, il n'est nullement révolutionnaire, et, s'il prêche la résistance, c'est au nom du bon vieux temps. Tant que dure le pouvoir de Richelieu, il y met une certaine réserve; il est loin de l'aimer, malgré quelques éloges qu'il lui donne par-ci par-là dans sa correspondance; le despotisme, de quelque part qu'il vienne, lui est odieux. Mais le terrible cardinal sait si bien se faire respecter, qu'il n'ose pas en parler, même à huis clos; et, à la manière concise dont il raconte ses faits et gestes, on sent percer une secrète colère, qui se devine plutôt qu'elle ne se voit. La mort même du ministre ne le rassure pas entièrement. *Etiam mortuus imperat.* Ce n'est qu'un peu plus tard qu'il se décide à donner son appréciation, laquelle n'a rien de transcendant, et n'est nullement gravée avec le burin de l'histoire. « Pour le cardinal de Richelieu, c'était une bonne bête, un franc tyran... » et il se met à raconter sur son compte quelques anecdotes scandaleuses, d'origine suspecte. Cette haine rétrospective ne fait que croître avec les années, et il célèbre ainsi son anniversaire en 1661 : « Il y aura demain dix-huit ans que le diable, à ce qu'on dit, emporta le cardinal de Richelieu. » Voilà son impartialité. Il faut ajouter, pour être juste, que Guy Patin a été lié d'amitié avec l'infortuné de Thou, et que, resté fidèle à cette chère mémoire, il ne peut séparer le nom du persécuteur de celui de la victime.

A Richelieu succède Mazarin, et si les affaires n'en vont guère mieux à son gré, du moins on peut avoir son franc parler, et il en use. Sa haine contre le nouveau cardinal n'est pas le fruit de l'expérience, elle est instinctive et s'exhale dès le début. : « Il n'en faut parler ni en mal, de peur de déplaire au roi, ni en bien, de peur de mentir. » Mais bientôt la crainte de déplaire au roi ne l'arrête plus, à ce qu'il paraît, s'il faut en juger par l'intarissable kyrielle d'injures dont il poursuit à tout propos « cet Italien astucieux, cet étranger de malheur, ce faquin, ce fripon, ce filou, ce pantalon sans foi, cet escroc titré, ce bateleur à longue robe, ce comédien à rouge bonnet, etc. » Voilà de ses douceurs. Ne lui parlez pas des réelles qualités du ministre, de ses talents de négociateur, de ce qu'il fait pour la grandeur extérieure de la France au moment même de sa plus plus grande impopularité. Guy Patin n'entend rien à toutes ces finesses de la politique [1]. Son système est fort simple : guerre à mort contre tous les impôts. C'est là ce qui excite le plus sa verve railleuse : « Le cardinal Mazarin se porte mieux. En voulez-vous une marque certaine? C'est qu'on ne parle plus ici que d'impôts et

[1]. Une seule fois, cependant, il rend justice à Mazarin. C'est lors de l'alliance conclue avec Cromwell.

de subsides. » On vient de mettre une taxe sur le vin : « Heureusement, dit-il, il nous reste la Seine! » Il voit venir le temps où « l'on mettra un impôt sur les gueux qui se chaufferont au soleil... » Ailleurs il le prend sur le ton sérieux, et pendrait volontiers le cardinal. Aussi la Fronde le trouve-t-elle prêt. Par moments, on croirait qu'il va prendre les armes : « Je suis bon serviteur du roi, mais si on m'attaque dans ma maison je ferai comme les autres, je me défendrai tant que je pourrai. »

Guy Patin eut réellement à pâtir des troubles publics : sa maison de campagne de Cormeilles fut pillée, paraît-il, par un parti de troupes royales. Mais il n'avait pas besoin de ces raisons personnelles. S'il est aveugle et injuste dans ses rancunes, on ne saurait lui refuser un grand fonds de probité, et un sentiment très-vif des misères publiques. Ses sympathies parlementaires ne lui font pas illusion sur le mérite des meneurs qui exploitent la situation à leur profit. Le récit animé qu'il nous fait des émeutes et des barricades n'est pas sans quelque ironie pour ce pauvre peuple, qui se jette ainsi à corps perdu dans des entreprises tumultueuses, d'où ne peut résulter qu'un nouvel accroissement de ses maux. *Hic et alibi venditur piper.* La popularité du duc de Beaufort auprès des dames de la Halle ne lui fait point envie. D'ailleurs Beaufort, lui aussi, est un grand seigneur, et l'on n'en peut attendre rien de bon. Guy Patin s'en défie, ainsi que du coadjuteur. L'impertinence et la platitude des Mazarinades blesse au vif son bon goût littéraire. Bref, on sent qu'il serait bientôt de l'opposition contre l'opposition elle-même, si celle-ci venait à triompher. Il déclare en connaisseur que « la Fronde est un mystère que peu de monde comprend; » mais il est douteux qu'il y comprenne beaucoup plus que les autres.

A la fin, Mazarin meurt. « Il est passé, il a plié bagage, il est en plomb l'éminent personnage. » Guy Patin le dissèque en imagination, et il y a quelque chose de lugubrement plaisant dans ces railleries anatomiques dont il poursuit son cadavre. La haine ne va pas plus loin. Mais si le règne des premiers ministres est fini, celui des traitants ne l'est pas encore, et vraiment il n'est pas besoin d'être misanthrope pour gémir des contrastes effrayants que font ces fortunes scandaleuses avec la misère du peuple. Ici Guy Patin est plus qu'excusable, et ses protestations contre ces turpitudes ne sont que le cri de l'honnêteté qui se révolte. Pourtant il y a en lui une fibre de sensibilité compatissante pour les grandes infortunes, même méritées. Lors de la disgrâce de Fouquet, au milieu du déchaînement des passions hostiles et jalouses, il est du parti de Lafontaine et de Pélisson : « On m'a invité, dit-il, à la vente des livres de M. Fouquet, mais je n'irai pas. La mauvaise fortune de cet homme me déplaît! » C'est qu'il sent bien derrière ce coup d'État plutôt une vengeance personnelle, qu'une satisfaction donnée à la morale publique. D'ailleurs, dût la ruine de Fouquet et le triomphe de Colbert ramener l'âge d'or sur la terre, Guy Patin ne s'en apercevrait pas. Il a vieilli dans le parti des mécontents; aigri par ses chagrins domestiques [1], il n'a plus pour ce qui l'entoure qu'un regard attristé et prévenu; et, au plus beau moment du règne, il s'écrie : *Venimus ad fæcem sæculorum!*

Il faut cependant observer que, même dans ses plus vives saillies d'opposition, Guy Patin ne va jamais jusqu'à former des vœux contre l'existence du pouvoir. Il a le sens monarchique non moins développé que les tendances libérales. Il ne parle jamais de la mémoire de Henri IV sans un respect mêlé de tendresse. Un jour, sa femme l'emmène en partie de plaisir à Saint-Denis. Il raconte sa visite aux tombeaux des rois de France : « Je ne pus m'empêcher de pleurer, voyant tant de monuments de la vanité de la vie humaine; quelques larmes m'échappèrent aussi au monument du grand et du bon roi François Ier, *qui a fondé notre collége des professeurs du roi.* Il faut que je vous avoue ma faiblesse, je le baisai même, et son beau-père Louis XII, qui a été le père du peuple et le meilleur roi que nous ayons jamais eu en France. » A vrai dire, ses plus grandes colères contre les ministres ne remontent jamais jusqu'au roi, qui reste pour lui inviolable et sacré. Il partage l'adoration universelle pour la personne de Louis XIV. Lorsque ce jeune prince, encore Dauphin, tombe gravement

---

1. Il avait deux fils, Robert et Charles Patin, tous deux docteurs en médecine. Le premier donna des chagrins à son père et mourut jeune (1670). Le second, objet de sa vive prédilection, et qui se distingua dans les antiquités et la numismatique, fut exilé du vivant de Guy Patin. On n'a jamais bien su la cause des rigueurs dont il fut l'objet. Il mourut professeur à Padoue en 1694.

malade, il en ressent une angoisse indicible : « Mgr le Dauphin est malade, on fait ici des prières publiques pour sa santé. Oh! Seigneur, que le malheur de sa mort n'arrive jamais de nos jours! J'aimerais mieux mourir que de voir mourir à Compiègne ce petit prince, qui est nécessaire à la France et même à toute l'Europe. » On reconnaît là l'accent de l'honnête homme ; et au fond, dans cette âme libre de toute ambition personnelle, et sincèrement éprise du bien public, le bon citoyen l'emporte toujours sur l'homme de parti. Au surplus, si le spectacle des désordres et des misères morales de son temps le rend parfois aveugle et injuste, s'il a des violences de langage que peut seule expliquer la passion du moment, ne nous en plaignons pas. L'histoire, qui voit les choses de loin, et qui forcément les juge par leurs résultats, n'est-elle pas souvent, elle aussi, injuste à force d'impartialité? Dans cette période agitée, et après tout glorieuse, qui s'étend de l'avénement de Richelieu à la mort de Mazarin, elle nous montre avant tout une œuvre capitale accomplie : l'unité de la monarchie définitivement fondée sur les ruines de la féodalité, la France, fortifiée au dedans et agrandie au dehors par l'indomptable persévérance de deux grands ministres. Elle a raison en un sens. Mais les violences de Richelieu en sont-elles moins odieuses? La fourberie, l'avarice sordide, les honteuses rapines de Mazarin en sont-elles plus excusables? Il est bon pour l'honneur de la morale en ce monde que le témoignage trop désintéressé de la postérité ne soit pas seul entendu, et que la protestation des contemporains contre des crimes trop facilement oubliés fasse comme un salutaire contre-poids aux défaillances et à la complicité de l'histoire.

VII. Le témoignage de Guy Patin a pour nous l'avantage d'être celui d'un homme privé, content de son rôle, et n'en voulant pas sortir. C'est là en effet, dans l'abandon de ses relations intimes, qu'il nous apparaît avec tout son charme, et sous son véritable jour. Arrivé à la maturité, il a une fortune honorable qui lui permet quelques loisirs. On le sait homme de ressource, causeur instruit et agréable, et il y a d'honnêtes gens qui ne sont pas fâchés de simuler une indisposition, pour avoir le plaisir de se faire guérir par lui. Il y va sans prétention, ne cherchant pas à s'en faire accroire, mais sachant son prix, et profitant de la situation. Il hait la *philargyrie*, et saurait au besoin se contenter de peu ; mais en vrai Picard, il ne veut pas être pris pour dupe : « Quand j'étais jeune, dit-il, je rougissais de ce qu'on m'offrait de l'argent; aujourd'hui je rougis quand on ne m'en présente pas. »

Le proverbe : *Dis-moi qui tu hantes et je te dirai qui tu es*, pourrait lui être appliqué de la façon la plus honorable. Ses premières et plus intimes amitiés sont pour des confrères, les Belin, les Spon, les Falconnet, gens d'esprit et de savoir, avec qui l'on peut tout dire et s'épancher librement : ils ont mêmes goûts, mêmes habitudes d'esprit, une communauté d'idées à peu près complète. Hors de là, il ne sort guère de la magistrature, à laquelle d'ailleurs il se rattache par la famille de sa femme ; c'est qu'il y a, en effet, entre sa profession et la noblesse de robe plus d'une analogie de sentiments et de mœurs. Il fréquente assidûment le président de Thou, frère de ce compagnon d'infortune de Cinq-Mars, qu'il pleure encore à vingt ans de distance. Il a pour voisins et pour amis M. Miron, président aux enquêtes, et M. Charpentier, conseiller au Parlement. « On nous appelle les trois docteurs du quartier. Notre conversation est toujours gaie. Si nous parlons de la religion ou de l'État, c'est toujours historiquement, sans songer à réformation ou à sédition. Nous nous disons les uns aux autres les choses à peu près comme elles sont. Notre principal entretien regarde les lettres, ce qui s'y passe de nouveau, de considérable et d'utile. L'esprit ainsi délassé, je retourne à ma maison où, après quelque entretien avec mes livres, ou quelque consultation passée, je vais chercher le sommeil. »

Il a encore pour ami ce président Blancmesnil dont le nom est inséparable de celui du bonhomme Broussel, celui-là même dont l'arrestation fit tant de bruit, et commença les troubles de la Fronde. « Il voudrait bien me tenir souvent en sa maison de Blancmesnil, à trois lieues d'ici, mais je ne saurais quitter Paris. Quand il a besoin de mon conseil, il m'envoie un coureur gris qui me porte là en cinq quarts d'heure ; et après avoir bien soupé et bien causé fort avant dans la nuit, nous deux seuls (car il n'a ni femme, ni enfants, ni n'en veut avoir, ni valets même) je dors le reste de la nuit, pour en repartir le lendemain de grand matin. C'est un des plus honnêtes hommes du monde, et un des plus sages pour son âge, n'ayant pas encore atteint l'âge de trente-deux ans, avec vingt mille livres de rente, à trois lieues de Paris. Nous en disons de bonnes, nous deux, quand nous sommes enfermés. »

Ceci nous donne exactement la mesure de sa résistance au pouvoir : beaucoup d'indépendance, surtout en paroles ; grande liberté d'allures, mais en tête à tête, et entre quatre murs. Cet esprit dominait à la Faculté. Bien que composée en majorité de mécontents, nous ne la voyons pas jouer un grand rôle dans les menées de la politique et dans les agitations du dehors. Elle avait bien d'autres affaires. Les troubles intérieurs de cette petite république suffisaient à l'activité de ses membres, comme les honneurs du professorat et du décanat suffisaient à leur ambition. C'était autant de gagné pour la tranquillité publique.

Mais l'amitié la plus faite pour honorer la mémoire de Guy Patin, est celle qui le lie avec le premier président de Lamoignon. Celui-ci le comble de prévenances, l'invite à dîner toutes les semaines, et passe avec lui tout le temps qu'il peut dérober aux devoirs accablants de sa charge. Les rôles sont ici bien marqués : Lamoignon le traite comme un égal ; pour lui, il se sent profondément honoré de cette bienveillance ; il est à l'aise avec le premier magistrat de son temps, homme instruit, indulgent et d'un commerce facile ; en montant d'un échelon, il sentirait, ou on lui ferait sentir son infériorité ; aussi s'en garde-t-il avec grand soin. La douce et grave figure de l'illustre président se montre à nous avec un charme exquis dans ce cadre étroit et austère de la vie domestique. Nous le voyons obligé de se lever à quatre heures du matin pour satisfaire à ses nombreux devoirs, donnant souvent à ses fonctions le temps même de ses repas, regardant comme la plus grande de ses privations de ne pouvoir se livrer à l'étude, sa seule distraction, sachant Fernel par cœur, et bien heureux d'avoir un ami un peu moins occupé que lui, qui le tienne au courant des nouvelles de la république des Lettres. Du reste, il n'a pas besoin de pousser son hôte, et n'a qu'à le laisser aller. On surprend même parfois sur ses lèvres un léger sourire, qui ne lui messied pas : « Il dit en souriant qu'il ne faut point dire de mal des jésuites et des moines ; mais pourtant, ajoute Guy Patin, il est ravi quand il m'échappe quelques bons mots contre eux. »

— Il se forme dans cet intérieur d'élite une sorte d'académie à huis clos, dont les membres, au nombre de seize, se réunissent tous les lundis pour causer sans prétention et sans fatras des choses de l'esprit. Cette petite académie a l'avantage de compter dans son sein Pellisson, l'historien de la grande. Charles Patin y soutient avec véhémence le parti d'Homère contre le P. Rapin, qui préfère Virgile. Bossuet, déjà évêque de Condom, y vient quelquefois, et y traite son sujet favori, l'éloquence de la Bible. Dans cette assemblée si grave, et honorée du concours d'un tel génie, Guy Patin représente l'élément satirique, narquois et gaulois, assez libre d'allures pour y introduire la variété, l'entrain qui fait vivre les discussions, mais non pas assez pour y faire disparate ; somme toute, esprit un peu étroit, pénétrant plutôt qu'élevé, ayant peu de préjugés, mais aussi peu de convictions, et, malgré ses défauts, forçant tout le monde, amis et ennemis, à subir son charme, à force de verve et de bonhomie.

VIII. Laissons là Guy Patin ; nous aurons plus d'une fois encore occasion de le retrouver, mêlé comme acteur ou comme témoin aux petits événements qu'il nous reste à raconter. Mais à propos de lui, et avant de changer de terrain, pour suivre chez les grands seigneurs et dans les emplois de la cour les médecins mondains que l'ambition, le goût des aventures, et le désir de faire fortune attirent de ce côté, il est bon de nous arrêter un instant sur un personnage que son caractère conciliant et ses amitiés dans l'un et l'autre monde rendent fort propre à servir d'intermédiaire entre ces deux milieux si différents. Je veux parler de Gabriel Naudé.

Quoiqu'il n'eût pas pris ses grades dans la Faculté de Paris, comme il n'exerçait pas, et ne pouvait en aucune façon lui porter ombrage, il avait été en quelque sorte adopté par elle, et plus d'une fois elle le chargea de prendre la parole en son nom dans ses solennités. Attiré par ses goûts vers les travaux d'érudition et de bibliographie qui ont rendu son nom célèbre, il côtoya plutôt qu'il ne parcourut la profession ; mais il n'en tenait pas moins à honneur d'être médecin, et c'était le titre qui lui plaisait le plus à porter. Il avait reçu le bonnet doctoral à l'université de Padoue, et jouissait d'une pension à la cour en qualité de médecin du roi Louis XIII. Après un séjour de dix ans en Italie, comme bibliothécaire du cardinal Bagni, puis du cardinal Antoine Barberin, il fut rappelé en France par Richelieu. L'année suivante Mazarin, devenu premier ministre, le chargea de composer cette bibliothèque à laquelle il a laissé son nom. Naudé passa plusieurs années à voyager dans ce but unique, et arriva rapidement à recueillir quarante-cinq mille volumes. Mazarin éloigné, et cette admirable bibliothèque mise aux enchères sur l'ordre du parlement, il accepta les propositions que lui faisait la reine Christine de Suède. Mais il ne put s'accommoder de la rigueur du climat, et revint en France, où il mourut à son retour. Voilà sa vie en quelques mots.

Constamment attaché à la personne des grands, il paraît n'avoir rien perdu, dans cette familiarité, de la vivacité d'esprit et de langage qui lui est naturelle. Il est vrai qu'au dire de Guy Patin, son ami et son confident, ce titre de bibliothécaire de Mazarin n'est que *sa qualité externe;* mais il n'en est pas moins curieux de constater une liaison intime entre l'homme du cardinal, et le plus déterminé Frondeur qui fut jamais; on serait tenté d'en conclure qu'au fond ni l'un ni l'autre ne tenaient assez à la politique pour en faire la principale affaire de leur vie, jusqu'à lui sacrifier les jouissances, bien autrement précieuses pour eux, de la science, des lettres et de l'amitié.

C'est qu'en effet, sauf ce seul point, il y a entre ces deux hommes mille raisons de se convenir et de se rechercher. La *bibliomanie* est une passion comme une autre, qui, poussée à un certain point, est capable de faire oublier les autres. Or, c'est là ce qui les domine tous deux, avec un certain besoin de chuchoter entre eux quelques énormités contre les choses reçues. Ces hardiesses de langage leur sont communes; mais c'est encore Naudé qui donne le ton. Je sais bien qu'en plus d'une rencontre, il a protesté très-explicitement de son orthodoxie. Mais il faut se défier de ces précautions oratoires, qui servent de passe-port à ses pensées véritables. Sous ce rapport, il vaut moins que son ami. Patin, malgré tout, et quoiqu'il aime quelquefois à s'émanciper, a des principes. Naudé n'en a pas; c'est un sceptique, non-seulement « déniaisé et guéri de la sottise du siècle » (ce qui n'est pas un mal), mais dont toute la philosophie se résume à peu près en négations. Il a eu pour professeur et pour ami un certain Bélurget, lequel « ne reconnaissait d'autre autorité qu'Homère, Aristote et Cicéron, n'admettait ni miracle ni prophétie, et disait que les plus sots livres du monde étaient la Genèse et la Vie des saints. » Le disciple est digne du maître. « Je pense, dit Guy Patin, qu'il était de la religion de son profit et de sa fortune. » Il est bien difficile d'accepter ce jugement pour un éloge.

Pourtant, comme tout a son bon côté, on doit à Gabriel Naudé cette justice, qu'il a une sincère horreur de toutes les superstitions, et qu'il les attaque parfois avec une véritable éloquence. Il avait débuté par un ouvrage intitulé : *Instruction à la France sur la vérité de l'histoire des frères de la Rose-Croix*. On sait que c'est, en effet, vers cette époque que cette fameuse confrérie, née des plus mystiques et des plus nébuleuses rêveries de l'Allemagne, avait tenté de s'introduire en France, promettant la transmutation des métaux, la guérison de toutes les maladies, la réformation universelle de l'humanité, et autres merveilles qui sont la monnaie courante des théosophes de tous les temps. Malheureusement pour le succès de leur entreprise, les nouveaux illuminés avaient cru devoir s'entourer d'un mystère si grand et d'un tel soin de se rendre invisibles, qu'au moment même où ils répandaient leurs affiches dans Paris, on put sérieusement mettre en doute la réalité de leur existence, et croire à quelque mystification. Naudé, qui s'occupait alors de médecine, et que les prétentions médicales de la nouvelle secte touchaient au vif, crut qu'il était bon d'éclaircir cette affaire, et tout en démontrant que l'existence de la nouvelle secte n'était que trop certaine, contribua pour sa part à mettre en garde contre ces fantastiques imaginations le public français d'ailleurs peu enclin à toutes ces chimères. Son livre, plein d'érudition et de bon sens, est encore un utile document à consulter, pour servir à l'histoire des aberrations de l'esprit humain.

Plus tard, il eut l'idée d'étendre cette étude à toutes les histoires de magie qui avaient cours de son temps, et publia son *Apologie pour tous les grands person-*

nages qui ont été faussement soupçonnés de magie; œuvre bizarre, où il prend successivement la défense de Zoroastre, d'Orphée, de Pythagore, d'Alexandre, de Numa, de Virgile, de Raymond Lulle, de Cardan, du pape Silvestre II, et de mille autres hommes illustres, dont il réduit les faits et gestes prétendus merveilleux aux proportions de phénomènes naturels et historiquement explicables. Il montre avec une grande supériorité de raison, et quelquefois avec un rare bonheur d'expression, que ce qui fait le prestige de tel grand homme qui impose à la foule, c'est l'ignorance du commun des hommes : « Ces philosophes, dit-il, s'élevaient à des contemplations si hautes et si relevées par-dessus l'ordinaire des autres, que tous ceux qui ne faisaient que ramper à comparaison, étaient contraints de les admirer, ensuite de quoi ils les blâmaient comme trop audacieux et surnaturels, soit qu'ils les jugeassent tels par l'imbécillité de leur jugement, ou plutôt qu'ils le fissent à dessein de les calomnier... Tout ce que les plus subtils et ingénieux d'entre les hommes peuvent faire en imitant ou aidant la nature, a coutume d'être compris sous le mot de magie, jusqu'à ce qu'on ait découvert les divers ressorts et moyens qu'ils pratiquent pour venir à bout de ces opérations extraordinaires; ce que l'on a pu remarquer parmi nous à l'invention du canon et de l'imprimerie, et à la découverte du nouveau monde, les peuples duquel croyaient de prime face que nos navires fussent faits par magie, nos voûtes par enchantement, et que les Espagnols fussent des diables qui les venaient détruire avec la foudre et le tonnerre de leurs arquebuses et pistolets. » En fait, la seule magie que reconnaisse Naudé, au milieu d'une classification prétentieuse qui sent sa scolastique, c'est celle « qui consiste à s'élever à des spéculations plus éminentes, se tirer de la presse, s'écarter du commun, prendre l'essor et se guinder à tire-d'aile à ces voûtes azurées du plus pur de notre âme, à ce paradis terrestre de la contemplation des causes. » Il discute à sa manière le fameux démon de Socrate, et croit « qu'il n'était autre que la bonne règle de sa vie, la sage conduite de ses actions, l'expérience qu'il avait des choses, et le résultat de toutes ses vertus, qui formèrent en lui cette prudence, laquelle peut être à bon droit nommée le lustre et l'assaisonnement de toutes les actions, l'équerre et la règle de toutes les affaires, l'œil qui tout voit, tout conduit et ordonne, et pour dire en un mot, l'art de la vie, comme la médecine est l'art de la santé. »

Il est fâcheux que l'exécution ne soit pas toujours à la hauteur de l'entreprise, et que Naudé n'ait pas la méthode, la simplicité, ni même la critique nécessaire à une œuvre de ce genre. Son érudition le mène, plutôt qu'il ne s'en sert. Il se moque quelque part, et agréablement, de « la coutume introduite depuis quelque temps de faire valoir la polymathie, parler à chaque sujet de toutes choses et à chaque chose de tous sujets, et n'avoir point d'autre but en écrivant que de ramasser et recueillir tout ce que l'on peut dire et ce qui s'est jamais dit sur le sujet que l'on entreprend de traiter;

n'étant plus question de viser à mettre dedans, mais à qui fera de plus belles courses, plus longues, et mieux diversifiées. » Il ne saurait mieux se faire son propre procès ; car ce sont bien là ses défauts, qui empêcheront toujours ses ouvrages d'être lus avec plaisir.

IX. Il en a un autre beaucoup plus grave : c'est un scepticisme pratique, une absence de sens moral, démentie, je le veux bien, par sa vie privée (là-dessus ses biographes sont unanimes); mais est-ce notre faute, à nous qui sommes obligés de le chercher dans ses ouvrages, si en cela l'écrivain ne vaut pas l'homme ? Son titre de médecin lui est un prétexte à se railler de tout, et il a ce travers de certaines gens qui, pour en savoir un peu plus long que les autres sur la machine humaine, se croient en droit de n'y rien respecter, même le sentiment du juste et de l'injuste. Il a un mot qui pour lui couvre tout, et explique tout : *La Politique.* Par là les plus grandes fourberies des hommes d'État de tous les temps, les jongleries par lesquelles ils dupent la multitude à leur profit, se trouvent non-seulement expliquées, mais justifiées. Naudé croit, comme Guy Patin, que la politique est une école de brigandage et de duplicité ; mais tandis que Guy Patin en conclut qu'un honnête homme doit s'en abstenir, et fuir la cour comme un mauvais lieu, Naudé déclare qu'il est bon qu'il en soit ainsi, et érige le fait en maxime. Il affecte une admiration sans bornes pour Machiavel, dont il n'a pas d'ailleurs les grandes qualités, et c'est, je pense, le désir de l'imiter qui lui dicta son livre : *Science des Princes, ou considérations politiques sur les coups d'État*. La doctrine en est fort simple : Tous les coups d'État sont bons, pourvu qu'ils réussissent, et le pouvoir a toujours raison ; Naudé approuve tout, jusqu'à la Saint-Barthélemy, et il prend chaudement la défense de ce pauvre Charles IX, si lâchement abandonné par tous les historiens.

C'est pour appliquer ces théories aux événements contemporains, qu'il publia pendant la Fronde, et en réponse aux Mazarinades, une sorte de pamphlet ministériel, avec ce titre : *Mascurat, ou jugement de tout ce qui a été imprimé contre le cardinal Mazarin depuis le sixième janvier jusqu'à la déclaration du premier avril, mil six cent quarante-neuf*. Mascurat (anagramme, à ce qu'il paraît, de R. Camusat) est un imprimeur bel esprit, qui, trouvant le pain cher et les temps durs, s'est mis d'abord à écrire pour occuper ses presses, puis, le pain ayant encore augmenté, a pris le parti de colporter ce qu'il a écrit et imprimé ; sorte de Figaro qui sait se pousser auprès des grands, et que ses industries multiples ont fait apprécier du cardinal. L'Éminence a pour lui des bontés, dont il se montre reconnaissant, en prenant sa défense contre tout venant. Il rencontre sur son chemin le libraire Saint-Ange, et naturellement la conversation s'engage sur les affaires de librairie. Saint-Ange a beaucoup vendu de ces libelles qui courent les rues, et quoiqu'il confesse franchement que son but principal est d'y gagner sa vie, il est fort disposé à partager des opinions qui sont pour lui si lucratives.

La donnée, comme on voit, est ingénieuse, et l'action s'engage vivement dès le début. De la question commerciale, la conversation passe bien vite à l'appréciation du contenu des brochures mazarines. Mascurat les attaque, Saint-Ange les défend, et comme ils prévoient que le sujet peut les entraîner loin, les deux interlocuteurs entrent dans un cabaret, où ils se mettent à deviser des affaires du jour. Leur entretien a tout le décousu que le lieu et la situation comportent. Ils ne s'interrompent que pour boire, et ce dialogue, qui dure toute une journée, et qui ne s'arrête que parce qu'il faut bien que tout ait une fin, forme un énorme volume écrit tout d'une haleine, sans la moindre division de chapitres; ce qui est déjà un défaut. Chemin faisant, on y cause de tout, de la guerre, des voyages, de l'origine de la poésie macaronique, de la création de la bibliothèque Mazarine et des soins qu'elle a coûtés, des histoires de sorcellerie et de sabbat, en un mot de tout ce dont Naudé s'est occupé ou s'occupera jamais, le tout entremêlé de milliers de citations grecques, latines, italiennes et espagnoles.

« C'est un commun dire qu'en fait de religion, de médecine et de gouvernement, chacun se pique d'être savant. » Là-dessus, nos deux compères font comme les autres; et ils discutent, sur ces matières, à peu près toutes les questions humainement discutables. L'astrologie surtout leur tient beaucoup au cœur; on pourrait se demander pourquoi, si l'on ne savait que l'auteur, qui les met en scène, en a fait l'objet favori de ses réfutations. Ils tombent assez facilement d'accord sur l'absurdité des préjugés vulgaires, « ce qu'étant une fois établi, messieurs les astres auront tout le loisir de se promener, puisque l'intendance qu'ils avaient sur nos actions ne leur donnera plus tant de peine comme elle a fait jusques à présent. » Le reste est discuté sur ce ton.

Quant au Mazarin, qui est surtout en cause, il ne faut pas s'attendre à voir sa conduite jugée *ex professo*, en bien ni en mal. Mascurat se montre même d'abord assez accommodant : « Le cardinal est homme, et comme tel *humani a se nihil alienum putat ;* tout ce qu'il peut avoir de bon, c'est qu'il choppe et bronche moins souvent que ne ferait pas un autre qui serait à sa place, et qui aurait moins d'expérience et de capacité que lui. » Il demande fort sagement qu'on tienne compte au ministre de son bon vouloir, des embarras d'une régence, des difficultés qu'on lui suscite, de son autorité « bornée par la minorité du roi, enviée par tous les ambitieux de la cour, blâmée des malcontents, et généralement odieuse à tous les peuples, comme sont d'ordinaire les médecins aux malades, dans le renfort de leurs maladies ou à cause des récidives, encore bien qu'ils fassent humainement tout ce qu'ils peuvent, et qu'ils n'omettent rien ni de leur art, ni de leur industrie, pour les soulager de tous les fâcheux accidents. »

Tout cela pourrait être accordé sans grande difficulté. Mais Mascurat s'échauffe dans la discussion, et en présence d'un adversaire qui attaque tout, il défend tout sans exception. Reproche-t-on au cardinal sa basse extraction ? Mascurat dépense des trésors d'érudition à prouver que la noblesse de son protecteur se perd dans la nuit des temps, et qu'en conséquence ses trois nièces ne sont pas de si mauvais partis qu'on veut bien le dire. L'attaque-t-on sur sa lâcheté ? Mascurat en fait un foudre de guerre. Lui demande-t-on compte de ses richesses si rapidement acquises ? Mascurat nie ces richesses, il s'extasie sur le désintéressement de son héros, il s'apitoie sur sa pauvreté ; et, dans un mouvement pathétique, il le compare à Job sur son fumier ! si bien que Saint-Ange l'interrompt avec raison : « Tu en dis beaucoup pour n'être pas mouchard du bonnet rouge ; si tu prêchais de la sorte au milieu de la grève, on ne tarderait guère à te faire entrer l'eau de la Seine dans tes souliers par le collet de ta chemise. » Bref, cet infortuné cardinal est partout posé en victime ; sa conduite est tout édifiante ; il n'a d'autre souci que le bien public ; il y sacrifie son repos et sa santé ; sa qualité d'étranger le met au-dessus des querelles de partis, qu'il juge avec impartialité ; et enfin, s'il reste au pouvoir, c'est bien contre son gré, et pour rendre service aux ingrats qui le persécutent.

Tel est le plaidoyer de Mascurat, ou plutôt de Naudé, car c'est bien lui que l'on vient d'entendre. Sa conclusion est, comme toujours, que tout est bien, venant du pouvoir, et que le rôle du public doit se borner à admirer. Pour publiciste (car il en a toute la complexion), il est fort sévère à l'égard des productions de la presse, et il n'en voudrait pas : « Elle fait les peuples trop savants tant en leurs propres affaires qu'en celles de leurs voisins...; et pour moi, il ne me semble pas à propos que la menue populace sache tant de nouvelles. A quoi bon l'informer ponctuellement des révoltes de Naples, des séditions de Turquie, etc.? »

> Il n'est pas bien honnête, et pour beaucoup de causes,
> *Que le peuple* étudie, et sache tant de choses.

Voilà le libéralisme de Gabriel Naudé. En s'arrogeant le droit de tout discuter et de tout nier, il le retire volontiers aux autres, parce qu'il sent bien qu'avec la libre discussion, tout serait bientôt mis en question, et qu'il a besoin de la tranquillité publique pour se livrer en paix à ces jeux de l'esprit. Ce qui l'absout, c'est de s'en être tenu à la théorie, de n'avoir jamais trempé dans aucune des intrigues qu'il approuve si lestement, d'avoir vécu pour la science à laquelle il a rendu, comme philologue, d'incomparables services, et enfin d'être mort pauvre, après avoir eu vingt fois l'occasion de faire fortune.

CHAPITRE III

Situation des médecins auprès des grands seigneurs. — Idées et préférences médicales de madame de Sévigné. — La Cour. Rôle politique de quelques médecins. *Le parti Vautier.* — Originaux des principaux personnages de l'*Amour médecin.* — Desfougerais. — Esprit. — Guénaut. — Le premier Médecin du Roi. — *Journal de la santé du Roi.* Valot. Maladie d'Anne d'Autriche. — Daquin, type du médecin courtisan. — Fagon. — Ses relations avec madame de Maintenon. — Est-il l'original du *Purgon* de Molière ?

1. Arnauld d'Andilly, gentilhomme d'assez petite noblesse, qui écrivait en 1667 des Mémoires pour l'instruction de son fils, et qui, dans l'occasion, aimait à philosopher sur les événements de la vie, dit quelque part : « Je crois devoir marquer ici une chose qui prouvera combien il importe de faire des amis de toutes sortes de conditions. » Et il raconte qu'en un voyage qu'il fit à la suite de la cour, comme il était fort difficile de trouver des logements, tant les maisons étaient encombrées, un officier subalterne, pour qui il avait eu des bontés, lui procura un gîte pour lui et pour ses gens ; et qu'en une autre occasion, étant tombé gravement malade, il eut fort à se louer du dévouement d'un médecin qu'il traitait avec égards, et qui, en reconnaissance, le veilla jour et nuit, et le tira d'affaire.

Voilà au juste la situation des médecins du dix-septième siècle auprès des gens de qualité. Je constate le fait sans le juger : un grand seigneur qui demandait sa guérison à un médecin croyait lui faire beaucoup d'honneur. Les choses changèrent bien depuis ; et, par exemple, il y eut au dix-huitième siècle tel moment où la médecine fit fureur, et devint affaire de mode et d'engouement. Les arts ayant cédé le pas à l'esprit positif et utilitaire, il fut de bon ton d'avoir quelqu'un avec qui l'on pût raisonner physiologie ou mécanique, et les belles dames eurent volontiers leur mathématicien et leur médecin, comme leurs grand'mères avaient eu leur poëte et leur bel esprit. Ce fut le temps où Vicq-d'Azyr partageait les travaux et la faveur mondaine des encyclopédistes. Nous n'en sommes pas encore là. A la cour de Louis XIV, il était, il est vrai, bien porté d'avoir son médecin familier ; mais cette familiarité, quelque soin que l'on prît d'ailleurs de dorer les chaînes, sentait toujours un peu la domesticité. Pour le duc de Saint-Simon, un médecin, quelque illustre qu'il fût, ne fut jamais autre chose qu'un homme « habile dans son métier. » On disait « Daquin » ou « Guénaut » tout court, et on ne leur eût point passé, je crois, les libertés que l'on permettait aux hommes de lettres ou aux abbés de cour.

Tout cela est bien visible dans la correspondance de madame de Sévigné. La bonne marquise aime beaucoup la médecine, quoiqu'elle ne croie guère aux médecins ; et peu de personnes ont demandé tant de consultations, et les ont si mal suivies. C'est plaisir de l'entendre raisonner sur sa santé, sur sa rate, sur sa bile, sur ses esprits et ses humeurs. Quoiqu'elle ne se pique pas de science, elle aime pourtant à savoir la raison des choses, et pourquoi on la traite de telle façon, et non de telle autre. Elle fait collection de recettes, qu'elle s'applique à elle-même et à ses amis ; fort heureuse surtout de le faire en cachette des docteurs. Elle n'a pas de plus grande joie que d'en réunir quatre ou cinq, de les pousser, de les harceler de questions, et de les mettre, s'il se peut, en désaccord. Alors elle triomphe, elle rit de leur embarras, elle a un bon motif pour ne pas exécuter leurs ordonnances ; ou si par hasard elle en suit une, elle est toute fière de revenir ensuite, et de leur faire bien constater qu'elle n'est pas guérie. Et alors de s'écrier : « Ah! que j'en veux aux médecins ! quelle forfanterie que leur art ! » Mais pourquoi donc les consulte-t-elle ? — Je n'en sais rien ; ni elle non plus, je pense. Toujours est-il, qu'elle ne passe jamais par une ville sans prendre l'avis « des premiers ignorants de l'endroit, » comme elle aime à les appeler. Heureusement tous ses petits maux ne sont pas bien dangereux, et on ne la plaint guère. Aussi bien, les praticiens ne détestent pas tous ce genre de malades. On leur demande des conseils pour s'en moquer ensuite. Ils le savent, et les font payer cher ; c'est une vengeance permise.

Il y a ceci de particulier dans les antipathies médicales de Mme de Sévigné : elles ont d'ordinaire pour objet les princes de la science, les noms en réputation. Elle ne leur passe rien, et leurs moindres erreurs, vraies ou supposées, sont à ses yeux des bévues impardonnables. S'agit-il, au contraire, de quelque donneur de remèdes, qui empiète sur les priviléges de la Faculté? elle est d'une indulgence, d'une crédulité merveilleuse. C'est ainsi qu'elle parle avec admiration des *Capucins du Louvre*, qui joignaient, à ce qu'il paraît, au soin des âmes, des prétentions à être aussi les médecins du corps, et qui étaient chaudement patronnés par son ami le duc de Chaulnes. Elle ne les appelle que *les pères Esculapes*. Elle ajoute une foi entière aux cures incomparables de Mme de Charrost, aux *remèdes domestiques* de Mme Fouquet, aux divines prophéties du chevalier Talbot en matière de santé, etc.

D'ailleurs, ce n'est pas la science surtout qu'elle demande à un médecin. En cela, elle est plus femme qu'on ne croirait. Écoutez-la parler « du seigneur Amonio, » ce jeune et élégant Hippocrate italien, qui était venu s'établir à Chelles, et qu'il fallut en faire partir, pour éviter une révolution dans l'abbaye : « Ma chère, c'est un homme de vingt-huit ans, dont le visage est le plus beau et le plus charmant que j'aie jamais vu : il a les yeux de madame de Mazarin, et les dents parfaites ; le reste du visage comme on imagine Rinaldo ; de grandes boucles noires qui lui font la plus agréable tête du monde... Voilà mon joli médecin... Il est habillé comme un prince, et bon garçon au dernier point. » Nous sommes loin, comme on voit, des perruques et des rabats de la Faculté, et il est heureux pour la marquise que nous soyons, d'ailleurs, pleinement rassurés sur sa vertu.

Nous avons donc son secret : ce qu'elle cherche surtout, c'est le médecin bon garçon. Elle le trouve aux Eaux. Le médecin des Eaux (je parle du dix-septième siècle) n'a ni le savoir pédantesque, ni la tenue gourmée de ses confrères parisiens. Il sait sacrifier aux grâces, est homme du monde, et ferait aussi bien un madrigal qu'une consultation. Médicalement, son rôle se borne, à peu près, à gorger d'eau chaude ses riches clients fatigués des plaisirs de la cour, et à chasser leurs humeurs noires. On est à Vichy, par exemple ; vous savez ce qu'on y fait : « On va à six heures à la fontaine, tout le monde s'y trouve, on boit les eaux, et l'on fait une fort vilaine mine ; car imaginez-vous qu'elles sont bouillantes et d'un goût de salpêtre fort désagréable. On tourne, on va, on vient, on se promène, on entend la messe, on rend ses eaux, on parle confidemment de la manière dont on les rend ; il n'est question que de cela jusqu'à midi. Enfin, on dîne ; après dîner, on va chez quelqu'un ; à cinq heures, on va se promener dans des pays délicieux ; à sept heures, on soupe légèrement, on se couche à dix. » Pauvres malades !

Madame de Sévigné se soumet consciencieusement à toutes les menues pratiques thermales, depuis la douche jusqu'à la suerie. Devant la douche, toutes les grandeurs de la terre disparaissent pour un moment. Cependant, il y a encore moyen de la subir en grande dame. « Derrière un rideau se met quelqu'un qui vous soutient le courage pendant une demi-heure. C'était pour moi un médecin de Gannat, que madame de Noailles a mené à toutes ses eaux, qu'elle aime fort, qui est un fort bon garçon, point charlatan ni préoccupé de rien (pas même de médecine?), qu'elle m'a envoyé par pure et bonne amitié. Je le retiens, dût-il m'en coûter mon bonnet... Il a de l'esprit, de l'honnêteté, il connaît le monde; enfin j'en suis contente. »

Puis il faut *aller à la suerie*, comme une simple mortelle. « Voilà encore où mon médecin est bon; car, au lieu de m'abandonner à deux heures d'un ennui qui ne peut se séparer de la sueur, je le fais lire et cela me divertit. Il sait vivre, il n'est point charlatan; il traite la médecine en galant homme; enfin il m'amuse. » Il est certainement flatteur d'amuser une aussi charmante femme; mais vous voyez à quel prix, et ce qu'il faut faire de concessions au désir de plaire. Est-il bien étonnant que les délicats, ceux qui avaient le scrupule de leur dignité, aimassent mieux y renoncer, sauf à en perdre les profits[1]?

---

1. On peut juger, dans l'étude que M. V. Cousin a consacrée à madame de Sablé, du rôle que jouait la médecine dans les préoccupations des grandes dames du temps. Dans un roman de Mademoiselle, intitulé : *Histoire de la princesse de Paphlagonie* (1659), mesdames de Sablé et de Maure sont mises en scène sous les noms supposés de princesse Parthénie et reine de Misnie : « Il n'y avait point d'heures où elles ne conférassent des moyens de s'empêcher de mourir, et de l'art de se rendre immortelles. Leurs conférences ne se faisaient pas comme celles des autres; la crainte de respirer un air trop froid ou trop chaud, l'appréhension que le vent ne fût trop sec ou trop humide, une imagination enfin que le temps ne fût pas aussi tempéré qu'elles le jugeaient nécessaire pour la conservation de leur santé, était cause qu'elles s'écrivaient d'une

II. A la cour, on avait bien d'autres exigences à supporter, car, outre la difficulté de plaire à tel ou tel, il y avait encore celle de ne pas déplaire à vingt autres; exercice excellent pour assouplir les caractères, mais non pas, certes, pour les fortifier. Aussi la plupart résistaient-ils mal à cette épreuve. Cependant, pour les juger d'après le témoignage de leurs contemporains, il faut se souvenir d'une considération qui a son importance. Les princes du sang, et le roi à plus forte raison, avaient le droit de prendre leurs médecins où bon leur semblait; ce titre seul dispensait de tous les autres, et donnait à celui qui le portait la faculté d'exercer son art, ni plus ni moins que les docteurs de Paris. Or, il arrivait souvent que les princes, ne fût-ce que pour faire acte d'autorité, fixaient leur choix en dehors des adeptes de la rue de la Bûcherie, et prenaient, par exemple, un docteur de Montpellier, qui se trouvait, par là, investi de toutes sortes de priviléges, et faisait aux médecins de la Faculté, dans la plus riche clientèle de Paris, une redoutable concurrence. Il était naturel qu'on fût mal disposé pour ces nouveaux venus.

chambre à l'autre. On serait trop heureux si on pouvait trouver de ces billets et en faire un recueil. Je suis assurée que l'on y trouverait des préceptes pour le régime de vivre, des précautions jusques au temps propre à faire des remèdes, et des remèdes même dont Hippocrate et Galien n'ont jamais entendu parler avec toute leur science; ce serait une chose fort utile au public, et dont les Facultés de Paris et de Montpellier feraient bien leur profit. » — Voy. encore, dans le même ouvrage, les liaisons de la marquise de Sablé avec les médecins Valant et Cureau de la Chambre.

Leur position les mêlait parfois à la politique. C'est ainsi que sous Richelieu, Vautier, homme habile et remuant, se trouva transformé en une manière de chef de parti. Le mot n'est pas trop fort, car les mémoires du temps parlent souvent en propres termes du *parti Vautier*. Docteur à Montpellier, il était venu chercher fortune à Paris, et sut si bien s'y pousser, qu'il parvint à se faire nommer premier médecin de la reine Marie de Médicis, mère de Louis XIII. Il passait pour la dominer entièrement. « Je mettrai ici, dit Tallemant des Réaux, ce que j'ai appris de Vautier. Un cordelier, nommé père Crochard, l'avait pour domestique, comme un pauvre garçon ; madame de Guercheville le fit médecin du commun chez la reine mère, à trois cents livres de gages. Or, quand elle fut à Angoulême, et que De Lorme l'eut quittée à Aigre (aux enseignes qu'elle disait en son style qu'elle lui avait dit des paroles plus aigres que le lieu où elles avaient été dites), elle eut besoin d'un médecin. Il ne se trouva que Vautier, que quelqu'un qui en avait été bien traité lui loua fort. Il la guérit d'un érysipèle, et ensuite il réussit si bien et se mit si bien dans son esprit, qu'il était mieux avec elle que personne : d'où vint la grande haine du cardinal contre lui. C'était un grand homme bien fait, mais qui avait de grosses épaules ; il faisait fort l'entendu. Il était d'Arles ; sa mère gagnait sa vie à filer, et on disait qu'il ne l'assistait point. »

On sait comment le parti Vautier parut un moment triompher, et faillit obtenir de la faiblesse du roi le renvoi du cardinal. Mais ce succès ne dura que quelques heures. Richelieu accourut, parla au roi, et renversa tous les projets de ses ennemis. Ce fut la *journée des dupes*. Vautier fut encore plus dupe que tous les autres ; car il fut mis à la Bastille, où il put méditer sur les inconvénients auxquels on s'expose, en sortant de sa profession pour se mêler de politique. La rigueur avec laquelle on le traita prouve l'importance du rôle qu'il avait su prendre. Retirée en Belgique, la reine mère le demanda souvent, mais en vain. Elle tomba malade, elle écrivit qu'elle avait absolument besoin de ses conseils. Le roi lui députa les deux plus fameux médecins de la Faculté, Piètre et Riolan. Vautier était toujours gardé à vue. On permit cependant à la reine de lui écrire. Le prisonnier fut consulté ; mais il répondit qu'il ne pouvait donner son avis sans voir la malade ; il fut donc décidé que la reine s'en passerait, et Vautier ne sortit de la Bastille qu'après douze ans de captivité, lors de la mort de Richelieu. Il reparut à la cour avec éclat, complétement corrigé de ses idées d'opposition, obtint de gros bénéfices, devint médecin de Mazarin, puis premier médecin du roi Louis XIV, et mourut en 1652, possesseur d'une immense fortune. Il n'était pas le seul de sa profession à qui Richelieu eût donné des leçons de ce genre ; témoin un certain Cérelle [1], médecin de Louis XIII, qui fut mis aux galères, simplement pour avoir été trouvé porteur d'un horoscope relatif à son

---

1. Mém. de P. de La Porte. — Mém. de Gaston d'Orléans.

royal client, lequel horoscope contrariait les vues de l'intraitable ministre.

III. Il serait facile d'évoquer d'autres noms plus ou moins obscurs, mêlés, généralement avec peu d'honneur, à d'assez pauvres intrigues, qui ne méritent pas de nous arrêter. J'ai hâte de parler des quatre médecins de la cour, qui seuls ont gardé, grâce à Molière, une sorte de célébrité. Ainsi se complétera ce que j'avais à dire de l'*Amour médecin*. Il paraît bien certain, d'après les témoignages contemporains, que dans cette pièce, Molière osa jouer sous des noms empruntés, et en présence du roi, les quatre principaux médecins de la cour. Ce fut, dit-on, Boileau, qu'il chargea de composer les noms grecs destinés à couvrir ces allusions transparentes. Voici, s'il faut en croire Cizeron-Rival, quels étaient les personnages véritables : *Desfonandrès* (autrement dit *tueur d'hommes*) n'était autre que Des Fougerais, premier médecin de Madame. *Bahis* (*jappant, aboyant*) désignait Esprit, premier médecin de la reine mère, et qui en effet bredouillait en parlant. *Macroton* était le pseudonyme de Guénaut, premier médecin de la reine, qui au contraire parlait avec une extrême lenteur. Enfin *Tomès* (en français *saigneur*) représentait Daquin. — Pour ce dernier, il y a tout lieu de croire que Cizeron-Rival, qui écrit à plusieurs années de distance, fait une confusion, et peut-être cette confusion, comme on le verra, n'est-elle pas la seule. Daquin, en 1665, n'était pas encore un des principaux médecins de la cour, mais simplement médecin par quartier. De plus, il était grand donneur d'antimoine, par conséquent grand ennemi de la saignée, et il eût porté à tort le nom de Tomès. Il est plus probable qu'il s'agit de Valot, alors premier médecin du roi, et qui saignait en effet beaucoup, à commencer par son maître. Quoi qu'il en soit de ces deux interprétations, il est assez curieux de noter que ni Valot, ni Daquin n'étaient docteurs de la Faculté de Paris, ce qui ne cadre guère avec le rigorisme connu de Tomès.

Il y aurait peut-être un intérêt littéraire à connaître quelques-unes des particularités qui se rattachent à ces personnages, dont aucun du reste n'a une place quelconque dans l'histoire de la science; or, ce qui n'est pas moins remarquable comme mesure exacte de leur situation, aucun d'eux ne fut jamais doyen. On peut croire que si Molière osa les mettre en scène, c'est que la cour s'était déjà amusée à leurs dépens, et avait assisté à des altercations analogues à celles de la comédie. Voici notamment ce qui s'était passé, lors de la dernière maladie du cardinal Mazarin (1661). « Hier, à deux heures, dans le bois de Vincennes, quatre de ses médecins, savoir Guénaut, Valot, Brayer et Béda des Fougerais alterquaient ensemble et ne s'accordaient pas de l'espèce de la maladie dont le malade mourait : Brayer dit que la rate est gâtée, Guénaut dit que c'est le foie, Valot dit que c'est le poumon, et qu'il y a de l'eau dans la poitrine, Des Fougerais dit que c'est un abcès du mésentère... Ne voilà pas d'habiles gens ! Ce sont les fourberies ordinaires des empiriques et des médecins de cour, qu'on fait suppléer à l'ignorance. Cependant voilà où sont réduits la plupart des princes. *Sic merito plectuntur*[1]. » Ici la réalité ne vaut-elle pas la comédie ?

Des Fougerais, en 1665, devait être un vieillard d'environ soixante-dix ans ; car sa réception au doctorat date de 1621. Son véritable nom, celui qu'il porte sur les registres de la Faculté, était Elie Béda. Il y ajouta, de son autorité privée, le nom de Des Fougerais, d'une terre qui lui appartenait, se fit appeler longtemps Béda Des Fougerais, puis enfin Des Fougerais tout court. Ce procédé commode qui fleurit aujourd'hui, afin de se faire une noblesse, était déjà fort usité. Il y avait longtemps que Montaigne avait dit : « Il y a tant de liberté en ces mutations, que de mon temps je n'ai veu personne, élevé par la fortune à quelque grandeur extraordinaire, à qui on n'ayt attaché incontinent des titres généalogiques nouveaux et ignorés de son père, et qu'on n'ayt enté en quelque illustre tige ; et de bonne fortune, les plus obscures familles sont plus idoines à cette falsification. » Des Fougerais avait au moins pour lui l'excuse de la richesse ; il comptait dans sa clientèle les plus grands noms de l'aristocratie et de la haute magistrature. Homme du monde, homme à bonnes fortunes (c'était le titre de gloire auquel il tenait le plus), il tâchait de racheter par ses grandes manières

---

1. *Lettres* de Guy Patin. — Cf. *Malade imaginaire*, acte III, sc. 10.

une infirmité naturelle : il boîtait des deux jambes, et les spectateurs du Palais-Royal durent facilement le reconnaître si, comme il est probable, le personnage de Desfonandrès était joué par le boiteux Béjart.

Il était né protestant. Il se convertit en 1648, avec un certain éclat, qui put faire douter de sa sincérité. « Je pense, dit Guy Patin, que si cet homme croyait qu'il y eût au monde un plus grand charlatan que lui, il tâcherait de le faire empoisonner. Il a dans sa poche de la poudre blanche, de la rouge et de la jaune. Il guérit toutes sortes de maladies et se fourre partout... Il assure de guérir tout le monde ; il fait rage de promettre de son côté, et d'en savoir bien plus que tous les autres ; que tel et tel ne savent que saigner et purger, mais que lui a de grands secrets... Vénérable et détestable charlatan, s'il en fut jamais ; mais il est homme de bien, à ce qu'il dit, et n'a jamais changé de religion que pour faire fortune et mieux avancer ses enfants. »

Le portrait n'est pas flatté, tant s'en faut, et l'on y reconnaît la main d'un ennemi. Au moins ne faut-il pas le charger davantage. M. Taschereau[1] ne s'en contente pas, et accuse sans façon Des Fougerais, sur un *on dit* de Bussy-Rabutin, de pratiquer l'avortement. Il faudrait donner des preuves à l'appui d'une pareille accusation. Ce qui est certain, c'est qu'il s'attira une fois par son charlatanisme une sévère réprimande, qui lui fut infligée par décret de la Faculté. Il est bon de le sa-

---

1. *Histoire de la vie et des ouvrages de Molière.*

voir; car il en résulte que les traits lancés contre lui n'atteignaient pas la compagnie, qui le répudiait comme indigne.

Esprit est celui des quatre sur lequel nous possédons le moins de renseignements. Lui aussi ne nous est connu que par un pseudonyme. Son nom patronymique était *André*. Esprit était le prénom de son père, médecin de Béziers. Nous savons seulement qu'après avoir été l'un des médecins de Richelieu, il devint celui de Mazarin et de toute sa famille, et que lors de la grande maladie du roi en 1658, il se trouvait attaché à la personne du duc d'Anjou. Ce fut lui qui ouvrit l'avis de donner de l'émétique au roi. Ici, faute de mieux, je suis encore obligé de citer Guy Patin. Il ne le ménage guère plus que le précédent. « Voyez la belle politique de notre siècle ! Le médecin du prochain héritier de la couronne et successeur immédiat, *adhibetur in consilium pro rege, et venenatum stibium audet præscribere*. S'il en eût été cru, et que le roi fût mort, son maître eût été roi, et lui premier médecin du roi ! *Non sic erat in principio:* autrefois on n'appelait jamais chez le roi malade les médecins des princes du sang, pour des raisons politiques très-fortes. Mais aujourd'hui tout est renversé. » Ai-je besoin de répéter que je ne cite pas ce passage comme un témoignage concluant (la calomnie est ici trop évidente), mais seulement comme une boutade significative lancée par un orthodoxe à un médecin courtisan ? Il y a, au surplus, quelque raison de croire qu'ici encore il s'est glissé un malentendu. Si la substitution que j'ai proposée, de Valot à Daquin dans le personnage de *Tomès*, est légitime, il se trouverait que sur les quatre consultants de l'*Amour médecin*, trois auraient joué un rôle dans l'anecdote du bois de Vincennes, savoir : Guénaut, Valot et Des Fougerais. Qui sait s'il n'est pas permis d'y retrouver aussi le quatrième ? l'allusion de Molière en deviendrait à la fois plus complète et plus transparente. Dans ce cas, *Bahis* ne désignerait pas Esprit, mais bien Brayer. Le nom de ce dernier se prête parfaitement à cette hypothèse. Brayer, ou, si l'on veut, *brailler*, n'est-ce pas la même chose que *Bahis*, c'est-à-dire *aboyeur?* Ce Brayer était aussi fort bien en cour. Sa grande fortune (il avait trente mille écus de rente) lui faisait une situation à part. Il disputa vivement à Valot la place de premier médecin du roi, et faillit un moment l'emporter sur son rival. Guy Patin parle de lui comme d'un fort honnête homme, mais qui avait le tort, lorsqu'il se trouvait en consultation avec Guénaut, de faiblir sur la question de l'antimoine; on devine aisément le motif de cette condescendance.

Guénaut était assurément le plus célèbre et le plus répandu des médecins de l'époque. Docteur de l'année 1612, il se trouvait en 1665, après la mort de Morand, *l'ancien de l'école* pour laquelle, différent en cela de ses collégues du Louvre, il ne cessa jamais de témoigner le plus grand attachement. La cour et la ville ne juraient que par lui. Devenu successivement premier médecin du prince de Condé, puis de la reine, il avait souvent, dans sa longue pratique, été appelé à donner des soins, soit au roi, soit à presque tous les princes du sang. Un homme de qualité ne pouvait être décemment malade sans l'appeler au moins une fois. A lui seul il avait fait les trois quarts de la fortune de l'antimoine ; l'antimoine et lui c'était tout un :

> On compterait plutôt combien, en un printemps,
> Guénaut et l'antimoine ont fait mourir de gens ;

si bien qu'il y avait fait fortune, d'autant mieux qu'il savait le prix de son temps. Tous les contemporains qui en ont beaucoup parlé s'accordent à nous montrer en lui un homme fort âpre au gain. On lui prêtait là-dessus toutes sortes de bons mots[1]. La lenteur solennelle de son débit, la recherche de ses vêtements, ses hautes influences, en faisaient une espèce de grand seigneur, et c'est certainement celui de tous les médecins de cour qu'il y avait le plus de courage à attaquer de front.

Reste enfin l'équivoque de M. Tomès. Que ce soit Valot ou Daquin, nous allons le retrouver tout à l'heure parmi les premiers médecins de Louis XIV.

IV. Ce n'était pas une médiocre position que celle du premier médecin du roi. Il était classé à la cour parmi les grands officiers de la maison royale, n'obéissait qu'au roi lui-même, entre les mains duquel il prêtait serment, avait droit aux mêmes honneurs, aux mêmes priviléges

1. Pour le physique, voici le portrait que donne de lui Guy Patin : « Il ressemble fortement à un singe, ou à un magot et à une guenon. »

que le grand chambellan. Sa dignité lui conférait le titre de comte, qu'il transmettait ensuite à ses enfants, avec toutes les prérogatives de la noblesse. Il en portait la couronne dans ses armoiries. Il recevait en outre un brevet de conseiller d'État, en prenait la qualité, en touchait les appointements et en portait le costume dans les cérémonies [1]. Lorsqu'il se rendait à la Faculté, il était reçu à la porte par le doyen, les bacheliers et les bedeaux, même sans être lui-même docteur de Paris.

Mais le plus sérieux des priviléges de sa charge, c'était une véritable et très-importante juridiction sur l'exercice de la médecine et de la pharmacie dans tout le royaume. Cette juridiction s'étendait surtout aux matières concernant la médecine légale. C'était lui qui nommait directement, dans chaque ville, des chirurgiens experts pour faire des rapports en justice, et comme ces positions étaient très-recherchées, on conçoit quelle influence devait avoir celui qui en disposait souverainement, et j'ajoute, quelle source de bénéfices ce privilége pouvait devenir entre les mains d'un premier médecin peu scrupuleux.

Cette vente des charges était tellement dans les mœurs, que les places secondaires de médecins de la cour étaient ouvertement vénales. Fontenelle raconte avec admiration que Louis XIV, en formant la maison du duc de Berry, donna à Fagon la charge de premier médecin de ce prince, pour la vendre à qui il voudrait, et que Fagon

---

1. Tous ces priviléges sont confirmés par Louis XIV, dans un édit de 1673.

refusa [1]. Ce désintéressement lui fait honneur sans doute, mais il est au moins étrange qu'on eût à refuser de telles propositions. Séguin avait acheté 50,000 livres à Guillemeau sa place de médecin ordinaire [2], et la vendit 22,000 écus [3] à Cureau de la Chambre, l'auteur du *Traité des passions*, celui qui fut membre de l'Académie française. Valot lui-même, qui succéda en 1652 à Vautier, en qualité de premier médecin du roi, avait, dit-on, payé sa charge 30,000 écus au cardinal Mazarin [4].

Louis XIV, qui aimait l'ordre et la régularité en toutes

---

1. Fontenelle, *Éloge de Fagon*.
2. Cette charge de *médecin ordinaire perpétuel* était purement honorifique. Elle avait été créée par Henri IV pour le célèbre Du Laurens.
3. Cette somme valait alors environ 200,000 francs de notre époque.
4. Le premier médecin de Louis XIII, Ch. Bouvard, vivait encore. Il ne mourut qu'en 1658. C'était un des médecins les plus fanatiques de son art. On raconte qu'il infligea en une seule année au roi son maître deux cent quinze médecines, deux cent douze lavements et quarante-sept saignées. Dans ses moments perdus, il cultivait les Muses à sa manière. On a de lui un poëme tout médical et anatomique : *Description de la maladie, de la mort et de la vie (sic) de madame la duchesse de Mercœur*. Jamais peut-être on n'avait eu l'idée bouffonne de mettre une autopsie en vers. Le style est à la hauteur du sujet :

> Après que de son corps son âme fut sortie,
> Et que sa chaleur fut tout entière amortie,
> Monsieur se résolut, avant que l'inhumer,
> De faire ouvrir son corps et la faire embaumer ;
> Et, nous ayant enjoint d'en faire l'ouverture,
> La vérité parut de notre conjecture...
> Les côtés du thorax, au dedans retirés,

choses, lui fit commencer un journal de sa santé, qui fut continué plus tard par ses successeurs. Le *Journal de la santé du Roi* est un fort beau manuscrit in-folio, recouvert d'une magnifique reliure fleurdelisée [1]. Il est entièrement écrit de la main de Valot, de Daquin et de Fagon. Tout ce qui concerne le tempérament ou les maladies du roi y est scrupuleusement relaté, année par année, depuis 1652. Le journal s'arrête subitement, on ne sait pourquoi, en 1711, quatre ans par conséquent avant la mort de Louis XIV. Peut-être tout l'art du rédacteur devenait-il impuissant à cacher au roi, sous les fleurs de la flatterie, la triste et vulgaire nécessité de mourir, comme les autres hommes.

Je laisse aux amis du paradoxe le soin de chercher, dans le rapprochement des dates, l'explication des grands événements du règne par les petits mystères de la garde-robe ; de rendre compte de tel ou tel traité conclu, par

> Retenaient les poumons un petit trop serrés.
> . . . .
> On ne trouva partie au bas ventre offensée ;
> . . . .
> Il n'y eut que les reins qui, selon leur office
> Ne pouvant tirer l'eau, manquaient à leur service ;
> En boue étant changés les mamelons charnus,
> Et les bassins remplis de gros cailloux cornus, etc.
>
> (*Notice et extrait raisonné d'un livre de médecine*, etc., par P. Sue, 1803.)

1. Depuis que ce travail est terminé, le *Journal de la santé du Roi*, que j'avais vu en manuscrit dans la collection de la Bibliothèque impériale, a été publié par M. Le Roi, bibliothécaire à Versailles, pour faire suite au journal du marquis de Dangeau. (Chez Durand, 1862.)

une indigestion du prince, de tel édit, par une médecine qu'il a prise la veille. C'est l'inconvénient du pouvoir absolu d'exposer à ce genre de commentaires : la volonté d'un seul expliquant tout alors, parce qu'elle a tout décidé, chacun l'analyse à sa manière, et l'histoire, qui a, elle aussi, ses indiscrétions, s'en vient, à deux siècles de distance, chercher des révélations et des solutions dans les plus intimes secrets de la vie privée du souverain. Ce système trop commode n'a pas seulement l'inconvénient d'être peu conforme à la dignité des études historiques ; il a, de plus, celui d'être tout aussi faux que les vues trop générales, en émiettant, pour ainsi dire, la vérité, dont il ne reste plus que des lambeaux sans couleur et sans vie. Qui donc résisterait à une pareille analyse? Il n'y a pas de grand homme pour son valet de chambre, a-t-on dit quelquefois; à plus forte raison pour son apothicaire; car il en est ainsi : ce *Journal de la santé du Roi* nous montre de lui tout ce que voit l'apothicaire, et même au delà. C'est un spectacle à la fois curieux et triste que de voir ce pauvre grand roi saigné, purgé, drogué à outrance, et souvent malgré lui, obligé de mettre tout un monde dans le secret de ses infirmités. Ainsi le veut l'étiquette. Il ne peut se purger sans que toute la cour le sache à l'instant; et comme on le purgeait non-seulement pour le présent, mais encore pour la maladie à venir, il en résulte que ces jours de purgation solennelle revenaient à tout moment. Ce fier monarque, d'un abord si difficile, était d'une docilité extrême à l'endroit de son médecin, et s'il aimait à rire aux comédies de Molière, c'était sans doute un peu comme un écolier émancipé ; j'imagine qu'il dut faire un triste retour sur lui-même, en entendant le grotesque panégyriste de la Faculté s'écrier avec emphase :

> Nostris ordonnanciis
> Principes et reges soumissos videtis !

Il est des cas cependant, où il gagne à être vu dans ce déshabillé. C'est lorsqu'il s'agit de l'intérêt de sa gloire. L'instinct de la grandeur ne l'abandonne jamais. S'agit-il de paraître à la tête des troupes, et de mener vivement une expédition ? il méprise alors sa santé et sa vie. Il laisse là les prescriptions et les drogues, et se livre corps et âme à toutes les fatigues du moment. Son médecin gémit alors de se voir inutile, et s'efforce en vain de protester. Mais il attend son maître à la fin de la campagne, et lui fait regagner le temps perdu.

V. Valot commence son journal par la relation de la petite vérole du roi en 1647. Comme, à cette époque, il n'était pas encore premier médecin, il ne parle de lui-même qu'à la troisième personne ; mais on pense bien qu'il n'en dit pas de mal. Il rappelle modestement qu'en cette importante occasion M. Vautier appela en consultation le sieur Valot, *médecin des plus fameux et des plus employés*. Le sieur Guénaut s'y trouvait aussi, et plusieurs autres. Il y eut des consultations fort orageuses. Une saignée conseillée par le sieur Valot donna lieu à de vives récriminations, ce qui n'empêcha pas le premier médecin de la faire pratiquer immédiatement, « quoique ceux qui n'étaient pas de cet avis fissent grand bruit en se retirant de la chambre du roi, et protestant devant la reine que ce remède était dangereux et contre les règles de la médecine [1]. » Le roi guérit pourtant. Et Valot ajoute, en courtisan qu'il est : « Le roi a témoigné, en cette grande et dangereuse maladie, que l'on devait avec raison concevoir de très-grandes espérances de la grandeur de son courage, puisqu'à l'âge de huit ans il témoigna de la patience et de la fermeté dans les plus grandes douleurs et dans l'accablement de plusieurs accidents qui lui sont survenus... On ne peut pareillement exprimer l'entière confiance que la reine témoigna et avait en la suffisance du sieur Vautier, premier médecin du roi, qui s'est conduit avec une grande prudence en cette maladie, *ayant appelé les sieurs Guénaut et Valot*, qui ont donné en une occasion aussi considérable des preuves de leur suffisance, et ont fait voir à toute la France que l'on avait besoin de leurs lumières en un état si déplorable et si désespéré. »

Il paraît qu'en effet on croyait en avoir besoin, puisque Valot succéda à Vautier, nous avons vu à quel prix. Pouvant désormais parler en son propre nom, il commença par adresser au roi un mémoire sur son tempérament, qu'il inséra dans son journal. Il y démon-

---

1. Tomès. Si vous ne faites saigner tout à l'heure votre fille, c'est une personne morte.
Desfonandrès. Si vous la faites saigner, elle ne sera pas en vie dans un quart d'heure. (*L'Amour médecin*, acte II, sc. VI.)

trait assez aisément à Sa Majesté qu'elle était née avec le tempérament qui fait les héros ; il lui donnait d'ailleurs d'excellents conseils, entre autres celui « de se servir de sa vertu pour résister aux excès de la jeunesse. » Malheureusement le roi ne s'en servait pas toujours, et l'on ne peut s'empêcher de sourire, en entendant Valot lui parler de sa *chasteté sans exemple*. Il prétend même l'avoir préservé par ses soins du danger de n'avoir point de postérité. Dieu sait si ses craintes durent être plus tard dissipées ! On ne peut nier du moins que sous ce rapport il n'ait parfaitement réussi, et même beaucoup trop pour la gloire de Louis XIV.

Tout est de ce style. Valot consigne à tout propos, et avec complaisance, pour l'instruction de la postérité, les formules qui lui sont « inspirées du ciel » pour l'entretien de cette précieuse santé. *Potion pour le Roi ; Emplâtre pour le Roi ; Lavement pour le Roi ;* tout cela se trouve écrit en gros caractère, et avec une richesse et une variété de composition qui font au moins honneur à son imagination pharmaceutique.

Il se piquait beaucoup de pronostic ; et il y tenait d'autant plus que, selon lui, les maladies du roi sont toujours des plus extraordinaires, et que lui-même est entouré d'une cabale « qui jette son fiel et vomit son venin sur lui et sa réputation. » Le roi tombe de nouveau malade en 1656, et guérit. Valot écrit : « Ainsi je ne me suis point en aucune façon trompé en cette maladie, en ayant fait la prédiction à toute la cour et à M. le cardinal Mazarin par une lettre, comme j'ai exposé ci-dessus, qui a dit plusieurs fois au roi et à toute la cour qu'il admirait en moi cette manière de pouvoir prédire la marche des maladies avec tant de justesse, que je ne m'étais pas trompé en celle-ci, non plus qu'en plusieurs autres. » Cette expression naïve de l'admiration qu'il inspire, et des lumières merveilleuses que Dieu lui envoie, revient à chaque instant dans son récit. Mais il va plus loin : il prédit, au commencement de chaque année, les maladies qui régneront. Ainsi, en 1657, il annonce qu'il y aura des fluxions de poitrine, des rougeoles, des dyssenteries, *et que le Roi en sera exempt*. Il faut avouer que cette précision dans le pronostic s'est perdue depuis; il est vrai qu'il se fait fort de la devoir à sa connaissance des constellations et de la disposition des vents. Il paraîtrait cependant que l'on s'égaya un peu de ce don de prophétie qu'il s'attribuait. Car en 1669 il écrit : « Je suis résolu de ne plus rien insérer de semblable en cet ouvrage, parce que les envieux supposèrent que j'ai fait mes prédictions après coup. »

En fait de pronostic, ce qu'on ne permet pas à un médecin, c'est d'annoncer la mort d'un malade; grosse difficulté, lorsqu'il ne peut annoncer non plus la guérison. Anne d'Autriche succomba, comme on sait, à un cancer du sein. Valot avait été chargé de lui donner des soins. La bonne madame de Motteville s'est chargée de nous raconter son embarras et ses perplexités dans cette cruelle circonstance. Elle l'accuse même charitablement de la mort de la reine; en parlant d'un médecin, cela n'a pas de conséquence; elle lui fait partager cet honneur avec ses confrères. « Pour être versé dans la connaissance des simples et de la chimie, il paraissait devoir connaître les remèdes spécifiques pour cette maladie. Mais il montra tant de faiblesse à soutenir ses avis contre ceux qui lui étaient opposés, qu'elle s'en dégoûta. Séguin... était savant à la mode des médecins de la Faculté de Paris, qui est de saigner toujours, et de ne se servir point des autres remèdes. Il n'avait guère d'expérience, car il était venu jeune au service de la reine. Pour surcroît de malheur, il était passionné, et n'estimait les conseils de personne ; et sans connaissance d'aucuns remèdes particuliers pour le mal de la reine mère, il s'opposait seulement à tout ce qu'on proposait pour elle. » C'est là le faible de tous les princes : il leur faut des remèdes particuliers, et même des maladies particulières. Ils ne peuvent être malades comme le commun des mortels.

Boccace raconte quelque part.qu'un prince italien demandant un jour à son bouffon quelle était la profession exercée par le plus grand nombre de gens, celui-ci répondit : « La médecine, incontestablement. » Et, comme le prince s'en étonnait, notre homme s'entortilla la tête d'un mouchoir, et sortit dans la rue, simulant un violent mal de dents. En moins d'un quart d'heure, il rencontra vingt personnes qui lui donnèrent chacune une recette différente, mais toujours infaillible. — La malheureuse reine put faire la même expérience. Ce fut une procession de gens qui promettaient monts et merveilles. Un curé de village, nommé Gendron, vint la voir, promit beaucoup, ne tint rien, et fut renvoyé. Un empirique de Bar-le-Duc lui succéda. Il déclara, suivant l'usage, qu'on l'avait appelé trop tard, mais qu'il entreprendrait la cure, si on lui donnait deux mille écus par provision. On les lui donna, et les choses allèrent de mal en pis. Ainsi des autres ; tant qu'enfin la reine mourut ; et il fut constant que les médecins l'avaient tuée. Cette histoire ne semble-t-elle pas datée d'hier ? Rien n'y manque, pas même la pâte arsenicale.

Avec tous ses défauts, Valot eut la gloire de mourir sur la brèche. Depuis longtemps il ne pouvait plus faire son service. Lorsque éclata la guerre des Pays-Bas, il voulut à toute force suivre le roi en Flandre, ne put supporter les fatigues de la campagne et mourut en chemin (1671).

VI. Daquin, son successeur et son neveu par alliance, était docteur de Montpellier. C'était un juif converti ; son père avait fait parler de lui comme témoin dans le procès de la marquise d'Ancre. Homme d'esprit plutôt qu'homme de science, il était doué au plus haut degré des qualités du courtisan. Il arrivait au moment difficile : soigner un prince qui va devenir goutteux, qui a déjà des vertiges et des accès de mélancolie, et qui veut mener de front les plaisirs et les affaires, ce doit être une rude épreuve pour un premier médecin. Aussi Daquin finit-il, malgré tout son tact, par y succomber. Outre ces difficultés, il eut à assister à plusieurs graves accidents : une perforation du palais, une chute de cheval, une luxation du coude, et surtout la célèbre *fistule*, qui donna son nom à l'année 1686. Cette histoire est assez connue, et sort déjà trop du cadre que je me suis tracé, pour que j'aie à m'y arrêter. Malgré toute sa bonne volonté et son désir de se rendre utile, Daquin n'y joua qu'un rôle assez secondaire. Toute la gloire en revint au premier chirurgien Félix, qui fut pendant un mois l'homme de France le plus à la mode[1]. Le *Journal de la santé* contient des détails intéressants à consulter, sur cette maladie du roi et le traitement qui lui fut fait.

Cette partie du journal, rédigée par Daquin, renchérit du reste en courtisanerie sur le style de Valot. Ne va-t-il pas jusqu'à constater que Sa Majesté est sujette, *comme le reste des hommes*, à s'enrhumer lorsqu'il fait froid ? Quant à la valeur scientifique de cette partie du recueil, elle est absolument nulle.

Daquin s'était fait à la cour une réputation de quémandeur. En voici un exemple : « On vint dire au roi, un matin à son lever, qu'un vieux officier qu'il connaissait et qu'il aimait était mort pendant la nuit. Louis XIV répondit qu'il en était fâché, que c'était un

---

[1]. Ce fut à cette occasion que, au rapport de Dionis, la fistule devint à la mode, si bien que plusieurs courtisans choisirent exprès Versailles pour se soumettre à l'opération, parce que le roi s'informait de toutes les circonstances de cette maladie.... « Et, ajoute-t-il, j'en ai vu plus de trente qui voulaient qu'on leur fît l'opération, et dont la folie était si grande, qu'ils paraissaient fâchés lorsqu'on les assurait qu'il n'y avait point nécessité de le faire. »

ancien domestique qui l'avait bien servi, et qui avait une qualité bien rare dans un courtisan, c'est qu'il ne lui avait jamais rien demandé. En disant ces mots, le roi fixa les yeux sur Daquin, qui comprit bien ce que le roi voulait lui reprocher ; mais, sans se déconcerter, il dit au roi : « Oserait-on, sire, demander à Votre Majesté ce qu'elle lui a donné ? » Le roi n'eut rien à répondre, car il n'avait jamais rien donné à ce courtisan si discret [1]. »

Cependant il finit assez tristement. Il fut subitement congédié en 1693, et exilé à Moulins, où il mourut quelque temps après. « Il avait demandé l'archevêché de Tours pour son fils. Si demander plus qu'il ne devait, eût été un crime, il y avait longtemps qu'il eût été criminel [2]. » Il est plus probable qu'ayant dû son élévation à madame de Montespan, il n'avait pu qu'à grand'peine se soutenir depuis le mariage du roi, et qu'il devait tôt ou tard partager la disgrâce de la favorite.

Ce qui confirme cette supposition, c'est qu'on lui donna pour successeur son rival Fagon, le protégé, ou plutôt l'ami de madame de Maintenon. Il l'avait connue dans un voyage qu'elle fit aux eaux des Pyrénées, où elle conduisait un des fils naturels du roi. « Le plus grand plaisir qu'elle goûta dans ces différents voyages, nous dit un témoin bien informé, fut de n'être plus à la cour. Elle en trouva encore un autre dans la conversation de M. Fagon, alors médecin de M. le duc du

---

1. Astruc, *Mémoires pour servir à l'histoire de la Faculté de Montpellier.*
2. Mém. de l'abbé de Choisy.

Maine. C'est là que se formèrent entre eux cette estime et cette amitié qui ne se sont jamais démenties. Plus M. Fagon vit madame de Maintenon de près, plus il admira sa vertu et goûta son esprit. Je le cite comme un bon juge du vrai mérite [1]. »

Introduit par elle dans la familiarité du maître, il se fit rapidement goûter par ses manières prévenantes, et il faut ajouter par ses rares talents. Il eut occasion de se montrer lors de la *grande opération*. Il y assistait avec Louvois, Daquin, et les chirurgiens Félix et Bessière ; et depuis, son crédit ne fit qu'augmenter. « Sa Majesté n'avait jamais le moindre mal de tête qu'elle ne le fît appeler, toutefois après le premier médecin, dont l'autorité établie depuis longtemps ne pouvait être ébranlée qu'à la longue. Il ne fut chassé que cinq ou six ans après... Le roi, étant à Marly, eut un fort grand accès de fièvre. Les médecins, sur le minuit, voyant que la fièvre diminuait, lui firent prendre un bouillon. Daquin dit : « Voilà qui est sur son déclin ; je m'en vais me coucher. » Fagon fit semblant de le suivre, et s'arrêta dans l'antichambre, en disant entre ses dents : « Quand donc veillerons-nous ? Nous avons un si bon maître, et qui nous paye si bien ! » Il se mit sur un fauteuil, appuyé sur son bâton : il y était aussi bien que dans sa chambre, parce qu'il ne se déshabille jamais et ne dort qu'à son séant, à cause de son asthme. Une heure après le roi appela le premier valet de chambre, et se plaignit

---

1. *Souvenirs* de madame de Caylus.

à lui que sa fièvre durait encore. Il lui dit : « Sire, M. Daquin s'est allé coucher ; mais M. Fagon est là ; le ferai-je entrer ? — Que me dira-t-il ? lui dit le roi, qui craignait que le premier médecin ne le sût. — Sire, reprit Niert (et ce que je dis ici, je le tiens de lui), il vous dira peut-être quelque chose, il vous consolera. » Fagon entra, tâta le pouls, fit prendre de la tisane, fit changer de côté, et enfin se trouva seul auprès du roi pour la première fois de sa vie. Daquin eut son congé trois mois après, sur une bagatelle dont on lui fit une querelle d'Allemand [1]. »

Fagon était neveu du célèbre Guy de La Brosse, le fondateur du Jardin du roi. A peine reçu docteur à la Faculté de Paris, en 1664, il fut nommé professeur de botanique à cet établissement par Valot, qui en était intendant, en sa qualité de premier médecin du roi. Élevé au milieu des plantes, il y avait pris cette passion pour la botanique qui ne l'abandonna jamais. Il passa les premières années après son doctorat à voyager pour recueillir des plantes et enrichir les collections. Plus tard, lorsque, devenu lui-même premier médecin, il eut dans ses attributions cette surintendance importante, il put être considéré comme le second fondateur du Jardin du roi, dont il fit le premier établissement scientifique du monde. Son instruction était immense, et rehaussée par les charmes d'une diction séduisante. Arrivé dans sa profession au faîte des honneurs, il s'y

---

1. Mém. de l'abbé de Choisy.

fit aimer de tous par ses rares qualités. Son désintéressement égalait sa modestie : il ne recevait jamais d'argent des malades ; il se retrancha ce que les médecins subalternes de la cour payaient pour leur serment. Il abolit les tributs qu'il avait trouvés établis sur les nominations aux chaires royales de professeur en médecine dans les différentes universités. Il employa tout son crédit à ménager les faveurs royales à la Faculté, dont il refusa constamment les hommages ; et il fallut presque lui faire violence pour le faire entrer à l'Académie des sciences.

En voilà bien assez sur ce personnage, qui par la période brillante de sa vie appartient à une époque postérieure à celle qui nous occupe, mais qui par son illustration hors ligne, et l'immense crédit dont il jouit dans la seconde moitié du règne[1], méritait bien une place dans cette galerie des médecins du grand siècle. Quelques commentateurs ont voulu voir son portrait dans le *Purgon* de Molière. Cette conjecture, fondée sur la consonnance des deux noms, ne me paraît aucunement justifiée. A l'époque de la représentation du *Malade imaginaire*, Fagon n'avait que trente-cinq ans, et sa situation n'était pas encore assez brillante pour attirer l'attention de Molière. De plus, il était l'ami de Mauvillain, qui avait travaillé avec lui à la publication du catalogue du Jardin du roi, et qui n'eût pas voulu, je pense, fournir sciemment des traits dirigés contre son

---

1. Saint-Simon, qui n'aimait pas Fagon, en parle toujours cependant comme d'un homme qu'il fallait ménager.

ami. En fait, je ne trouve rien dans le caractère du personnage burlesque qui puisse, de près ou de loin, se rapporter à Fagon.

Ces réserves faites en sa faveur, je crois qu'on peut s'associer de grand cœur aux satires de notre grand comique contre les médecins de la cour, dont l'ambition, les intrigues, les rivalités mesquines et bruyantes avaient bien de quoi échauffer la bile d'un honnête homme. Nous les avons déjà vues soulever les justes récriminations de la Faculté elle-même ; et nous n'avons en vérité nulle raison pour nous montrer plus indulgents qu'elle.

CHAPITRE IV

Guerre civile : l'Antimoine et la Saignée. — La Circulation du sang et les *Circulateurs*. — Découverte des vaisseaux lymphatiques. Aselli, Pecquet. — Riolan ; la Réaction. — *L'Arrêt burlesque* de Boileau. — Origines de l'antimoine. — L'Alchimie. — L'humorisme. — Partisans et détracteurs de la saignée. — Littérature antimoniale. — *Orthodoxe.* — *L'Antimoine triomphant.* — *Le Rabat-joie de l'antimoine.* — *Le Martyrologe de l'antimoine.* — *L'Amour malade*, de Benserade. — Maladie du roi. — Triomphe de Guénaut. — *Scarron.* — *La Stimmimachie.* — Arrêt du Parlement. — Fin de la querelle. — Découverte du Quinquina.

1. Tel que nous l'avons étudié jusqu'ici, ce monde médical du dix-septième siècle semblerait au premier abord destiné à une existence modeste, il est vrai, mais, tout bien considéré, heureuse et paisible. Il n'en est rien pourtant. Ce qui me reste à raconter, ce sont des luttes opiniâtres, de violents démêlés, parfois de véritables batailles : *Bella, horrida bella!* Sous ces graves figures, sous ces robes vénérables, se cachent des passions profondes et d'ardentes colères. On sent que la Renaissance a passé par là. Un mot magique, qui aura désormais le privilége de faire vibrer tous les cœurs du monde moderne, n'a pas encore été prononcé, mais ce sera bientôt : le Progrès. Personne n'en parle, et tout le monde y songe. C'est un désir, un instinct, une aspiration confuse, avant d'être un plan conçu et pré-

médité. On commence à comprendre que ce qui a été jusque-là, n'est pas tout ce qui pourrait être ; que l'antiquité n'a peut-être pas laissé en toute chose l'idéal du beau et du vrai; qu'après Aristote il y a encore quelque chose à faire; prétention nouvelle, et, selon quelques-uns, inadmissible, que Ramus avait payée de sa vie, mais qu'il avait léguée à toute une génération.

En médecine, comme dans toutes les affaires de ce monde, le progrès ne peut être l'œuvre ni d'un jour, ni d'un homme. Tout le monde y concourt plus ou moins, même ceux qui le nient; et ceux-là qui s'en disent les apôtres n'en sont pas toujours les meilleurs instruments. L'important, c'est que chacun y tende. Les innovations se succèdent, amenant avec elle des réactions nécessaires. L'innovation est quelquefois absurde ; la réaction est souvent aveugle et inique. Ces deux faces de l'esprit humain ont leurs représentants à toutes les époques ; mais enfin, la place est large entre ces deux extrêmes, et un jour vient où tout le monde s'aperçoit qu'un pas a été fait en avant. Ne rions pas trop de ces passions aujourd'hui éteintes, car c'est à elles que nous devons ce que nous sommes. La passion, c'est le trouble, sans doute ; mais c'est aussi la vie ; et un siècle est bien malheureux qui n'a pas eu sa part dans ces grands démêlés de la science.

En tout temps, pour passionner les intelligences, il faut au moins un mot qui serve à la fois de symbole et de drapeau de ralliement. Au dix-septième siècle, il y en eut deux : la circulation du sang et l'antimoine.

II. La circulation était née en Angleterre. Lorsque la découverte de Harvey fut connue en France, le premier sentiment qu'elle y excita fut la surprise. On était tellement habitué aux vieilles théories de Galien, le foie occupait depuis si longtemps le premier rang, comme origine des vaisseaux et organes de la sanguification, enfin tout concordait si bien en apparence dans la doctrine de l'École, qu'il y eut à cette nouvelle un mouvement général de curiosité, puis d'incrédulité. Pourtant le nouveau système se présentait avec une grandeur étrange : « De même, disait Harvey, que les planètes circulent dans l'espace en décrivant toujours le même orbite, qui n'a ni commencement ni fin, l'eau circule entre la terre et le ciel, quand après être tombée sous la forme de pluie ou de rosée pour humecter et féconder le sol, elle s'évapore sous l'influence des rayons du soleil, et va former des vapeurs destinées bientôt à se condenser et à descendre de nouveau. C'est aussi en parcourant un cercle analogue que le sang nourricier de l'organisme se répand du cœur dans toutes les parties du corps, pour y porter la chaleur et la vie ; puis, refroidi et vicié par son contact avec ces parties, il revient au cœur y reprendre ses qualités premières, et retourne ensuite encore une fois aux organes d'où il était venu [1]. »

---

1. Milne Edwards, *Leçons sur la physiologie et l'anatomie comparées*, t. III, p. 34 et seq. — Voy. encore, sur l'histoire de cette découverte, Sprengel, *Hist. de la médecine*, trad. franç., t. IV, p. 85, et surtout l'excellent ouvrage de M. Flourens, *Hist. de la découverte de la circulation du sang*, Paris, 1854.

Quelques esprits d'élite furent tout d'abord séduits par ce que cette conception avait de sublime, et ajoutons aussi, par la variété et l'éclat des preuves dont Harvey avait entouré sa découverte. Il avait bien eu quelques prédécesseurs; les vérités qu'il annonçait avaient bien été vues partiellement : ainsi Michel Servet avait exactement décrit le passage du sang des cavités droites aux cavités gauches du cœur, à travers les poumons; Césalpin avait remarqué que les veines se gonflent quand on y applique une ligature, et que ce gonflement a toujours lieu *au-dessous* du point comprimé ; Charles Estienne, Fabrice d'Aquapendente avaient étudié et décrit les valvules des veines; mais nul n'avait eu du phénomène cette idée entière et nette qui seule constitue une découverte, et surtout nul n'avait étayé les vues de l'esprit sur une série bien coordonnée d'arguments et d'expériences. En un mot, c'était bien réellement une découverte dont il s'agissait, et l'une des plus grandes qui aient jamais honoré l'esprit humain.

Peut-être eût-elle rencontré moins de résistance, si, presque à la même époque, une autre découverte anatomique, d'une immense portée, ne fût venue compléter la première, en achevant de détruire la vieille théorie de la primauté du foie. En 1622, un heureux hasard avait fait découvrir à Gaspard Aselli, anatomiste italien, l'existence des *veines lactées*, comme il les appela, lesquelles, partant de l'intestin, charriaient les produits de la digestion. Mais imbu des idées galéniques, et trompé d'ailleurs par les apparences, il avait fait aboutir au foie les vaisseaux chylifères [1]. Aussi ses opinions furent-elles vivement combattues, par la raison qu'il ne faisait que donner à ses veines lactées le rôle jusque-là attribué à la veine porte. Ce n'était vraiment pas la

[1]. Ce qui avait causé l'erreur d'Aselli, c'est que les vaisseaux lymphatiques qui viennent de l'intestin, et ceux qui descendent du foie, convergent vers les mêmes glandes, et qu'il est fort difficile de distinguer cette convergence d'une continuité véritable. Il faut pour cela injecter les vaisseaux ; on a alors le sens de leur direction ; mais l'art des injections était encore inconnu. Il en résulte qu'Aselli ne fit que donner purement et simplement aux chylifères le rôle des veines mésaraïques.

On sait que, selon Galien, le chyle, une fois formé dans l'intestin, est pompé par les veines mésaraïques, et passe de là à la veine porte et au foie. Le foie est donc chargé de la *fabrication du sang* aux dépens des aliments, ou de *l'hématopoïèse*. De plus, le foie est *l'origine des veines* qui portent dans le reste du corps le sang formé dans son parenchyme.

La doctrine de Galien ne fut donc réellement compromise, que le jour où Pecquet eut démontré que le chyle contenu dans les vaisseaux lactés ne va nullement au foie, mais va rejoindre la circulation sanguine, par l'intermédiaire du canal thoracique.

Depuis, il a fallu revoir tous ces faits ; et il est aujourd'hui bien démontré que si les chylifères sont chargés de charrier une partie des produits de la digestion (les matières grasses émulsionnées par le suc pancréatique), les veines mésaraïques n'en portent pas moins au foie la partie la plus importante de ces produits (matières albuminoïdes, sucrées, etc.). Le foie joue donc un rôle capital comme organe d'élaboration des aliments, et mérite le nom de *sanguificateur*, que lui donnaient les anciens. On voit que par un long détour, et tout en tenant grand compte des découvertes modernes, la science en est revenue, en partie du moins, aux idées de Galien, mieux comprises, et surtout démontrées. — Voir, à ce sujet, Beau, *Rech. physiol. et pathol. sur l'appareil spléno-hépatique.* (Arch. gén. de méd., 1856.)

peine, disait-on, de changer les idées reçues : il y avait double emploi. Et, s'il est une chose surprenante, c'est de rencontrer Harvey lui-même au premier rang des contradicteurs d'Aselli : « Il est évident, dit-il, que le chyle qui est destiné à nourrir tous les animaux est porté des intestins par les veines mésaraïques, et *il n'est pas nécessaire que nous cherchions une nouvelle voie* par les veines lactées. »

III. Mais en 1649, un Français, Pecquet [1], acheva la démonstration, en faisant voir que la terminaison des chylifères n'est pas au foie, comme on l'avait dit jusque-là, mais au *réservoir* auquel il donna son nom. En conséquence, le chyle se jetait directement dans le sang, sans passer par le foie! Décidément c'était l'édifice entier de la médecine, auquel en voulaient les novateurs. Rien n'était plus sacré pour eux. Le foie et Galien étaient attaqués de tous les côtés ensemble. D'une part l'origine des veines n'était plus au foie, puisque la circulation était un cercle complet, où il n'y avait ni commencement ni fin. D'autre part, le chyle n'allait plus au foie, comme par le passé. *On avait changé tout cela.* Désormais il fallait donc brûler tout ce qu'on avait adoré! On raconte que lorsque Pecquet alla exposer sa découverte à la Faculté de Montpellier, les

---

1. Pecquet était natif de Dieppe; il avait été reçu docteur à Montpellier en 1647; il entra à l'Académie des sciences en 1666, et mourut en 1674, épuisé par des excès d'eau-de-vie. C'est, dit-on, le principal remède qu'il prescrivait à ses malades.

professeurs de cette célèbre école l'écoutèrent attentivement, et furent obligés de se rendre à l'évidence des faits qu'il leur mettait sous les yeux ; mais que l'un d'eux, résumant leur pensée à tous, en face d'un événement si imprévu, s'écria douloureusement : *Quid de nostra fiet medicina ?* Là était en effet la question.

Mais alors, que faire du foie ? C'était embarrassant. Il y eut des réformateurs assez intrépides pour déclarer que son règne était définitivement passé, qu'il était mort, et qu'il ne fallait plus songer qu'à l'enterrer. L'un d'eux, Thomas Bartholin, alla même jusqu'à lui faire une épitaphe :

SISTE. VIATOR. CLAUDITUR. HOC. TUMULO. QUI. TUMULAVIT. PLURIMOS.
PRINCEPS. CORPORIS. TUI. COCUS. ET. ARBITER. HEPAR. NOTUM.
SÆCULIS. SED. IGNOTUM. NATURÆ. QUOD. NOMINIS. MAJESTATEM. ET. DIGNITATIS.
FAMA. FIRMAVIT. OPINIONE. CONSERVAVIT. TANDIU. COXIT.
DONEC. CUM. CRUENTO. IMPERIO. SEMETIPSUM. DECOXERIT. ABI. SINE.
JECORE. VIATOR. BILEMQUE. HEPATI. CONCEDE. UT. SINE.
BILE. BENE. TIBI. COQUAS. ILLI. PRECERIS. [1].

Et plus tard, lorsqu'on lui poussait des arguments tirés des fonctions du foie, Bartholin répondait imperturbablement : « C'est impossible, *puisqu'il est mort* [2]. »

L'homme qui, à Paris, eut le mérite (si c'en est un) de comprendre le plus tôt et le mieux toute la gravité

1. *Defensio lacteorum et lymphaticorum, et dubiorum anatomicorum contra Riolanum*, 1655. Thomas Bartholin, fils de Gaspard, était professeur à la Faculté de Copenhague. Il avait étudié à Paris, et y avait conservé de nombreuses relations. Il entretenait une correspondance avec Guy Patin.

2. Bartholin, *Responsio de experimentis Bilsianis et difficili hepatis resurrectione*, 1661.

du coup porté par les nouvelles découvertes aux doctrines médicales régnantes, ce fut J. Riolan. Les conséquences pratiques dont elles étaient grosses ne pouvaient échapper à sa sagacité; et ce ne fut ni par aveuglement ni par routine, qu'il s'engagea dans cette voie de résistance opiniâtre, où il s'est si tristement illustré, mais bien plutôt par une vue très-claire des périls où allait, selon lui, sombrer la médecine tout entière. Ce grand exemple a de quoi faire réfléchir. Riolan était loin d'être un homme ordinaire : nul n'a jamais eu plus que lui, et n'a gardé plus constamment le feu sacré de la science; et je ne parle pas seulement de l'érudition (quoique la sienne fût immense), mais de cet amour passionné de la vérité, qui cherche à se satisfaire, moins dans les livres, que dans l'étude attentive et continuelle de la nature. Anatomiste habile et profond, fort élevé au-dessus des préjugés de son temps, qui interdisaient au savant l'usage du scalpel et les manipulations du laboratoire, il ne cessa de prêcher d'exemple, conviant la jeunesse aux travaux sérieux et pratiques, à l'observation des faits, et animé lui-même d'une véritable passion pour l'anatomie, qu'il a enrichie de plusieurs découvertes importantes [1]. Il joignait à ces qualités une merveilleuse aptitude pour l'enseignement, une diction élégante, parfois une véritable éloquence, et, ce qui ne gâte rien, des connaissances littéraires fort

---

1. Notamment sur les appendices graisseux du côlon, sur la disposition des canaux biliaires, sur la structure de l'utérus, sur l'os hyoïde et la charpente musculaire de la langue, etc., etc.

étendues, servies par la mémoire la plus heureuse. Comme ouvrage didactique, son *Anthropographie* est un chef-d'œuvre. Des descriptions d'une exactitude minutieuse y sont à chaque instant rehaussées par d'ingénieuses réflexions, par des citations pleines d'à-propos, d'esprit, de bon goût, sans prolixité et sans fatras, dans la mesure nécessaire pour rendre attrayante et facile la lecture d'un ouvrage scientifique. Le style en est de la plus pure latinité ; et je ne doute pas que, si cet ouvrage était écrit en français, il ne fût lu, même aujourd'hui, avec plaisir. Il fallait bien qu'il en fût ainsi, pour que Riolan fût parvenu, à force de talent, à maintenir un instant la balance égale entre l'erreur et la vérité. Aussi est-il remarquable qu'il est le seul adversaire, que l'immortel Anglais, peu enclin à la controverse, ait jugé digne d'une réponse. Quant au fond du débat, il est difficile de croire que Riolan ne fût pas sincère. Qu'il se soit glissé de la mauvaise foi dans certains détails de sa polémique, je le veux bien ; mais ses écrits n'en portent pas moins la trace d'une conviction profonde ; et il n'en est que plus triste pour l'histoire de l'esprit humain, de voir tant de talent dépensé pour une si mauvaise cause.

Telle est la puissance de l'éducation : nourri des doctrines de la Faculté de Paris, il s'était comme identifié avec Galien ; et, s'il admettait volontiers qu'on pût y ajouter quelque chose, il lui paraissait insensé qu'on songeât à le contredire sur les points essentiels. Une sorte d'instinct lui faisait prévoir, peut-être mieux qu'aux novateurs eux-mêmes, ce qu'on allait tirer de leurs découvertes. D'ailleurs, les auxiliaires qui leur venaient en aide n'étaient pas faits pour le rassurer. Que Bartholin, ou tel autre, entreprissent de rayer d'un trait de plume la moitié de la physiologie et de la pathologie, ce pouvait être une boutade ingénieuse. Mais qu'allait devenir la science, si ces prétentions étaient prises au sérieux? Le bon sens de Riolan se révoltait contre de pareils excès. N'ayant pas l'étendue de génie nécessaire pour comprendre qu'une vérité bien établie n'est jamais sérieusement mise en péril par une autre vérité, et que la difficulté de les concilier ne prouve que les bornes de notre esprit, il crut de bonne foi que le salut était dans une résistance énergique à toutes les nouveautés; il se rejeta violemment vers le passé, dépensa toutes les ressources de sa dialectique à se tromper lui-même, plutôt que de faire des concessions qui l'eussent entraîné plus loin qu'il ne voulait, et épuisa sa vie dans cette misérable tâche, indigne de son talent.

C'est là le caractère de sa controverse. Sans doute, lui aussi fait des expériences, ou plutôt il refait, en les dénaturant, celles qu'on lui oppose. Mais il fait surtout des raisonnements. Toute son argumentation se ramène à une prétendue réduction de l'absurde. Voyez plutôt comment, en parlant de Pecquet, il combat *la licence des opinions modernes* [1] : si Pecquet a raison, si le chyle

---

1. *Opuscula anatomica nova, judicium novum de venis lacteis tam mesentericis quam thoracicis, adversus Thomam Bartholinum.* 1653.

ne va pas au foie, celui-ci n'est plus le siége des *facultés naturelles,* n'est plus chargé de la sanguification. Le voilà donc réduit à l'oisiveté, ou, ce qui est pis, à quelque infime ministère! C'est donc à tort qu'on lui attribue la diarrhée hépatique, la cachexie, l'hydropisie; c'est à tort que l'on cherche à combattre ses obstructions et ses engorgements; Hippocrate et Aristote, qui ont cru à son importance, n'ont donc fait que divaguer!

Mais voici qui est plus grave : le chyle, venant directement de l'intestin, va donc arriver impur, indigeste, non élaboré dans les veines sous-clavières, de là dans le cœur. Le cœur, ce noble siége de la chaleur vitale, n'est plus dès lors qu'une ignoble cuisine, *chyli cacabus, ollaque coquinaria.* Que va-t-il faire pour se débarrasser de ce chyle? L'enverra-t-il au poumon par le ventricule droit? il va alors en infecter l'organe de la respiration. Le lancera-t-il dans l'aorte par le ventricule gauche? Ce sera pis encore. *Quis sanæ mentis credat solium animæ in suo conclavi culinam corporis exercere, et omnes impuritates alvinæ regionis eo transferri?* Riolan voit déjà ce chyle, dont il a tant de peur, pénétrer jusqu'au cerveau par les artères carotides, envahir ce viscère et y compromettre sérieusement la fabrication des esprits animaux. Bref, c'est la vie elle-même, qui serait compromise par le nouveau système… *Ergo,* le chyle doit aller au foie comme par le passé. — Et pourtant, le canal thoracique existe; Riolan l'a vu; Pecquet le lui a montré. Alors il se perd en hypothèses : peut-être ce canal est-il destiné à fournir la *partie fi-*

breuse du sang; peut-être produit-il un ferment acide et chaud pour la vivification du sang artériel ; peut-être sert-il à la nutrition des glandes du cou, et alors (admirable conclusion !) ce serait une preuve de plus à l'appui de l'opinion des anciens, qui disaient que la scrofule vient du mésentère !

Voilà à quelles divagations peut être conduit un homme d'esprit, quand il se met en tête de lutter contre l'évidence. Du reste, pour être juste, il faut reconnaître que la lutte de la Faculté de Paris contre la circulation se résume tout entière dans Riolan. Harvey y avait trouvé, dès le principe, des partisans décidés ; sa doctrine y fut discutée, mais jamais absolument condamnée. Quant à Guy Patin, je n'en parlerai pas ici. C'était, comme je l'ai montré, un esprit très-fin mais très-étroit, qui n'aimait guère à s'embarquer dans ces questions de science pure. Il est même douteux qu'il ait jamais bien saisi les termes de la question. Sur ce point, il s'en rapportait volontiers à son ami Riolan, et se chargeait de la partie épigrammatique de la discussion. Les sectateurs d'Harvey étaient appelés les *circulateurs.* Or *circulator* en latin veut dire charlatan. Cela lui suffit : pour lui, un circulateur est un charlatan. Il ne sort pas de là. Pendant son décanat (janvier 1652), un certain Bertrand, chirurgien barbier, soumit à la Faculté un livre contre la circulation. Il demandait un jugement sur son ouvrage. C'était le cas de se prononcer ; mais, comme c'était là précisément ce qu'on ne voulait pas faire, la Faculté, à l'instigation de son doyen, trouva un biais ingénieux, et se contenta de renvoyer le livre à son auteur, sous prétexte qu'il n'appartenait pas à un chirurgien de traiter une matière si ardue.

IV. Riolan mort [1], on peut dire que le combat cessait faute de combattants ; ou du moins, les discussions qu'il avait suscitées, et qui lui survivent, ne sont que l'écho affaibli de celles auxquelles il avait pris part. Déja l'opinion se prononçait très-ouvertement en faveur de la circulation. Ses adversaires devenaient de plus en plus rares. Cependant nous trouvons encore après lui deux thèses soutenues à la Faculté, et pleines de son esprit. L'une est d'un certain J. Cordelle, soutenue en 1670 sous la présidence de Guy Patin, avec ce titre : *An sanguis per omnes corporis venas et arterias jugiter circumfertur?* (nég.). L'auteur traite la découverte d'Harvey de songe creux ou du moins d'ingénieux paradoxe. « Car, ajoute-t-il, qui a jamais surpris la nature dans ses opérations ? » — Il n'a du reste rien de mieux à invoquer à l'appui de son opinion que *l'horreur du vide*, et l'inconvénient qu'il y aurait à refaire ainsi la science pour le caprice d'un médecin étranger. La seconde thèse (1672) va encore plus loin. Elle est intitulée : *Estne sanguinis motus circularis impossibilis?* (Aff.). L'auteur, Fr. Bazin, le prend encore sur le ton badin et ironique . *Jocose fabulatus est Harveius, toto divisus orbe Britannus;* et voici les choses sérieuses qu'il oppose aux

---

1. Riolan et Harvey moururent tous deux la même année (1657).

plaisanteries de ce pauvre Harvey : le mouvement circulaire étant parfait ne convient qu'aux corps simples, comme les astres. Or, le sang n'est par un corps simple, puisqu'il est composé des quatre éléments. Donc, le mouvement circulaire ne peut convenir au sang. — Autre argument : si le sang circulait, il serait inutile d'en tirer, puisque la perte subie par un organe serait immédiatement réparée. Or la saignée ne peut être une chose inutile. Donc le sang ne circule pas. — Mais on invoque des expériences ! L'auteur en fait bon marché, et les condamne en bloc, en posant le principe : les expériences irritent la nature, et quand elle est irritée, elle agit autrement que lorsqu'on la laisse tranquille. Donc il ne faut pas faire d'expériences.

Heureusement, à ces deux thèses nous pouvons en opposer deux autres de date un peu antérieure, celle de Fagon (1663) *An a sanguine impulsum cor salit?* (Aff.), et celle de P. Mattot (1665) *An motus cordis a fermentatione?* Dans toutes deux, la circulation harvéienne est expressément et complétement professée. La seconde est très-remarquable, en ce qu'elle signale et réfute la théorie de la passivité des mouvements du cœur enseignée par Descartes [1].

1. Descartes, qui eut la gloire d'adopter un des premiers en France la doctrine d'Harvey, et qui le loue hautement « d'avoir rompu la glace en cet endroit » (*Disc. de la méth.*), eut le tort de dénaturer presque aussitôt sa pensée, en refusant au cœur la faculté de se contracter activement, et en ne lui reconnaissant que des mouvements alternatifs de resserrement et de dilatation, sous l'influence du chaud et du froid. (Voy. *Traités de l'homme et de la*

Tels sont à peu près les derniers événements de cette longue controverse, qui, après avoir soulevé tant de passions, n'était plus abordée que de loin en loin, et tendait de plus en plus à s'assoupir. La circulation avait sa cause gagnée. Tous les bons esprits l'avaient adoptée. En 1673, Louis XIV consacrait cette victoire, en instituant, au Jardin des Plantes, une chaire spéciale d'anatomie *pour la propagation des découvertes nouvelles*. Elle fut donnée à Dionis.

Ce fut l'année même de cette reconnaissance en quelque sorte officielle de la circulation du sang, que Molière traduisit au tribunal du ridicule les derniers champions d'une cause surannée, en mettant cette phrase dans la bouche de Diafoirus faisant l'éloge de son fils : « Sur toute chose, ce qui me plaît en lui, et en quoi il suit mon exemple, c'est qu'il s'attache aveuglément aux opinions de nos anciens, et que jamais il n'a voulu comprendre ni écouter les raisons et les expériences des prétendues découvertes de notre siècle, touchant la circulation du sang et autres opinions de même farine. » Il fallait aux anti-circulateurs ce dernier coup de massue pour les réduire désormais au silence; mais l'on peut affirmer que ce que Molière achevait alors, l'opinion l'avait commencé depuis longtemps, et qu'il se sentait d'avance sûr de l'assentiment du parterre.

formation du fœtus.) — Mattot combat ces vues erronées, et cite, entre autres, la fameuse expérience qui consiste à arracher le cœur d'un animal vivant, qu'on voit encore longtemps battre sur la table.

Cette phrase célèbre a un digne pendant : c'est l'*Arrêt burlesque* de Boileau. Cette curieuse pièce, si bien empreinte du langage judiciaire du temps, et où Boileau a si bien utilisé les termes de chicane qu'il avait appris dans sa jeunesse, est de la même époque, du même esprit, et a les mêmes origines que le *Malade imaginaire*. Elle fut conçue et exécutée en commun avec le spirituel médecin Bernier, l'ami de Molière, et, comme lui, l'élève de Gassendi. Bernier fit la requête, et Boileau l'arrêt. Elle eut, dit-on, le mérite de prévenir un arrêt très-sérieux que l'Université songeait à obtenir du Parlement contre ceux qui enseignaient une autre philosophie que celle d'Aristote [1]. Les *Considérants* sont charmants : Attendu « qu'une inconnue nommée la Raison, » entre autres méfaits, « par une procédure nulle de toute nullité, aurait attribué audit cœur la charge de recevoir le chyle, appartenant ci-devant au foie ; comme aussi de faire voiturer le sang par tout le corps, avec plein pouvoir audit sang d'y vaguer, errer et circuler impunément par les veines et artères, n'ayant autre droit ni titre pour faire lesdites vexations, que la seule expérience, dont le témoignage n'a jamais été reçu dans lesdites Écoles... La Cour... ordonne au chyle d'aller droit au foie sans plus passer par le cœur, et au foie de le recevoir [2]. Fait défense au sang d'être

---

[1]. Voy. Boileau, *Discours sur l'ode*.
[2]. Boileau fait erreur. Le chyle va parfaitement au foie, ce qui ne l'empêche pas d'aller aussi au cœur. Ainsi le procès était susceptible d'une solution à l'amiable. Voy. plus haut, *Note*, p. 162.

plus vagabond, errer et circuler dans le corps, sous peine d'être entièrement livré et abandonné à la Faculté de médecine, etc. » De pareilles boutades font plus de mal à une vieille doctrine qui se meurt, qu'un volume de bonnes raisons.

V. Pour l'antimoine, il n'en était pas tout à fait de même. Ici, il ne s'agissait plus d'un de ces faits d'expérience, pouvant se vérifier à toute heure, obéissant à une loi constante, et ne demandant, pour s'imposer à la raison, qu'une attention suffisante, et de la bonne foi. Ce n'était plus d'un fait qu'il s'agissait, mais d'une méthode, et d'une pratique. Mille questions secondaires se cachaient sous cette question fort simple en apparence; et, ce qui est plus grave, des intérêts de toute nature s'y trouvaient engagés. Ceci vaut une explication.

Si l'on en croit une légende fort discutable, Basile Valentin, moine bénédictin du couvent de Saint-Pierre à Erfort, au commencement du seizième siècle, et de plus philosophe, alchimiste, astrologue et médecin, comme on l'était alors, isola le premier un métal mal connu avant lui, et dont il eut l'idée de faire l'application à l'art de guérir. Il en fit prendre d'abord à des porcs, à qui ce régime réussit à merveille. Ces animaux engraissaient à vue d'œil. Le minerai d'antimoine contient toujours une certaine proportion d'arsenic : or l'arsenic, pris à petites doses, engraisse, ainsi que le savent fort bien les paysans de la Styrie et de la basse

Autriche[1]. Encouragé par ce premier succès, Basile Valentin en fit prendre aux moines de son couvent. Soit que cette nouvelle préparation fût mal faite, ou qu'il leur en eût donné une trop forte dose, il les rendit fort malades. Il en tira cette conséquence : le nouveau métal convient aux porcs, et ne convient pas aux moines. Il l'appela donc *antimoine*. Toutefois il paraît qu'il ne se tint pas pour battu, fit de nouveaux essais, et crut avoir trouvé la panacée universelle. Il publia sa nouvelle découverte sous ce titre emphatique : Le Char triomphal de l'antimoine (*Currus triumphalis antimonii*.)

Paracelse, qui vint trente ans après, s'empara du précieux métal, l'étudia, le perfectionna, en fit un éloge extravagant, et généralisa en médecine une nouveauté qui parut alors prodigieuse : l'introduction dans la thérapeutique des remèdes tirés du règne minéral. C'était le germe de toute une révolution. Paracelse avait toutes les qualités et tous les défauts des novateurs qui font école : une éloquence entraînante, une imagination vive, des airs inspirés, une confiance en lui-même allant jusqu'à l'impudence, une bizarrerie d'idées et de langage, qui empêchera toujours de savoir au juste si c'était un fou, ou un homme de génie. Peut-être était-il l'un et l'autre. Il légua à ses successeurs, avec quelques découvertes réelles, un système philosophique indéchiffrable, qui a fait le désespoir de tous les commentateurs, mais qui s'annonçait du moins avec un

1. Voy. les observations du docteur Tschudi, reproduites par *l'Union médicale*, mai 1854.

caractère évident : la rupture complète, éclatante, outrecuidante, avec toutes les traditions de l'antiquité.

Le seizième siècle fut l'âge d'or de l'alchimie. Elle s'y développa, surtout en Allemagne, cette terre classique du mysticisme et de la rêverie, entourée de tout son nébuleux cortége de sciences occultes, la cabale, l'astrologie, la chiromancie. Elle y devint à la fois une industrie et un système : industrie persécutée, mais persévérante ; système peu défini, jamais avoué, entouré du plus profond mystère, ne se transmettant qu'aux adeptes, après une longue initiation, et présenté dans les écrits des Answald, des Thurneysser, dans un style dont l'obscurité renchérit encore sur celle de Paracelse. Au fond de tout cela, se cache une sorte de panthéisme, la croyance non-seulement à l'harmonie universelle, mais à une véritable vie répandue dans toute la nature, même inanimée, et y réglant l'action réciproque de toutes les parties du grand tout les unes sur les autres. — Il ne s'agit plus seulement de faire de l'or. L'or véritable, *l'or des sages*, bien différent du grossier métal qui brille aux yeux du vulgaire, possède des vertus prodigieuses, peut-être celle d'éterniser la vie, du moins le pouvoir de guérir toutes les maladies qui affligent l'humanité. L'or potable, voilà le grand œuvre, le véritable but de l'alchimie. Qui sait si l'invention de l'antimoine ne serait pas un premier pas dans cette voie?... Quelques-uns osèrent même avancer que c'était là enfin cette panacée tant attendue. En tout cas, il est certain que c'est parmi les alchimistes qu'il trouva ses plus fervents apôtres, et qu'à force de l'étudier dans cet espoir, ils en produisirent un grand nombre de combinaisons et de préparations nouvelles.

En France, où le sens pratique des choses l'a toujours emporté sur le culte exclusif de la théorie, on fit en général assez bon marché des tendances théosophiques et panthéistiques d'outre-Rhin, et il se fit de bonne heure une séparation tranchée entre les mystiques et les chimistes. Les premiers firent de l'astrologie leur principale étude [1]. Mais l'astrologie médicale eut peu de succès, et cela par une bonne raison : c'est qu'elle a, outre son absurdité, l'inconvénient grave de mener au fatalisme absolu ; ce qui ne fait pas le compte des malades. Aussi alla-t-elle promptement en déclinant ; au dix-septième siècle, elle était déjà tombée dans le discrédit le plus complet, et devenue l'apanage des charlatans de bas étage, et des médecins ambulants.

La chimie eut, et devait avoir une fortune différente.

1. Voici un exemple pris au hasard dans un *Recueil d'observations médicales* de l'École astrologique. Il s'agit d'une fièvre intermittente : « Uxor cujusdam textoris morbo periodico decubuit hora 6 mane, die augusti 1551. Mercurius Orientis dominus e diametro Saturnum 6 domicilii hospitatorem regressu vexatum videbat. Quamobrem Mercurius signi ascendentis dominus, adversa radiatione a Saturno improbe afflictus erat, cum Lunæ testimonio, licet prædicti Orientis et 6 loci perambulassent Leonem et Aquarium ; nihilominus ista ægrota convaluit nulla sumpta medela, *quia* decreti affectus de domino Orientis, a domino 6 domus vel 12 infelicitate depresso, locum semper non habet in morbis periodicis. » (Thomas Boderius, *De ratione et usu dierum criticorum*. Paris, 1551.) On voit que la thérapeutique n'a pas grand'chose à faire dans ce système.

Car enfin, si petits qu'eussent été ses progrès, ils n'en étaient pas moins certains ; les résultats qu'elle obtenait étaient matériels, palpables. Elle dut aux médecins cet inappréciable avantage, qu'elle ne pouvait attendre des alchimistes de profession : celui de se dégager de plus en plus du mystérieux appareil dont l'avaient enveloppée les derniers représentants du moyen âge, et de se présenter à l'esprit comme une science semblable à une autre, dont les lois et les procédés n'avaient rien de surnaturel. Quant à l'efficacité des agents minéraux, on en avait tous les jours la preuve, et l'on se faisait ce raisonnement très-simple : s'ils ont le pouvoir d'empoisonner, pourquoi n'auraient-ils pas celui de guérir?

VI. Ce progrès, au dix-septième siècle, était un fait accompli. La chimie, sortie des voies ténébreuses du mysticisme, pour entrer dans celles de la science, venait, au nom des services qu'elle se croyait appelée à rendre, réclamer sa place dans la médecine. Mais on lui tenait rancune, à cause de ses origines. Les sympathies qu'elle avait rencontrées à Montpellier la rendaient suspecte aux puristes de la Faculté de Paris. De lourdes bévues, commises par ses plus chauds sectateurs, pesaient sur son passé. Enfin, le mépris qu'elle affichait pour l'antiquité alarmait la majeure partie des médecins, élevés, comme nous l'avons vu, dans un profond respect pour tout ce que la chimie prétendait réformer, détruire, ou remplacer. En un mot, ce qui s'agitait alors, c'était au fond la question toujours ancienne et toujours nouvelle de la part qui doit être faite en médecine aux sciences dites *accessoires ;* la même question, dirai-je, que, sous une autre forme, et à propos d'un autre médicament, on a vu, en 1860, passionner si vivement les membres les plus éminents de l'Académie impériale de médecine.

Il ne manqua pas d'esprits conciliants, qui tentèrent une alliance entre le passé et le présent, et conçurent l'espoir, assurément fort raisonnable, de faire accepter les nouvelles théories chimiques sous le patronage du galénisme. On ressent toujours plus ou moins l'influence du milieu où l'on vit, même lorsqu'on la combat ; or il y avait un point essentiel, sur lequel, partisans ou adversaires de la chimie, tous étaient à peu près d'accord : c'était *l'humorisme.* Le germe en existait dans Galien, dont la médecine tout entière repose sur la doctrine des quatre humeurs : le sang, la bile, la pituite et l'atrabile ou mélancolie. Sans doute, à force de le commenter, on avait beaucoup renchéri, beaucoup subtilisé sur les paroles du maître ; d'autre part, il avait été violemment battu en brèche ; mais il n'en restait pas moins un certain nombre de principes universellement acceptés, et passés à l'état d'axiomes ; à savoir : que toute maladie provient d'une surabondance d'humeurs ; que ces humeurs peuvent pécher par quantité et par qualité : s'il y a simplement excès, c'est alors la pléthore ; si les humeurs sont plus ou moins viciées, il y a cacochymie (d'où cette règle générale qui dominait la thérapeutique de l'école : que la pléthore se combat par la saignée, et la cacochymie par la purgation). Que si, au lieu d'affecter les organes internes, les humeurs se portent à l'extérieur, elles donnent naissance aux *tumeurs*, qui sont elles-mêmes de quatre espèces principales : le *phlegmon* qui vient du sang, l'*érysipèle* qui vient de la bile, l'*œdème* qui vient de la pituite, et le *squirrhe* qui vient de l'humeur mélancolique, etc., etc. Tout cela, je le répète, était hors de contestation, et avait passé dans le langage. Témoin les terribles imprécations dont le *Purgon* de Molière accable son indocile malade : « Je vous abandonne à votre mauvaise constitution, à l'intempérie de vos entrailles, à la corruption de votre sang, à l'âcreté de votre bile, à la féculence de vos humeurs [1] ! »

Tandis que les orthodoxes s'en tenaient à ces termes généraux d'âcreté, de corruption, de féculence, qui ne les compromettaient pas beaucoup, les médecins chimistes cherchaient à préciser les choses, en faisant intervenir dans l'organisation humaine les phénomènes qu'ils avaient sous les yeux dans leurs laboratoires. C'était le temps où Willis essayait de répandre ce système en Angleterre : la fièvre n'était plus qu'une effervescence du sang, due à une véritable fermentation ; les spasmes et les convulsions reconnaissaient pour cause l'explosion du sel et du soufre avec les esprits animaux ; il n'était plus question que de combustions,

1. Il est digne de remarque que la médecine humorale est restée celle des gens du peuple, dont le langage est si souvent ce qu'était, deux cents ans auparavant, celui de la science.

de pourritures, de dissolutions, de nitre, de sel, de mercure. La Faculté de Paris, tout en résistant tant bien que mal à ce mouvement, le suivait pourtant de loin. Car de quel droit eût-elle pu proscrire la chimie, elle qui ne voyait dans les maladies que les altérations des liquides de l'organisme? La chimie voulait préciser ces altérations, rien de plus. C'était la conséquence extrême des doctrines officielles; hypothèses pour hypothèses, les nouvelles valaient bien les anciennes. La Faculté le sentait, et se montrait assez coulante sur la théorie. Cela était sans conséquence.

Mais il n'en était plus de même sur la question pratique du traitement des maladies. Tout le monde était d'accord sur ce point, qu'il s'agissait avant tout d'évacuer *l'humeur peccante*. On se partageait sur les moyens.

Les fidèles sectateurs d'Hippocrate et de la tradition mettaient tout leur art à attendre, comme ils le disaient, la *coction* des humeurs, laquelle devait se faire par l'effort spontané de la nature; ils avaient foi à la doctrine des jours critiques, et soutenaient qu'il n'est au pouvoir de personne de les hâter ni de les prévenir, que le mieux à faire est de les laisser venir et d'en profiter habilement; ils avaient fait de la purgation un art d'un détail infini, et s'attachaient non-seulement à purger à propos, mais à purger séparément, et selon les indications, la bile, l'atrabile, ou le phlegme. En somme, ils agissaient fort peu, recouraient beaucoup à l'hygiène, et n'employaient aucun moyen énergique. Le séné, dont ils exaltaient avec complaisance les vertus singulières, et qu'ils étaient si fiers d'avoir ajouté à la matière médicale des anciens, le séné constituait pour eux, avec la casse et la rhubarbe, les colonnes d'Hercule de la purgation. Si l'on veut avoir un excellent modèle de cette thérapeutique, on n'a qu'à prendre, à la première scène du *Malade imaginaire*, le compte de l'apothicaire. Tout y est bénin, anodin, insinuatif, détersif, carminatif, délayant, émollient. Il n'est question que de lénifier, adoucir, tempérer, rafraîchir. C'est ce qu'on appelait faire de la médecine hippocratique.

VII. Je me trompe ; ils avaient la saignée. Il serait difficile de dire par quelle étrange inconséquence, ennemis comme ils l'étaient des moyens violents, ils avaient pu arriver à l'abus incroyable qu'ils faisaient de cette méthode. Jamais le docteur Sangrado, de Lesage, jamais les plus fervents adeptes de Broussais et de la médecine physiologique, ne répandirent des torrents de sang comparables à ceux qui furent versés à cette époque. La Faculté s'en glorifiait comme d'une conquête, et à ceux qui lui reprochaient d'être ennemie du progrès, elle répondait : N'avons-nous pas découvert la fréquente saignée ? « Il n'y a guère, dit Riolan, que les médecins de Paris, qui savent jusqu'à quel point il faut en user. » Or veut-on savoir quel est ce point ? Le corps contient, disait-on, environ vingt-quatre livres de sang. On peut en perdre vingt sans mourir, comme cela se voit dans les grandes hémorragies. Donc on est sûr de se tenir dans une limite raisonnable, tant qu'on ne tire pas plus de la moitié de la totalité du sang. On citait avec admiration cet aphorisme de Botal : « Le sang, dans le corps humain, est comme l'eau dans une bonne fontaine : plus on en tire, et plus il s'en trouve ! » Cela peut mener loin.

Guy Patin n'y manquait pas : c'était la première de ses convictions. Il faut voir avec quel plaisir il cite et commente ce fameux vers de Joachim du Bellay :

> O bonne, ô saincte, ô divine saignée !

« Ce remède, dit-il, hardiment et heureusement réitéré au commencement des maladies, est un des principaux mystères de notre métier. » Et il donne l'exemple : il fait saigner sa femme douze fois pour une fluxion de poitrine, son fils vingt fois pour une fièvre continue. Ni le sexe ni l'âge ne sauraient l'arrêter : « Nous guérissons nos malades après quatre-vingts ans par la saignée, et saignons aussi fort heureusement les enfants de deux et trois mois, sans aucun inconvénient : j'en pourrais montrer vivants dans Paris, saignés en ce bas âge, plus de deux cents. » Et en effet, si nous consultons sa correspondance, nous le voyons saigner treize fois en quinze jours un enfant de sept ans ; il en saigne un de deux mois, un autre de *trois jours !* Lui-même se fait saigner sept fois pour un simple rhume, et il rapporte de ses confrères des exemples non moins beaux de dévouement aux principes : M. Mantel saigné trente-deux fois pour une fièvre, M. Cousinot soixante-quatre fois pour un rhumatisme, M. Baralis onze fois en six jours, à l'âge de quatre-vingts ans. Après cela, dira-t-on qu'ils ne sont pas sincères? — Mais malheur à ceux qu'on ne saigne pas, ou qu'on saigne modérément! Guy de Labrosse (un médecin!) est mort sans saignée. On la lui proposa : « Il répondit que c'était le remède des pédants sanguinaires (il nous faisait l'honneur de nous appeler ainsi), et qu'il aimait mieux mourir que d'être saigné : aussi a-t-il fait. Le diable le saignera en l'autre monde, comme le mérite un fourbe, un athée... » Ces invectives, ce souhait de la damnation éternelle, pour un homme qui a refusé de mourir *dans les formes*, n'est-ce pas là le sublime du comique ?

Que de tels excès eussent depuis longtemps choqué un bon nombre de médecins, il n'y a pas lieu de s'en étonner. Reste à savoir si l'émétique et les autres préparations d'antimoine leur réussissaient mieux. Je ne parle pas des charlatans qui le donnaient à tort et à travers. Il est certain que ceux-là empoisonnaient leurs malades. Quant aux médecins qui s'en servaient en conscience, il est aussi facile d'expliquer leurs succès que leurs revers. Malgré les nombreuses études dont ce médicament avait été l'objet, la science ne possédait alors aucun moyen de s'assurer si les préparations usitées ne contenaient pas d'arsenic, et cette cause d'erreur non soupçonnée explique comment, de très-bonne foi, et avec autant de raison, les uns en constataient d'excellents effets, et les autres en voyaient résulter de déplorables accidents. D'ailleurs, l'antimoine n'était alors donné que comme vomitif. Quiconque a ressenti l'horrible prostration qui succède à l'emploi de ce remède, comprendra la juste défiance qu'il devait inspirer. Personne, jusque-là, n'avait dit ni compris que le principal avantage qu'on en puisse tirer consiste précisément à utiliser à propos cet affaissement des forces, en fractionnant les doses, sans produire de vomissements. Nous ne le savons que depuis Rasori. La lutte était donc entre ceux qui avaient pour principe de n'évacuer l'humeur peccante qu'après la coction, et qui conséquemment proscrivaient les vomitifs [1], et ceux qui soutenaient au contraire qu'il valait beaucoup mieux prévenir les effets désastreux du séjour prolongé de la matière morbide, en la faisant rejeter au plus tôt. En un mot la prétention de ces derniers était de *juguler* la maladie.

VIII. De quel côté était la raison ? Racontons d'abord la querelle. Elle occupe un siècle entier. En 1566, un arrêt solennel du parlement de Paris condamne l'antimoine; en 1666 un autre arrêt du même parlement le réhabilite. Nous nous tiendrons surtout aux environs de la seconde époque.

Voici d'abord la traduction de la décision de la Faculté, qui avait motivé l'arrêt de 1566.

1. Cependant leur oracle Hippocrate, qui bâtissait moins de théories, mais qui savait mieux observer, avait connu l'usage de cette classe de médicaments, et notamment de l'ellébore blanc.

« *Décret de la Faculté.*

« Tout le collége de la Faculté de médecine ayant été convoqué à l'effet de porter un jugement pour servir de règle relativement à l'antimoine, il a été décidé, d'après l'autorité de tous ceux qui se sont illustrés en médecine, et pour les raisons déjà exposées devant M. le procureur général, que l'antimoine est une substance délétère, et, comme tel, doit être classé parmi les simples de nature vénéneuse ; que, de plus, il n'existe pas de préparation qui puisse le corriger, de manière à en permettre l'usage sans danger. Décrété aux Écoles de médecine, le troisième jour des kalendes d'août de l'année 1566. »

En 1615 nouveau décret, porté dans le même sens, *à l'unanimité.*

Ces décrets ont ceci de remarquable, qu'ils nous donnent de la manière la plus exacte l'idée que nos pères se faisaient des médicaments et des poisons. Pour eux, toute la question se réduisait à savoir *si l'antimoine est un poison.* La médecine moderne, à la fois plus hardie et plus sage, reconnaît que le degré d'utilité ou de nocuité d'une substance dépend uniquement de l'usage qu'on en fait, et des doses auxquelles on la donne. Tous les grands agents thérapeutiques dont elle s'est enrichie sont d'énergiques modificateurs de l'économie, capables de donner la vie, précisément parce qu'ils peuvent donner la mort. Elle utilise les plus redoutables moyens de destruction : le mercure, l'arsenic, l'opium, le quinquina, la strychnine. En ce sens, il est très-vrai de dire qu'il n'y a de véritables médicaments que les poisons. Pour les anciens, au contraire, ces deux idées étaient diamétralement opposées, et par conséquent incompatibles. Cette distinction était si bien dans l'esprit de tout le monde, que les plus chauds partisans de l'antimoine s'occupaient bien moins de déterminer dans quelles conditions il peut être utile ou nuisible, que d'en obtenir des préparations nouvelles. La notion de combinaison chimique leur étant absolument étrangère, ils cherchaient, comme ils le disent eux-mêmes, à *corriger*, à perfectionner l'antimoine; idée tout à fait analogue à celle de leurs prédécesseurs les alchimistes, dont le but unique avait été d'*ennoblir* les métaux. Cette théorie est expressément professée dans tous les ouvrages du temps.

Dans la première moitié du dix-septième siècle, les travaux se multiplièrent dans cette direction. Deux ouvrages médico-chimiques publiés à l'étranger, l'un en Allemagne, celui de Hamerus Poppius[1], l'autre en Piémont, celui du P. Vincenzo Solombrino[2], eurent, on ne saurait dire pourquoi, un grand retentissement en France; on crut toucher enfin à la fameuse correction si longtemps attendue; les poëtes se mirent à chanter la découverte; la mode s'en mêla; les médecins de la cour l'adoptèrent; en peu d'années, moitié raison,

1. *Basilica antimonii* (Francf., 1618.)
2. *Trattato delle maravigliose virtù dell' antimonio.* (Torino, 1628).

moitié caprice, ce fut un engouement, une vogue. Il se fit autour d'une drogue connue depuis plus de cent ans tout le bruit qui accompagne d'ordinaire l'apparition d'une nouveauté. La lutte que la Faculté avait autrefois soutenue avec avantage, lorsqu'il ne s'agissait que de combattre les empiriques, allait recommencer, mais cette fois dans le sein de la Faculté elle-même.

IX. Sur ces entrefaites, un événement imprévu vint envenimer la querelle. Une commission spéciale travaillait depuis 1623 à la rédaction d'un *antidotaire* ou codex pharmaceutique destiné à donner la liste des médicaments autorisés et reconnus par la Faculté. L'ouvrage avançait, mais de cette marche lente et posée, qui est celle de tous les livres faits en commun par une compagnie savante, comme le fameux *Dictionnaire* de l'Académie française. Tout le monde savait qu'il était encore loin d'être terminé, lorsque en 1638, le doyen Hardouin de Saint-Jacques le fit subitement publier. On ne fut pas médiocrement surpris d'y trouver le *vin émétique* ou *vin antimonial* inscrit en toutes lettres. Comment l'ennemi avait-il pénétré dans la place? Y avait-il eu trahison? Un vote avait-il été surpris? On ne l'a jamais bien su. Plusieurs pensèrent que ce doyen peu scrupuleux n'avait pas craint de fausser les registres de la Faculté pour l'année 1637. Quoi qu'il en soit, il n'en fallait pas davantage pour mettre en jeu toutes les colères.

Ce serait un travail aussi long que fastidieux, d'analyser l'immense quantité de brochures, d'in-folio, de pamphlets grands et petits, qui se succédèrent sans interruption pendant une vingtaine d'années sur ce mince sujet. La forme, le langage, en sont pour nous lettre morte. L'expérience et l'autorité, Hippocrate et l'Écriture sainte, l'histoire et les Pères, y sont tour à tour invoqués de part et d'autre. — Le premier point serait de définir l'antimoine ; on ne s'y accorde même pas. On discute, textes en mains, la question de savoir si Adam qui, dans le Paradis terrestre, *donna*, dit la Genèse, *un nom à toutes choses*, nomma aussi l'antimoine, et en ce cas, quel nom il lui donna [1]. Ou, s'il faut recourir aux métaphores, doit-on, avec Basile Valentin, chercher une comparaison dans la géométrie, et assimiler l'antimoine au cercle, qui n'a ni commencement ni fin ? Dans l'histoire naturelle, et le comparer au bélier ? Dans la mythologie, et l'appeler le Protée des métaux ? Mais est-ce bien un métal, ou seulement un simple minéral ? Ou bien ne serait-ce pas un hermaphrodite, métal et minéral à la fois ? Quoi encore ? Racine des métaux, parce qu'il les produit tous ; loup des métaux, parce qu'il les dévore ; Saturne des philosophes, magnésie de Saturne, bâtard de Saturne ?... Je fais grâce à mon lecteur du reste de cette synonymie.

Ce fut surtout de 1650 à 1655 que fourmillèrent ces pamphlets. On était alors en pleine Fronde, et le vent

[1]. On citait encore ce verset d'Isaïe : *Ecce sternam in stibio pedes tuos.* — La plus belle promesse que, selon les antimoniaux, Dieu pût faire à son peuple, c'était de le loger dans un palais d'antimoine. C'était pour eux la félicité idéale.

était aux brochures. Il y a pour cela des moments spécialement favorables. Je vais essayer de donner une idée de ce qu'étaient ces ouvrages, qui, dans leur temps, ont été fort lus, même en dehors du monde médical. C'est ce qui explique pourquoi ils sont en français, contrairement à l'usage du temps, qui voulait que les livres de science fussent écrits en latin ; comme tels, ils méritent une place, si petite soit-elle, dans notre littérature. Tous sont précédés d'une série d'épîtres dédicatoires, de recommandations, d'approbations, de listes d'adhésion qui donnent en quelque sorte, jour par jour, la mesure du chemin fait par l'antimoine, et permettent de compter le nombre de ses partisans et de ses adversaires.

Le premier médecin de la Faculté de Paris qui osa arborer ouvertement le drapeau de l'insurrection, fut un jeune homme, Jean Chartier, médecin de la reine d'Angleterre, et fils du célèbre René Chartier, l'éditeur des œuvres d'Hippocrate. Il publia en 1652, sous le décanat de Guy Patin, un libelle intitulé : *La science du plomb sacré des sages* [1]. Son châtiment ne se fit pas attendre : il fut aussitôt et ignominieusement chassé de la Faculté. Le malheureux avait compté par là se faire bien venir du puissant Vautier. Mais Vautier mourut la même année, et l'imprudent libelliste se trouva privé de sa profession et livré sans défense à la merci de ses créanciers, qui, n'en pouvant avoir de l'argent, le firent mettre en prison [2].

1. C'est encore un des nombreux noms de l'antimoine.
2. Cependant il plaida, et finit par gagner son procès contre Guy Patin, 1653.

Pour comble de malheur, il nous est impossible de voir en lui un talent persécuté. Car son ouvrage est d'une rare insignifiance. Ce qu'il a de plus remarquable, c'est un frontispice symbolique, où l'on voit un hibou perché sur un cep de vigne (allusion au vin émétique) portant des lunettes et entouré de torches allumées. Au-dessous on lit :

> Le hibou fuit la clarté vivifique ;
> Et, quoiqu'il ait lunettes et flambeaux,
> Il ne peut voir les secrets les plus beaux
> De l'antimoine et du vin émétique.

Il parut presque aussitôt en réponse plusieurs virulentes diatribes contre l'antimoine, sous ces titres bizarres : *Légende antimoniale*, *Pithœgia*, *Antilogia*, *Aletophanes*. L'auteur anonyme de ces trois dernières, que Guénaut eut le crédit de faire excommunier, était François Blondel, le plus ardent et le plus obstiné censeur de l'antimoine, et qui finit par en être la victime.

X. De toutes ces réponses à Chartier, la seule qui mérite de nous arrêter un instant, est celle du docteur Germain, intitulée *Orthodoxe, ou de l'abus de l'antimoine*. C'est un volumineux dialogue à l'imitation de ceux de Platon, destiné à établir le syllogisme suivant :

« Le vomitif violent est d'un périlleux usage ès fièvres continues, et n'est nullement nécessaire aux intermittentes ;

« Or, est-il que le vomitif d'antimoine est violent.

« Donc le vomitif d'antimoine est d'un périlleux usage ès fièvres continues, et n'est nullement nécessaire aux intermittentes. »

Iatrophile et *Philalèthe*, voyant tous les malades accourir en foule à l'émétique, et ne sachant que croire des merveilles qu'on en raconte, se décident à aller consulter sur ce point délicat l'illustre et sage vieillard *Orthodoxe*. Ils vont donc le trouver à sa maison de campagne. Du plus loin qu'ils l'aperçoivent : « C'est lui-même, dit Philalèthe, je le reconnais à sa taille et à son port majestueux. Que cette apparence extérieure marque bien la grandeur de l'âme qui est logée en ce corps, qui n'a jusqu'à cette heure ressenti aucune diminution de la vigueur de ses fonctions ! » Ils l'abordent, et lui exposent l'objet de leur visite. Le bon vieillard se prête avec une grâce parfaite à leur dire tout le mal possible de l'antimoine.

Ce dialogue a le défaut ordinaire des ouvrages de ce genre. Les deux interlocuteurs du personnage principal ressemblent à des comparses, et ne sont là que pour la forme ; ils sont d'avance de son avis ; s'ils posent des objections, c'est pour le plaisir de les voir réfutées, et pour donner un aliment à la conversation. « Vous avez raison, » dit Philalèthe ; « il nous est impossible de résister à la force de vos arguments, » reprend Iatrophile. D'ailleurs, pour plus de sûreté, l'auteur a pris le soin, dans sa préface, de nous prévenir qu'*Orthodoxe* « vaut autant qu'à dire droiturier en ses décisions. » Laissons donc là Orthodoxe, et voyons ce que pense M. Germain.

Son livre est certainement un des plus modérés et des plus sages qui aient été écrits sur la question. Il n'a point de préjugés contre la chimie, et ne veut pas la condamner sur l'étiquette; il croit au progrès; il est convaincu que, si Hippocrate et Galien revenaient au monde, ils seraient les premiers à faire usage de certains remèdes nouveaux dont l'efficacité est incontestable. Il va même plus loin : il admet la possibilité, la réalité des spécifiques. Il pense que la nature a préparé des remèdes pour toutes les maladies, et que c'est à l'homme de les découvrir. « Cette connaissance fait rougir tous les jours de superbes savants, quand ils voient guérir par des idiots, et par des remèdes qu'ils foulent aux pieds, les malades qu'ils ont lâchement abandonnés. »

Mais sur la question particulière de l'antimoine, il est intraitable; et l'on doit convenir, avec ses deux amis, que les raisons qu'il donne pour le condamner sont pour la plupart excellentes. Il a des vues saines et élevées sur le rôle du médecin, ne veut pas précipiter les choses, craint d'aller au rebours de la vérité par les moyens violents, de contrarier les efforts salutaires de la nature, qu'on doit se contenter de seconder doucement, sans vouloir les hâter, ni les arrêter, ni les contraindre. « Il n'est pas permis, en l'exercice de la médecine, qui nous met entre les mains la vie et la mort des hommes, d'imposer de nouvelles lois, et de laisser les meilleures maximes de nos premiers maîtres, que la suite de tant de siècles a fait reconnaître pour avoir été aussi judicieusement établies qu'elles se trouvent véritables. Il faudrait pour les abolir, avant toutes choses, en avoir détruit le fondement, et confirmé les opinions nouvelles par des principes scientifiques et un tissu de propositions véritables, nécessaires, et de soi connues. »

XI. Une critique si modérée, venant après des réquisitoires injurieux et diffamants, aurait dû sembler un appel à la conciliation. Mais cela ne faisait pas le compte des antimoniaux. Eusèbe Renaudot, le fils du célèbre et infortuné fondateur de la *Gazette*, dont on verra bientôt les essais de réforme, croyait avoir des injures de famille à venger. Il le fit dans un prolixe pamphlet divisé en deux parties : l'*Antimoine justifié*, et l'*Antimoine triomphant*, avec cette épigraphe :

> Est in quibusdam tanta perversitas,
> Ut inventis frugibus, glande vescantur.

Germain avait prétendu dans sa préface avoir été éclairé par une expérience personnelle, et, mis à l'article de la mort par une prise d'émétique, n'avoir été ranimé que par huit ou dix bonnes saignées. Eusèbe Renaudot fait précisément la contre-partie, et déclare ne prendre la plume que par reconnaissance pour l'émétique, auquel il doit la vie. Lequel faut-il croire des deux ?

Ce qu'il y a de plus grave, c'est que le livre porte en tête une liste d'adhérents, où figurent soixante et un docteurs de la Faculté de Paris (la moitié environ), parmi lesquels, quelques noms importants, entre autres celui de Guénaut, qui avait payé les frais d'impression. Au milieu des approbations, épigrammes, acrostiches, hexastiches, qui décorent les premières pages, se trouve un sonnet de Colletet, assez bien tourné. Le voici :

> Précieux élixir, céleste magnésie,
> Ame de la nature, et ses plus grands efforts,
> Esprit dont la vertu ressuscite les morts,
> Et leur rend l'embonpoint aussi bien que la vie ;
>
> Quoi que chante des dieux l'antique poésie,
> Ton liquide trésor, qui passe leurs trésors,
> Pour nous purifier et dedans et dehors,
> Vaut mieux que leur nectar et que leur ambroisie.
>
> Si de doctes ingrats ternissent ton honneur,
> Le docte Renaudot, d'une mâle vigueur,
> Fait éclater pour toi ce qu'il a de plus rare.
>
> Dans l'injuste mépris du bien que tu leur fais,
> Ne ressemblent-ils pas à ce peuple barbare
> Qui reçoit le soleil et l'accable de traits [1].

Après ces interminables préambules, l'auteur déclare qu'il entre enfin en matière, et qu'il ne dira pas d'injures. Mais il déduit si longuement les raisons qui l'engagent à s'en abstenir, qu'on sent bien que ce n'est pas l'envie qui lui en manque. Il n'invective pas ses adversaires, dit-il, « quoiqu'il puisse les appeler avec raison les plus grands scélérats et les plus grands meurtriers du monde. » D'ailleurs il manque plus d'une fois à sa résolution. A ces scélérats il oppose une fin de non-

---

1. Ce sonnet, dont on croirait que Lefranc de Pompignan s'est inspiré, dans une ode célèbre, n'est pas le seul de Colletet sur le même sujet. Son nom et ses vers se trouvent en tête de plusieurs apologies de l'antimoine. Un de ses parents, Nicolas Colletet, était médecin.

recevoir assez commode : c'est de ne reconnaître pour compétents dans la question que ceux-là qui se sont fréquemment servis de l'antimoine. C'est à eux seuls qu'il s'adresse. Mais dès lors la discussion devenait, ce semble, assez inutile; car, pour s'en servir fréquemment, il fallait sans doute ne pas le considérer comme un poison; en ce cas, on n'avait pas besoin d'être converti. C'est toujours l'histoire du prédicateur qui tonne, en chaire, contre ceux qui ne viennent pas au sermon.

Eusèbe Renaudot se flatte d'avoir enfin trouvé la véritable étymologie d'*antimoine*. Il le fait venir du grec ἀντιμένειν, *résister*, parce que c'est, selon lui, le meilleur obstacle qu'on puisse opposer aux maladies; non pas à toutes, du reste, car il ne veut être ni absolu, ni empirique. Il se propose seulement d'en préciser les indications. Il reconnaît trois siéges possibles aux maladies : les esprits, les parties solides, et les humeurs. C'est contre ces dernières que l'antimoine a une puissance complète et illimitée. Mais on n'a qu'à le lire, et l'on verra bientôt qu'avec tous ses contemporains, il range dans cette catégorie les trois quarts au moins des maladies; d'où il résulte qu'avec sa prétendue modération, et malgré toutes ces distinctions, il arrive comme les autres à faire de l'antimoine une sorte de panacée, ou peu s'en faut. Il en considère la découverte comme le suprême effort de la science. « Il est difficile de passer plus outre; mais il faut que l'esprit humain, arrêtant le vol de ses prétentions, se contente de la possession de ce remède, qui n'a jamais rien eu, dans le nombreux fa-

tras de tous ceux de l'antiquité, qui le puisse égaler.
— J'en excepte néanmoins la saignée et le séné. »

D'où vient cette concession inattendue ? C'est qu'Eusèbe Renaudot, tout antimonial qu'il est, n'en est pas moins médecin de la Faculté de Paris. L'exemple de Chartier l'a fait réfléchir ; avant tout, l'intérêt commun : qu'on lui passe l'antimoine, il passera volontiers le séné ; il ne faut pas non plus que le salutaire métal tourne au profit des ennemis de la compagnie. « Pour détruire les charlatans, faisons de même que ceux qui se battent en champ clos : pour se défaire de leurs ennemis, ils ne trouvent rien de plus avantageux que de se saisir de leurs armes. Employons bien les remèdes dont ils se servent mal. » Ce conseil était sage, mais pouvait-il être entendu, au point où en étaient les choses ? L'ouvrage se terminait par quelques pages éloquentes, où était fait un solennel appel à la méthode expérimentale, pages pleines de citations du chancelier Bacon, et, ce qui est mieux, pleines de son esprit.

XII. Malgré tout, l'*Antimoine triomphant* fit scandale, et fut accueilli par une grêle d'invectives. La première réponse qui lui fut faite, fut le *Rabat-joie de l'antimoine*, par Perreau, ouvrage rempli d'agressions personnelles et de diffamations[1].

Point de quartier : Eusèbe Renaudot est un traître, et un fils de traître. Les meilleures caresses par les-

1. Le titre complet est : *Rabat-joie de l'antimoine triomphant, ou Examen de l'antimoine justifié de M. Eusèbe Renaudot.*

quelles il cherche à séduire la Faculté, sont des baisers de Judas, qui cachent les plus noirs desseins. Il ne faut pas pactiser avec l'insurrection ; il faut, sans examen et sans procès, « rejeter toutes ces nouveautés, autant dangereuses en notre art, qu'elles le sont en religion. » Ce mot dit tout. Mais hélas ! l'hérésie a déjà fait de singuliers progrès. Perreau dédie son ouvrage *à la meilleure et plus saine partie de MM. les docteurs régents de la Faculté de médecine de Paris.* Cette dédicace est déjà un mauvais symptôme ; car, lorsqu'une société est divisée en deux parties à peu près égales, chacun n'est-il pas maître de considérer comme la meilleure et la plus saine, celle dont il partage les opinions ?

Ce mauvais pamphlet est un curieux modèle de la manière de discuter usitée en ce temps-là. L'auteur se propose d'être complet, et, pour ce faire, il faut que tout soit réfutation, *a capite usque ad calcem*, depuis le titre de l'ouvrage jusqu'à la table des matières. Il commence par retourner ainsi l'épigraphe :

> Perversitas est tanta quorumdam, ut velint
> Frugibu' repertis, glande vescier tamen.
> Sed major est perversitas, salubribus
> Tot bene repertis, malle virus stibii.

Renaudot a annoncé qu'il ne dirait pas d'injures ; Perreau annonce qu'il en dira : « Je n'ai même pas observé la politesse ni l'élite des mots de ce temps, me laissant emporter à mes raisonnements seulement. » Lui, du moins, il tient parole.

Renaudot a reçu des lettres de félicitation des docteurs antimoniaux. Perreau y oppose un égal nombre de lettres reçues des chefs du parti contraire.

Il réfute successivement : l'épître dédicatoire, l'avis au lecteur, la liste d'adhésions. Il reprend, en les parodiant, chacune des seize pièces de vers en l'honneur de l'antimoine, enregistrées par son adversaire. A Colletet il répond :

> Détestable élixir, funeste magnésie,
> Peste de la nature et de ses doux efforts,
> Qui peuple tous les jours le royaume des morts, etc.

Ainsi des autres ; et ainsi du corps de l'ouvrage. Il fait rage contre chacun des arguments du perfide antimonial, il le combat pied à pied, il le pousse dans ses derniers retranchements. Pas un texte qui ne soit passé au crible ; pas une citation qui ne soit mise en pièces. Pour comble d'horreur, Renaudot a osé parler légèrement d'Hippocrate. « Qui eût jamais cru qu'un docteur de Paris eût osé parler si légèrement de ce souverain dictateur de la médecine ? *Proh! Deûm immortalium fidem!* Où est la foi, l'honneur et la conscience de cet écrivain ? Mais il a tout perdu, en perdant le respect qu'il devait à sa bonne mère la Faculté, laquelle, nonobstant toutes les indignités reçues de lui et de feu son père, n'avait laissé de le recevoir avec amour [1], dans l'espérance dont elle se flattait qu'il rendrait l'honneur qu'il avait juré à ses anciens et à ses maîtres, sous lesquels il avait passé, et qui l'avaient accueilli plus béni-

---

[1]. Je dirai bientôt quels étaient les gages d'amour qu'il en avait reçus.

gnement qu'il ne méritait. » Après cette belle sortie, Perreau se décerne à lui-même les honneurs de la victoire, dans un sonnet qui commence ainsi :

> L'antimoine a perdu son crédit et sa gloire ;
> Ce géant des métaux est moindre qu'un enfant...

Ce qui lui donne, à lui Perreau, le droit de se reposer.

On trouva pourtant moyen de le dépasser. Un ancien doyen, Merlet, publia, lui aussi, sa réponse à Renaudot. Ce n'est plus seulement de la violence, de la colère ; c'est de l'épilepsie. Qu'on en juge par la table des chapitres :

> Chapitre I. Des Calomnies.
> Chapitre II. Des Mensonges.
> Chapitre III. Des Vanités.
> Chapitre IV. Des Flatteries.
> Chapitre V. Des Gausseries.
> Chapitre VI. Des Contradictions, etc.

On me dispensera de faire l'analyse de ce libelle, ainsi que de plusieurs autres de la même douceur, et du même mérite.

XIII. Il est intéressant de suivre l'attitude de Guy Patin dans cette grande querelle. Chaud partisan de la tradition, ennemi déclaré de l'antimoine, il est aussi fort ami de son propre repos. Aussi ne lance-t-il pas de manifeste ; il se contente d'attiser le feu avec une singulière complaisance. « Les ministres et le Mazarin sont les démons de la France ; les Turcs, de la chrétienté ; les chimistes, les apothicaires et les charlatans sont les démons du genre humain en leur sorte, principalement quand ils se servent d'antimoine. » Voilà sa profession de foi, et le fond de sa pensée.

Toutefois il y met d'abord une certaine discrétion. Il écrit en 1650 à Falconnet : « Je pense vous avoir envoyé ci-devant *Stibii novæ vindiciæ*, en vers hexamètres et pentamètres contre l'antimoine ; en voilà d'autres un peu meilleurs que je vous envoie. *Ne dites à personne que ce soit moi qui vous les ai envoyés.* » Vers cette époque il semble conserver encore quelque indécision : « Je sais trop bien que s'il appartient à quelqu'un de se servir d'antimoine, que c'est affaire aux docteurs dogmatiques, qui sauront bien prendre leur temps et le donner bien à propos, lorsqu'il est bien préparé. » On peut penser, sans jugement téméraire, qu'il n'ignore pas, à ce moment, qu'il est question de lui pour le prochain décanat ; il ne veut pas compromettre ses chances. Une fois doyen, il a moins de précautions à prendre ; à mesure que la querelle s'envenime, sa tête se monte, et il devient de plus en plus intraitable. C'est une nature trop entière pour s'en tenir longtemps aux moyens termes et aux tiers partis. Il a d'ailleurs à cela des raisons personnelles. L'antimoine et Guénaut, cela ne fait qu'un dans son esprit, comme dans celui de tout le monde ; et Guénaut lui est particulièrement odieux à divers titres, mais surtout comme médecin du cardinal Mazarin. Aussi l'*Orthodoxe* de Germain trouve en lui un fervent admirateur, et il va sans dire que l'*Antimoine triomphant* d'Eusèbe Renaudot lui paraît une œuvre plate et absurde.

« Il a eu raison, dit-il, d'intituler son livre : *l'Antimoine triomphant;* car pour triompher, il fallait en avoir tué pour le moins six mille[1]... Il en a plus tué que n'a fait le roi de Suède en Allemagne. »

Du reste, qu'on ne lui demande pas des raisons et des preuves. « L'antimoine a été condamné par deux décrets solennels de notre Faculté, tous deux autorisés de la cour de Parlement, par arrêt, l'un en 1566, et l'autre en 1615. Il fallait premièrement casser ces deux décrets par trois assemblées tenues exprès ; on n'a rien fait de tout cela, et ainsi *l'antimoine demeure poison.* » Pour Guy Patin, cet argument est sans réplique. Il travaille avec ardeur au *Martyrologe de l'antimoine,* et Dieu sait avec quelle bonne foi et quelle critique ! Il ne meurt pas un personnage illustre, sans qu'aussitôt il aille aux informations : « M. *** a-t-il pris de l'antimoine ? » Et s'il en a pris, cela lui suffit : c'est un martyr de plus. Ses lettres sont pleines de ces morts éclatantes, qui sont pour lui autant de victoires. Il n'hésite pas à accuser Guénaut d'avoir ainsi empoisonné sa femme, son neveu, sa fille et ses deux gendres ; bien plus, lorsque Guénaut lui-même vient à mourir, il lui paraît démontré qu'il est mort de sa drogue favorite. — Celui-là du moins pouvait passer pour un martyr !

Avec de telles dispositions, on peut imaginer ce que devait être son enseignement. « Surtout fuyez les livres

---

[1]. More triumphabat, sed decernente senatu,
Millia sex olim quo duce cæsa forent.
(*Rabat-joie de l'antimoine.*)

de chimie, écrit-il à l'un de ses élèves. » — « Il n'y a pas de danger qu'il en sache jamais un mot ! » s'écrie-t-il en parlant d'un autre. Contre les chimistes, contre « leur tyrannie barbaresque et leur forfanterie bézoardesque, » toutes les armes lui sont bonnes. Il ramasse tous les lazzis lancés contre eux dans le feu de la dispute. Sous sa plume *stibium* devient *stygium;* il n'appelle le vin émétique que vin *énétique* ou vin *hérétique.* Mais il se console en pensant « *qu'il faut qu'il y ait des hérésies,* afin que les bons soient éprouvés. » Cette hérésie lui tient tellement au cœur, qu'elle vient parfois se mêler de la façon la plus comique à ses épanchements les plus intimes, et aux meilleurs mouvements de son âme. Son ami Belin lui a offert de l'argent pour un service rendu. Il lui répond par cette phrase à peu près intraduisible, en refusant l'argent au nom de l'amitié : « Quæ cum sit res sanctissima, abeat illud metallum, *cum stibio*, in perditionem. »

Toutes ces petites malices épistolaires ne sont pas bien dangereuses. L'antimoine continuait à faire son chemin dans le monde, mais lentement, péniblement ; la résistance était opiniâtre. Le public s'intéressait de plus en plus à la lutte. En 1657, il eût été bien difficile de décider à qui resterait la victoire. Cette année-là on vit l'antimoine attaqué directement en pleine cour par Benserade, dans le ballet de l'*Amour malade*, dansé par le roi en personne.

Ce ballet allégorique a toute la fadeur que comportent et le genre, et l'époque à laquelle il fut représenté.

Deux grands médecins, le *Temps* et le *Dépit*, ont une consultation sur la maladie dont *Amour* est affligé, en présence de la *Raison* qui lui sert de garde-malade. Ils ordonnent pour remède « le divertissement d'un ballet facétieux divisé en dix entrées comme en autant de prises, après chacune desquelles l'un de ces consultants chante quelques vers; et, le ballet achevé, Amour confesse aussitôt le soulagement qu'il a reçu. » — Or voici ce qui se dit dans cette consultation.

LE DÉPIT. .... Ce mal, dont se rit le savant Galien,
Jusqu'à l'extrémité porte souvent les hommes,
Mais n'en fait plus mourir dans le siècle où nous sommes.
De l'antimoine, exprès de ma main préparé,
Y serait, ce me semble, un remède assuré,
Et, chassant de son sein l'humeur qui fait sa peine,
Ce fâcheux mal d'amour se changerait en haine.

LA RAISON. Ce ne sera jamais de mon consentement
Que l'on lui fera prendre un tel médicament,
Dont la force, nuisible à tout ce qui respire,
N'apaise point un mal sans en causer un pire...

Ainsi c'était la Raison qui se chargeait de faire le procès à l'antimoine. Mais l'année suivante un grand événement venait changer subitement la face des choses.

XIV. Pendant la campagne de 1658, le roi, qui avait alors vingt ans, tomba gravement malade à Mardyck, d'où il fut transporté à Calais. Le *Journal de la santé*, alors rédigé par Valot, donne une relation détaillée de cette maladie. Il n'y a pas moyen de s'y méprendre : Ce fut ce qu'on appellerait aujourd'hui une fièvre typhoïde, et des mieux caractérisées. La situation d'un premier médecin est embarrassante en pareille occurrence. C'est à qui lui donnera le plus de conseils, à la condition toutefois qu'en cas de malheur, lui seul sera responsable. Valot venait de s'absenter quelques jours, envoyé par son maître, dit-il assez naïvement, « pour décider la querelle des médecins et des chirurgiens qui traitaient le maréchal de Castelnau *d'une plaie mortelle* qu'il avait reçue au siége de Dunkerque. » A son retour il trouva le roi alité, et déjà sérieusement compromis. Il se mit courageusement à l'œuvre, et n'épargna ni les saignées, ni les purgations. Le mal ne faisait qu'empirer. Le septième jour s'était passé sans apporter la crise dont on attendait le soulagement de l'auguste malade. Les choses pressaient; Guénaut avait été mandé de Paris en toute hâte; il arriva enfin. Les médecins de la cour, Valot, Esprit, Daquin, Yvelin, sans compter un obscur praticien d'Abbeville, nommé du Saussoy[1], qu'on avait appelé pour la circonstance, s'étaient déjà longuement disputés sur ce qu'il convenait de faire, et étaient aux abois. Une grande et solennelle consultation eut lieu sous la présidence de Mazarin, et (ce qui est assez curieux) le cardinal opina le premier pour l'antimoine. Il fut résolu qu'on lui en donnerait. On

1. C'est même à ce dernier que plusieurs contemporains rapportent l'honneur de la guérison par l'émétique. Voltaire le peint comme une espèce de paysan du Danube : « Ce bonhomme s'asseyait sur le lit du roi, et disait : — Voilà un garçon bien malade, mais il n'en mourra pas. » (*Siècle de Louis XIV.*)

lui en fit prendre une once, et il fut purgé vingt-deux fois. Bref, que ce fût par ou malgré l'antimoine, il se trouva mieux, et finit par guérir. A partir de ce jour, la fortune de l'antimoine était faite. S'il faut en croire Valot, cette maladie du roi fut un grand bonheur pour l'Europe entière, en consacrant d'une manière définitive, et par un éclatant exemple, les merveilleuses propriétés de l'antimoine.

Cependant le bruit de la maladie de Louis XIV s'était vite répandu à Paris ; le peuple, idolâtre de son jeune et glorieux souverain, était dans la consternation ; les églises ne désemplissaient pas. La situation d'esprit de Guy Patin est des plus risibles à ce moment. Tous les sentiments de son âme sont en jeu : son amour pour le roi et sa haine pour l'antimoine se livrent en lui un terrible combat. Dès le commencement de la maladie, et comme par une espèce de pressentiment de cœur, il engageait des paris pour la guérison. « C'est un prince digne d'être aimé, même de ceux à qui il n'a jamais fait de bien, qui a de grandes parties, et sur les inclinations duquel la France peut fonder un repos que les deux cardinaux Richelieu et Mazarin lui ont ôté. Je me sens pour lui une inclination violente, au delà de ce que les Français ont d'ordinaire pour leurs princes. » Et ce roi, ce héros, cet objet de son culte, aurait été tiré d'un mauvais pas par l'antimoine et par Guénaut ! et cela sur les indications de Mazarin ! C'est impossible : « Ç'a été une fièvre continue putride, qui avait besoin seulement de la saignée et d'une diète rafraîchissante, avec de légers purgatifs, sans aucun besoin de vin émétique, comme ils publient qu'on lui a donné. » — Cependant bientôt la chose n'est que trop certaine, et il n'y a plus moyen d'en douter [1]. Alors il l'interprète à sa manière, fait des distinctions, des restrictions. « Ce n'est pas la peine de dire que le vin émétique a sauvé le roi, vu qu'il en a pris si peu qu'il ne se peut moins ; et même le roi ne voulut point prendre l'autre remède, qu'ils ne lui jurassent qu'il n'y avait point de vin émétique, tant il le haïssait encore. Ce qui a sauvé le roi, a été son innocence, son âge fort et robuste, neuf bonnes saignées, et les prières des gens de bien comme nous. »

XV. Guy Patin a beau dire et protester, la lutte devenait impossible. Guénaut eut bien le mauvais goût de se plaindre de la modicité de ses honoraires. L'ingrat n'eût-il rien reçu, qu'il eût encore été largement récompensé par la gloire qu'il en recueillit. Ce fut une véritable ovation. De toutes parts les poëtes célébrèrent ses louanges et celles de son remède favori. On lui appliquait le fameux *Veni, vidi, vici*, de Jules César. Voici un sonnet de Scarron à cette occasion.

A M. Guénaut, sur la maladie du roi.

Le plus aimable roi qu'ait adoré la France,
Le plus digne héros que notre siècle ait vu,

[1]. Il paraîtrait même que le roi prit de l'émétique, non pas une, mais deux fois. (Voy. les *Mémoires* de Mademoiselle de Montpensier.)

Languissait dans un lit, et son corps abattu
Faisait par sa pâleur juger de sa souffrance.

Celle qui met au ciel toute son espérance,
Et de qui la tendresse égale la vertu,
Anne, voyant son fils d'un tel mal combattu,
Du secours des humains entrait en défiance.

A la cour, où régnaient la tristesse et l'effroi,
On faisait nuit et jour mille vœux pour le roi,
Quand l'illustre Guénaut calma ce grand orage.

Il vient ; il voit le roi, l'entreprend, le guérit.
Tout pleurait à la cour, maintenant tout y rit.
Quel Dieu, quel Esculape en eût fait davantage ?

Le même sujet fut traité en latin par Nicolas Gervaise. C'est l'épisode principal de son poëme de la *Purgation*. Gervaise n'est pas exclusif : la casse, le séné, la manne, le nerprun, la rhubarbe, ont droit à ses louanges. Mais il réserve ses plus beaux accents pour l'antimoine, dont il célèbre les vertus, en des vers dont l'élégante précision rappelle de loin le style des *Géorgiques*[1]. Il raconte tout au long la maladie de Louis XIV ; il peint les progrès du mal, la désolation de la cour, les angoisses de tout le royaume. Enfin Guénaut vint :

> Nec Deus in tanto rerum discrimine Francis
> Defuit : auditi gemitus et vota parentis.
> Ecce repente novus Chiron, novus arte Melampus
> In medio Guenaltus adest, cui nosse futuros
> Morborum eventus, lethique arcere timores
> Parta annis usuque dedit solertia longo.
> . . . .
> Jam pete naturam probris jam fœda novercæ

1. *Catharsis, sive ars purgandi corporis humani. Carmen heroïcum.* (Paris, 1666.)

> Nomina, projectique hominis falsum objice crimen !
> Disce amens quantas pro te gerat anxia curas,
> Disce Machaoniis quæ sit fiducia lymphis !

En vérité, il ne manque plus à la gloire de l'antimoine qu'un véritable poëme épique. Ce poëme existe. En voici le titre :

La *Stimmimachie, ou le grand combat des médecins modernes, touchant l'usage de l'antimoine. Poëme histori-comique dédié à Messieurs les médecins de la Faculté de Paris, par le sieur C. C.* L'auteur est le père Carneau, Célestin, comme cela résulte du sonnet de Scarron qui accompagne l'ouvrage, et qui commence ainsi :

> Donne, brave Carneau, donne à coups de sonnets,
> Sur les anti-Guénauts qui blâment l'antimoine....

Et plus loin :

> Ne fais point de quartier à cette gent barbue,
> Qui se fait bien payer des hommes qu'elle tue.
> Fais-les mourir d'ennui par l'effort de tes vers.

Il faut avouer qu'en un sens le *brave Carneau* fait bien ce qu'il peut pour exaucer ce dernier vœu de Scarron. Car il est difficile de rien imaginer de plus platement ennuyeux que ce poëme, dont le plus grand mérite est d'être resté inachevé, quoique déjà beaucoup trop long. Le poëme entier est en vers de huit pieds. Après les invocations d'usage, l'auteur expose ainsi son sujet :

> Je dis donc que je vais décrire
> Un grand combat à faire rire,
> Mais un combat intéressé,
> Où chacun est plus empressé

> A témoigner force et courage
> Qu'à pas un siége de notre âge.
> C'est un combat de médecins,
> Dont les tambours sont des bassins ;
> Les seringues y sont bombardes.
> Les bâtons de casse hallebardes,
> Les lancettes y sont poignards,
> Les feuilles de séné pétards, etc. [1].

On croirait qu'il va continuer ainsi sur le ton badin et burlesque, à la manière de son ami Scarron. Mais point du tout. Dans ce *grand combat à faire rire*, le père Carneau est d'un parti et d'un camp, et il ne prétend faire rire que de ses adversaires, les *anti-Guénauts*. Ce parti pris rend la lecture de son poëme insupportable. On y chercherait en vain un morceau de quelque étendue à citer. Cela n'a pas même le mérite de l'originalité dans le mauvais. C'est une suite d'his-

---

[1]. Le P. Carneau était déjà connu par quelques poésies religieuses, entre autres un cantique *Sur la naissance du Fils de Dieu en notre chair* (1646), où, selon l'usage du temps, figurent Hercule, Thétys et autres divinités de l'Olympe. J'en donne comme échantillon la strophe suivante. C'est une apostrophe aux anges :

> Habitants de ce haut étage
> Peu connu de nos sens grossiers,
> Prompts et fidèles officiers,
> Qui procurez notre avantage,
> Formes sans matière, sans corps,
> Organes des plus doux accords
> Que produisent les cieux en faisant leurs roulades,
> Ce petit poupon gémissant
> Mérite bien vos sérénades,
> Puisqu'il est votre Dieu, quoiqu'il soit impuissant !

La *Stimmimachie* est de la même inspiration.

toires de cures plus ou moins miraculeuses ; celle, par exemple, de trois hommes affligés de maladies différentes, qui, condamnés depuis longtemps à la diète, résolurent un jour de faire bombance, se trompèrent de bouteille, se grisèrent avec du vin émétique, et guérirent aussitôt. Si l'on veut avoir une bonne idée de cette poésie, on n'a qu'à lire, à la quatrième page des journaux, l'interminable série des certificats favorables à la graine de moutarde blanche.

XVI. Cependant la Faculté subissait de plus en plus la pression de l'opinion publique. Dans son sein, les défections devenaient de jour en jour plus nombreuses et plus éclatantes. Un moment arriva, où la situation devint trop fausse pour pouvoir durer. En fait, la grande majorité des médecins donnaient l'antimoine. En droit, les arrêts de 1566 et de 1615 étaient encore en vigueur. Le dernier défendait même *d'en parler*. Dans ces états de choses ambigus, il ne faut qu'un homme assez osé pour passer par-dessus la loi écrite. Le 18 décembre 1665, Jacques Thévart présenta au Parlement une requête tendant à obtenir l'existence légale de l'antimoine. Aussitôt l'ancien doyen François Blondel présenta requête en sens inverse, et obtint même un arrêt favorable. Mais, le doyen en fonction (Le Vignon) ayant formé opposition, la procédure commença.

Elle fut énorme et confuse, comme l'étaient les affaires de ce genre, dans cet âge d'or de la chicane. Après mille et un incidents, questions de compétence, appels, requêtes civiles, interrogatoires des parties, etc., qui tiennent une place considérable dans les commentaires de la Faculté, le Parlement nomma deux commissaires, MM. Jean du Tillet et Henri de Refuge, conseillers à la cour, avec mission de faire assembler la Faculté, pour avoir son avis sur la question. Voici le texte du décret rendu en cette occasion, qui fait le pendant de celui que j'ai cité plus haut [1].

« *Decretum saluberrimæ Facultatis medicinæ Parisiensis.*

« Die lunæ 29 martii, convocata speciali articulo principis senatus jussu et per juramenta a majori Bidello Facultas, ut de antimonio suam ferret sententiam, præsentibus integerrimis et æquissimis judicibus delegatis D. D. De Refuge et Du Tillet, et M. Nicolao Doë clarissimi procuratoris catholici vices gerente, CENSUIT nonaginta duorum doctorum voce ac suffragio, ex congregatis centum atque duobus, inter purgantia medicamenta antimonium numerari, et penes unumquemque doctorem esse id, occasione data, præscribere, ut et de eo scribere ac disputare publice, ea lege ut hæc communi fiant bono. Ego annuentibus D. D. de Refuge et du Tillet, solo M. Franc. Blondel reclamante, sic conclusi. « Signé : LE VIGNON. »

---

1. C'est donc à tort que M. Réveillé-Parise dit que le texte de cet arrêt du Parlement n'existe plus. Il fallait le chercher là où il est, savoir, l'original aux archives de l'Empire, où je l'ai eu entre les mains, et la copie dans les registres de la Faculté.

Sur quoi le Parlement rendit un arrêt dont voici les conclusions principales :

« *Ladite cour a entériné et entérine ledit avis et décret; ce faisant, permet à tous docteurs médecins de ladite Faculté de se servir dudit vin émétique pour la cure des maladies, d'en écrire et disputer; fait néanmoins inhibitions et défenses à toutes personnes de s'en servir que par leur avis, etc* [1]. »

Ainsi quatre-vingt douze docteurs, sur cent deux, s'étaient en définitive prononcés pour l'antimoine. Parmi les derniers tenants de la bonne cause, nous retrouvons des vieillards, Guy Patin, dont cet arrêt allait assombrir les derniers jours, Mentel, Germain, l'ancien auteur d'*Orthodoxe*, et autres entêtés qui ne sentent pas que le siècle a marché. Mais ils n'essayent même plus de résister, ils se sentent débordés; s'ils protestent, c'est par acquit de conscience. Un seul ira jusqu'au bout. C'est François Blondel, dont la persévérance mérite bien une mention. Sans doute il croyait devoir à son nom, symbole de la fidélité à toute épreuve, d'être aussi constant dans sa haine contre l'antimoine, que son légendaire homonyme dans son attachement au roi Richard. Seul, nous l'avons vu s'opposer au décret de la Faculté ; seul il invente encore quelques chicanes pour en entraver l'exécution. Lui, l'ancien doyen, le plus ferme soutien des droits de la Faculté, il se trouve,

---

1. Cet arrêt est registré de la main de Jérôme Boileau, commis au greffe de la cour de Parlement. Serait-ce le frère du futur auteur de l'*Arrêt burlesque*?

par la force des choses, devenu un insurgé. Telle est la fortune des révolutions. Rien ne put le faire taire. Il plaida contre les doyens ses successeurs, complices de toutes ces nouveautés, comparut devant toutes les juridictions, fut condamné à l'amende, refusa obstinément de payer, et finalement on fut obligé de faire vendre ses meubles, ce qui se fit en 1668, sous le décanat d'Armand de Mauvillain [1].

XVII. On pouvait donc enfin discuter publiquement de l'antimoine dans les thèses. Cela ne se fit pas d'abord sans quelque scandale. Germain, lorsque son tour de présider fut venu, profita de l'autorisation pour proposer ce sujet : *Potuitne hactenus ulla præparatione antimonium emendari?* (1668). Non-seulement le candidat, Dacquet, répondait par la négative, mais il reprenait à nouveau tous ces noms odieux de venin, de poison, qui avaient si fort irrité les esprits. Le doyen intervint par un coup d'État, et s'opposa à ce que cette thèse fût soutenue; il est même assez instructif de voir, en cette occasion, ce même Mauvillain, qui s'était tant escrimé pour obtenir que l'on pût parler de l'antimoine, s'opposer à la discussion, dès qu'il prévoyait qu'on en parlerait mal. Voilà la justice des partis. Blondel, dont l'affaire était alors pendante, saisit avec empressement cet incident, et le fit joindre au procès; il demanda que le Parlement passât outre à l'interdiction

---

[1]. Les détails de cette affaire sont rapportés tout au long dans les *Commentaires* pour les années 1666 et suivantes.

du doyen, et fît d'office soutenir la thèse. Mauvillain plaida lui-même sa cause. Il montra combien il serait grave de laisser soutenir une thèse non approuvée par le doyen, de tout temps souverain appréciateur en cette matière. Il gagna son procès, et la thèse ne fut point soutenue. — Enfin en 1672 Hardouin de Saint-Jacques, qui, si on se le rappelle, avait commencé la querelle en faisant introduire subrepticement l'antimoine dans le *Codex* de 1637, eut la satisfaction, après trente-cinq ans de luttes opiniâtres, de présider lui-même une thèse ayant pour titre : *An morbis oppugnandis et expugnandis stibium?* et résolue affirmativement par Pierre Ozon. Cette thèse est caractéristique. L'auteur exalte jusqu'aux nues l'antimoine; mais en même temps, comme pour prévenir tout malentendu et toute supposition d'une alliance de près ou de loin avec les ennemis de la Faculté, il accable des injures les plus grossières les chimistes, auxquels, il le déclare bien haut, les médecins ne doivent rien, puisque *c'est Hippocrate qui a découvert les vertus purgatives de l'antimoine*. O misère de l'esprit humain !

Ce qui n'est pas moins triste, c'est que, la même année, le même Hardouin de Saint-Jacques faisait soutenir cette autre thèse que j'ai citée plus haut : *Est ne sanguinis motus circularis impossibilis?* et dans laquelle Harvey et la méthode expérimentale étaient traités si cavalièrement.

Un mot maintenant sur le rôle du Parlement dans toute cette affaire. On en a beaucoup ri comme d'une absurdité; on s'est demandé de quel droit, et au nom de quoi, il pouvait intervenir dans une question de médecine pure. A y regarder de près, la chose est pourtant beaucoup moins étrange qu'elle n'en a l'air. J'ai montré plus haut[1] le véritable caractère de la Faculté de médecine, corps constitué, corps officiel, consulté par les pouvoirs de l'État sur toutes les questions concernant la santé publique. Or le Parlement n'agit ici qu'après avoir pris l'avis de l'autorité compétente. On lui dénonce un jour l'antimoine comme une substance vénéneuse, à l'aide de laquelle se commettent chaque jour de nombreux empoisonnements. Ne fait-il pas très-sagement d'en interdire la vente? A cent ans de là, la Faculté mieux avisée lui déclare qu'elle s'est trompée, et qu'on peut tirer parti pour la médecine de cette substance autrefois réputée toxique. Le Parlement ne fait-il pas encore mieux de revenir lui-même sur ses premiers arrêts, et d'autoriser le débit de l'antimoine, avec cette restriction, qu'il n'en permet l'usage qu'à ceux qui savent s'en servir? Ne voyons-nous pas tous les jours le gouvernement prendre des mesures sanitaires tout à fait analogues, et les réformer au besoin? La conduite du Parlement n'est blâmable qu'en un point : son intervention en matière réglementaire. La séparation complète de l'autorité judiciaire et de l'autorité administrative est devenue aujourd'hui un axiome de droit public. Mais alors il n'en était pas ainsi, et l'on trouve-

---

1. Voy. page 23.

rait aisément à la même époque des centaines d'arrêts non moins étrangers à la compétence d'une cour de justice, qui nous scandaliseraient aujourd'hui, mais qui ne soulevaient alors aucune réclamation.

XVIII. Je ne puis terminer ce chapitre sans opposer, comme correctif, à cette longue histoire de la querelle des antimoniaux, la plus belle conquête, assurément, qu'ait faite la thérapeutique moderne, et qu'elle fit sous le règne de Louis XIV.

En 1638 un jésuite, passant par le village de *Malacatos*, à quelques lieues de *Loxa*, au Pérou, eut un accès violent de fièvre intermittente. Un cacique indien lui promit de lui rendre bientôt la santé; il sortit, alla chercher dans la montagne une écorce qu'il fit bouillir, lui donna du précieux breuvage, et le guérit en effet[1]. — D'autres racontent que la comtesse d'El-Cinchon, femme du vice-roi du Pérou, fut la première guérie de la même façon par les naturels du pays, et popularisa le remède auquel elle devait son rétablissement. Quoi qu'il en soit, c'est vers 1640 qu'était découvert en Amérique ce fameux médicament. C'était le quinquina. Il fut rapporté par les jésuites en Europe, et fut en effet longtemps connu sous le nom de *poudre des jésuites*, ou *poudre des pères*. Sydenham rapporte que c'est vers 1660 qu'il commença à se répandre en Angleterre. En France, dès cette époque, il n'était pas inconnu; Guy

---

1. Joseph de Jussieu, *Mém. sur le quinquina.*

Patin en parle plusieurs fois, et bien entendu il en parle fort mal; car il ne devait pas être dit qu'une seule des découvertes de son temps aurait trouvé en lui un approbateur. Cependant une thèse fut soutenue à Paris dès 1658 par B. Dieuxyvoie, sous ce titre : *An febri quartanæ peruvianus cortex?* et résolue par l'affirmative. Mais soit préjugé, soit qu'il fût mal administré, ou pour toute autre raison, le quinquina resta longues années sans faire beaucoup parler de lui. Comme l'antimoine, il dut attendre, pour obtenir la popularité, que Louis XIV eût besoin de lui; tant il est vrai que ce prince est mêlé à tout ce qui se fait de son temps, en bien comme en mal, et que rien ne vaut que par sa royale sanction. En 1679, un empirique anglais, nommé Talbot, guérit le roi d'une fièvre intermittente très-rebelle, au moyen d'un remède secret dont il avait déjà plusieurs fois fait l'expérience à la cour. Le roi acheta son secret 48,000 livres, lui fit une pension viagère de 2,000 fr. et le fit chevalier. C'était bien faire les choses; il fit mieux encore. Trois ans après il fit publier ce remède[1], qui n'était autre qu'une teinture de quinquina. En peu d'années le quinquina obtint une vogue immense et méritée, qu'il a gardée depuis.

Malgré bien des défaillances, des préjugés et des petitesses, le siècle qui a donné à la science la circulation

---

1. *Le Remède anglois pour la guérison des fièvres*, publié par ordre du roi, par M. de Blegny, à Paris, 1682. — Voir, pour cet historique de la découverte du quinquina, Trousseau et Pidoux, *Traité de thérapeutique*, t. III, p. 333.

du sang, et à la pratique le quinquina, mérite une place honorable dans l'histoire de la médecine [1].

J'en ai fini avec l'histoire des luttes intestines de la Faculté de Paris. J'ai maintenant à la montrer aux prises avec les ennemis du dehors. Après la guerre civile, la guerre étrangère. Sur ce nouveau terrain, nous allons rencontrer tout d'abord sa puissante, sa persévérante, son éternelle rivale, la Faculté de Montpellier.

1. Au règne de Louis XIV se rattache encore la découverte d'un précieux médicament, l'*ipécacuanha*. En 1686, un marchand français, nommé Grenier, rapporta du Brésil cent cinquante livres de cette racine. Ne sachant comment en tirer parti, il la confia à un médecin hollandais, nommé Adrien Helvétius, qui exerçait à Paris. Celui-ci, après avoir obtenu plusieurs succès, eut enfin l'avantage de guérir le Dauphin d'un flux de sang. Louis XIV l'autorisa alors à expérimenter son remède à l'Hôtel-Dieu. Il y guérit un bon nombre de dysenteries, et obtint en récompense le privilége exclusif de débiter son remède, plus, mille louis de récompense. Grenier, qui avait espéré une part des profits, intenta à Helvétius un procès qu'il perdit. De dépit, il divulgua son secret, et l'ipécacuanha fut acquis à la thérapeutique.

CHAPITRE V

Guerre étrangère : la Faculté de Montpellier. — Ses Antiquités, ses Traditions. Son Organisation en vue de l'enseignement. — La Robe de Rabelais. — L'Acte de triomphe. — Données fournies à Molière. — État respectif des doctrines médicales dans ces deux Facultés. La Chimie en honneur à Montpellier. — Tentatives d'invasion dans Paris. — Théophraste Renaudot. Ses débuts. Le *Bureau d'adresse*. — Les Consultations charitables. Premières Conférences cliniques, rue de la Calandre. Le Mont-de-piété. La *Gazette*. — Appui de Richelieu. Intervention de la Faculté de Montpellier. — Controverse entre Courtaud et Riolan. Grand Procès de 1644. Échantillons de l'éloquence judiciaire du temps. Condamnation de Renaudot. — La Chambre royale. — Jubilé solennel.

I. « Apollon, dieu de la médecine, exilé du reste de la terre, errait autrefois à travers la Gaule Narbonnaise, cherchant à y fixer son séjour. Chassé de l'Asie, de l'Afrique et du reste de l'Europe, il parcourait toutes les villes de cette province, en quête d'un lieu propice pour lui et pour ses disciples. Enfin, il aperçut une cité nouvelle, construite des débris de Maguelonne, de Lattes et de Substantion. Il en contempla longtemps le site, l'aspect, les environs, et résolut d'établir sur cette colline de Montpellier un temple pour lui et ses prêtres. Tout souriait à son désir. Par le génie du sol, par le naturel des habitants, nulle ville n'est plus propre à la culture des lettres, et surtout de la médecine. Quel site est plus délicieux et plus beau ? Un ciel pur et riant, une ville construite avec magnificence ; des hommes nés pour tous les travaux de l'esprit ; tout autour, de vastes horizons et des sites enchanteurs : prés, vignes, plants d'oliviers, campagnes verdoyantes ; des montagnes et des collines, des fleuves, des ruisseaux, des étangs, et la mer ! Partout une végétation luxuriante ; partout les plus riches productions de la terre et des eaux. Salut, douce et chère cité ! Salut, bienheureux séjour d'Apollon, qui répands au loin les lumières et la gloire de ton nom ! »

Cette belle tirade n'est pas, comme on pourrait le croire, la traduction de quelque morceau de poésie ; elle fait tout simplement partie d'un discours d'apparat de François Ranchin, l'un des plus illustres chanceliers de la Faculté de médecine de Montpellier au dix-septième siècle. Ces tendances mythologiques sont bonnes à noter dès à présent, car elles sont communes aux nombreux panégyristes qui ont traité le même sujet. De temps immémorial, la Faculté de Montpellier s'était fait remarquer par un singulier mélange du sacré et du profane. C'est ainsi que, dans les thèses qu'on y passait, l'intitulé commençait par une invocation à Dieu, à la Vierge et à saint Luc, et se terminait par ces mots : « Cette thèse sera soutenue dans le sacré temple d'Apollon [1]. »

Comme la Faculté de Paris, celle de Montpellier se perdait par ses origines dans la nuit des temps. Les siècles ne suffisaient pas à son besoin d'antiquité. Si Paris se ratta-

1. Voy. Bordeu, *Recherches sur différents points de l'histoire de la médecine.*

chait par ses institutions médicales aux origines de la monarchie capétienne, Montpellier prétendait remonter en ligne directe jusqu'aux pures traditions de la médecine grecque. Comme Paris, Montpellier avait reçu des souverains pontifes le pouvoir d'enseigner par toute la terre. Comme Paris encore, Montpellier tenait des rois de France de nombreux et illustres priviléges, et étalait avec orgueil la longue liste des édits qui les lui confirmaient. Si Paris avait vu des empereurs s'asseoir sur ses bancs [1], et des papes sortir de son sein pour monter sur la chaire de saint Pierre [2], Montpellier, en revanche, avait eu l'honneur de fournir la plupart des premiers médecins de nos rois. Enfin, tout aussi bien que Paris, Montpellier pouvait revendiquer comme siens d'illustres professeurs et de grands écrivains.

Ses panégyristes pouvaient se partager en deux écoles. Les uns lui cherchaient des origines toutes françaises. S'ils consentaient à se donner des ancêtres hors de France, c'était tout au plus pour le temps où la France n'existait pas encore. Mais ils tenaient pour certain que, dès sa naissance, la France avait possédé une Faculté de Montpellier. Ils répudiaient toute parenté avec Avicenne et Averrhoès, et s'appuyaient sur une vieille tradition qui racontait qu'un des leurs, contemporain de ce dernier, avait écrit contre lui. Ils citaient

1. En 1416, l'empereur Sigismond, dans un voyage à Paris, au retour du concile de Constance, assista à la célébration de l'acte du *Paranymphe*.
2. Les papes Pierre d'Espagne, Sylvestre II, Jean XXI, avaient étudié la médecine à Paris.

une lettre de saint Bernard, où il serait question d'un évêque, qui alla (au deuxième siècle) demander conseil aux médecins de Montpellier. Ils avaient découvert Bengessaüs et Ferragius, médecins de Charlemagne, et même un certain Marilephus, premier médecin des rois Mérovée et Chilpéric, tous trois, d'ailleurs, docteurs de Montpellier !

D'autres panégyristes objectaient avec raison qu'au temps de Mérovée, Montpellier n'existait pas encore. Avec du Boullay, ils ne faisaient pas remonter la constitution de cette Faculté au delà de l'année 1289. Mais ils rachetaient cette concession à la vérité en renouant le fil de la tradition. Le plus aventureux de cette race d'intrépides archéologues, c'est certainement Courtaud, l'adversaire malheureux de Riolan[1]. Son plan est fort simple : il entreprend de démontrer que notre premier père Adam possédait dans le Paradis terrestre une instruction médicale des plus variées, et que sa doctrine, perdue pour la presque totalité du genre humain, après le péché originel, se conserva pourtant intacte, et se transmit d'âge en âge à une série de médecins choisis par la Providence, pour venir enfin se fixer et fleurir à Montpellier. — On croirait qu'en fait de généalogie fantastique, il était difficile de dépasser ces historiens qui donnaient comme fondateur à la monarchie française le Troyen Francus, fils de Priam. On voit que Courtaud

1. C'est contre lui que Riolan publia ses *Curieuses recherches sur les Escholes en médecine de Paris et de Montpellier, nécessaires d'être sceües pour la conservation de la vie.* Paris, 1651.

est allé plus loin[1]. Après avoir suivi les ancêtres de son école chez les Hébreux, chez les Égyptiens, chez les Grecs, il nous montre les successeurs de Galien enseignant la médecine aux Arabes, cette science se développant en Espagne sous la domination des Maures, et, après leur expulsion de la Péninsule, les derniers survivants de la célèbre université de Cordoue trouvant un asile à Montpellier, y apportant une tradition non interrompue depuis l'origine du monde, et y fondant enfin cette université qui a servi de mère commune à toutes celles de l'Europe.

La vérité est que cette ville fut de très-bonne heure, grâce à ses institutions communales, un centre brillant de vie intellectuelle et scientifique. Dès le treizième siècle, elle possédait des écoles de droit, de médecine et des arts. Elles furent érigées en Université par le pape Nicolas IV en 1289 ; mais elles existaient auparavant. Plus tard, il s'y joignit une faculté de théologie. Quant à des dates précises, elles sont impossibles à fixer[2]. Longtemps partagée entre l'évêque de Maguelone et les Guillem, puis passée sous la domination des rois d'Aragon et des rois de Majorque, la ville de Montpellier fut achetée à ceux-ci par Philippe le Bel en 1349. A partir de là seulement son histoire appartient à celle de la France[3].

1. Aussi Riolan lui demande-t-il avec esprit s'il est bien sûr qu'Hippocrate n'eût pas fait ses études à Montpellier.
2. Consulter sur ce point le bel et savant ouvrage de M. Germain : *Histoire de la commune de Montpellier*.
3. Le plan de cet ouvrage m'oblige à passer rapidement sur

II. La différence essentielle entre cette Faculté et celle de Paris, c'est qu'elle formait un véritable corps enseignant, uniquement composé de professeurs, lesquels étaient nommés à vie. Ce mode d'organisation n'existait que depuis le milieu du seizième siècle. Jusque-là elle s'était composée, comme les autres, de l'ensemble des docteurs exerçant dans la ville. Ce fut sans doute pour rehausser l'éclat de l'enseignement que cette mesure fut adoptée. Longtemps encore les jeunes docteurs continuèrent à assister leurs anciens maîtres dans les examens et même dans les cours. Au commencement du dix-septième siècle, le nombre de ces suppléants fut réduit à deux, sous le nom d'agrégés; en sorte qu'au moment où nous abordons cette étude, nous trouvons là, ou peu s'en faut, tous les éléments de l'organisation actuelle des Facultés. Ce qui complète l'analogie, c'est que les places de professeurs devaient être données au concours. Ainsi du moins le voulaient les règlements. Mais depuis un certain nombre d'années, on avait trouvé le moyen de les éluder, en nommant des professeurs *en survivance*, sortes de coadjuteurs, qui héritaient naturellement de la chaire, lors de la mort du titulaire. Cet abus provoqua un arrêt du Conseil, daté de 1667, qui remit les choses en leur ancien état.

l'histoire et l'organisation intérieure de la Faculté de Montpellier. On trouvera des détails complets dans l'ouvrage d'Astruc : *Mémoire pour servir à l'histoire de la Faculté de médecine de Montpellier*, publié par Lorry. Paris, 1767.

Le nombre de ces professeurs paraîtra sans doute bien peu de chose, en comparaison de ce qu'on s'attend à le trouver, en leur voyant d'aussi exorbitantes prétentions, et un orgueil collectif pour le moins égal à celui des plus grandes institutions de leur temps. Jusqu'au règne de Henri IV, ils n'avaient été que quatre. Ce prince créa deux nouvelles chaires : l'une d'anatomie et de botanique[1], l'autre de chirurgie et de pharmacie. En 1673 Daquin obtint de Louis XIV, au grand scandale de la Faculté de Paris, l'érection d'une chaire de *chimie* à Montpellier, ce qui porta en tout à *sept* le nombre des professeurs. Ils n'atteignirent le chiffre de huit qu'en 1715. Quant au traitement qu'ils étaient si fiers de recevoir, en leur qualité de *professeurs et conseillers royaux*, il était également fort modeste, et faisait peu d'honneur à la munificence souveraine; car il ne dépassait pas 600 livres. A Paris, où, bien au contraire, on tenait à honneur de ne rien recevoir d'autrui, « la gueuserie de cette superbe École » était un thème de plaisanteries inépuisables.

Mais contentement passe richesse : ils étaient heureux ainsi, et se consolaient de leur pauvreté, en se donnant à l'envi des titres pompeux. Sur les sept membres de la Faculté, quatre en étaient grands dignitaires.

Il y avait d'abord le *chancelier :* c'était le chef de la compagnie. Il veillait à la conservation des registres, à l'observation des statuts, signait les lettres de doctorat,

---

1. Montpellier possédait depuis longtemps un jardin botanique, qui servit de modèle à notre Jardin des plantes.

et les revêtait du sceau de la Faculté. C'était lui qui convoquait les réunions, nommait les chirurgiens et les apothicaires de la ville, inspectait l'exercice de ces professions. Il était juge des différends relatifs à l'École, recevait le serment des gradués et des étudiants, et indiquait le sujet des disputes. Cette charge était viagère. Jusqu'à 1664, elle fut élective; à partir de cette époque, le roi s'attribua la nomination directe. L'un des derniers chanceliers élus fut Ranchin. Il avait obtenu sa nomination, en fournissant à ses frais un tapis pour recouvrir la table des délibérations. Il fit plus tard des libéralités plus coûteuses. La Faculté lui dut la reconstruction ou l'embellissement de plusieurs des édifices consacrés à son enseignement, et qui tombaient en ruine. Il ne demandait en échange que la reconnaissance, et il l'obtenait; si bien que ses collègues lui laissèrent peu à peu prendre sur eux une préséance que les chanceliers n'avaient pu obtenir jusque-là, et qu'ils gardèrent depuis.

Le second personnage de la Faculté était le *doyen*. Il remplaçait le chancelier en son absence. Il avait en outre pour fonction spéciale de veiller à la direction des études, et de prescrire la matière des cours. Enfin, *deux procureurs*, nommés tous les ans le jour de la Saint-Luc, se partageaient l'administration des biens et la tenue des archives de la compagnie. Plusieurs officiers subalternes complétaient ce personnel : syndic, trésorier, secrétaire, bedeaux, etc.

Ce qui, en réalité, faisait l'importance de cette Faculté, c'était le nombre considérable des écoliers qui la fréquentaient. De tous temps, cette jeunesse tumultueuse avait fait la terreur des paisibles habitants de Montpellier : au moyen âge, elle constituait une sorte de petite république, ayant ses droits et ses franchises, gouvernée par un chef nommé par le suffrage universel, sous le nom d'*Abbé des écoliers*. C'était un personnage considérable, qui traitait avec le chancelier de puissance à puissance. Par le progrès des temps, on était parvenu à supprimer cette organisation par trop démocratique, en y substituant quatre *conseillers*, désignés par les professeurs parmi les écoliers, et destinés à servir d'intermédiaires entre leurs camarades et les autorités universitaires ou municipales [1]. Outre les écoliers libres, qui formaient la majorité, un certain nombre étaient casernés ; ils étaient répartis entre quatre colléges, fondés par la libéralité de divers bienfaiteurs, et où ils recevaient l'éducation gratuite. Le plus important de ces établissements était le *Collége des douze Médecins*, fondé par le pape Urbain V.

III. Seize examens menaient les aspirants des premiers degrés scolastiques jusqu'au grade suprême, le doctorat. Le premier de ces examens, celui du baccalauréat, ne pouvait être subi qu'après trois ans d'études. Il durait de huit heures du matin jusqu'à midi.

---

1. On trouvera, dans l'ouvrage cité de M. Germain, de curieux détails sur cette organisation, et accessoirement sur la célèbre et licencieuse société des *Béjaunes*, principalement formée d'étudiants en droit.

On le passait avec une robe ordinaire. C'est à la fin de la séance qu'on endossait la fameuse robe de Rabelais.

Chacun sait que Rabelais avait pris le grade de docteur à la Faculté de Montpellier, et que son fameux *Rondibilis* n'est autre chose que que son ancien maître, le chancelier Rondelet. Quoiqu'il n'ait jamais exercé la médecine, son nom y est resté, et y reste encore dans une singulière vénération. La robe, en drap rouge, à grandes manches, surmontée d'un capuchon, était, au temps de Rabelais, le vêtement commun de tous les étudiants, et il n'eut jamais aucun titre pour en établir une particulière. Les usages qui s'y rattachent sont l'ouvrage de ses successeurs. « Seulement, dit Astruc, on doit être étonné de l'entêtement des étudiants, qui coupent furtivement quelque lambeau de cette robe, pour l'emporter chez eux, ce qui oblige à faire une robe de temps en temps, à quoi on ne gagne rien. Car les étudiants conservent pour la robe qu'on vient de faire la même prévention qu'ils avaient pour l'autre. » Au temps qui nous occupe, la robe en vigueur était encore un présent de Ranchin. Et pour que nul n'en ignorât, le vaniteux chancelier y avait fait broder les trois lettres F. R. C., ce qui à la rigueur pouvait signifier : *Franciscus Rabelæsus, Chinonensis;* mais ce que les initiés lisaient : *Franciscus Ranchinus, Cancellarius.*

Donc, l'acte du baccalauréat terminé, le président faisait avancer le candidat, lui donnait, en lui annonçant sa réception, une baie du laurier symbolique qui devait être un jour la couronne du doctorat, et ajoutait : *Indue purpuram, conscende cathedram, et grates age quibus debes.* Et le bachelier faisait son discours de remercîment, revêtu de cette robe, qu'il devait porter aux examens suivants, jusqu'à la licence inclusivement.

C'est alors qu'en retournant à sa place il recevait de ses condisciples, en guise de félicitations, une grêle de coups de poing. Frapper fort était considéré comme une marque d'amitié ; ses meilleurs amis prenaient soin, au commencement de la séance, de se bien placer, pour lui asséner les premiers ce gage de leur affection. La bizarrerie de cet usage, reconnu et sanctionné par la Faculté, en a fait encore attribuer l'origine à Rabelais. On a prétendu que de son temps c'était une marque de réjouissance, qu'on se donnait des coups de poing aux fiançailles[1], en commençant par les fiancés, etc. ; nous verrons bientôt si l'on n'en peut pas donner une meilleure explication.

Le nouveau bachelier, après sa réception, faisait pendant trois mois une série de leçons publiques, en présence de l'un des professeurs, sur un sujet désigné par le doyen. Puis venaient les quatre examens dits *per intentionem (adipiscendi licentiam).* Ils se faisaient de deux jours l'un. Le sujet en était indiqué la veille. Le lendemain on était tenu d'apporter une thèse, sur laquelle on était argumenté pendant une heure au moins.

---

1. Les érudits allèguent même à ce propos la description que donne Rabelais des noces de Baschė. (*Pantagruel*, liv. IV, ch. 12, 14, 15.)

Huit jours après, on prenait matière pour les *points rigoureux*. Les écoliers, précédés du bedeau, conduisaient processionnellement le candidat chez les professeurs, pour les prier d'y assister. Cette nouvelle épreuve, qui durait deux jours, consistait à piquer au hasard un stylet dans le livre de Galien *De arte parva*, et dans le livre des *Aphorismes* d'Hippocrate, et à expliquer séance tenante le passage ainsi désigné par le sort. Suivait une argumentation de quatre heures. Lorsqu'on était admis, on allait dans la huitaine recevoir la licence des mains de l'évêque de Montpellier, dans une salle du palais épiscopal. Le licencié se préparait ensuite pour les *Triduanes*, c'est-à-dire pour les six derniers examens qui devaient le mener au doctorat, et qu'il devait subir soir et matin pendant trois jours. Il présentait lui-même une liste de questions, sur lesquelles on lui en assignait six. A chaque séance il était argumenté, et par les professeurs et par les écoliers.

En comparant la série de ces épreuves avec celles qui étaient usitées à Paris, on trouvera que les argumentations publiques, quoiqu'en nombre assurément fort respectable, étaient cependant moins prodiguées à Montpellier, et que les interrogations proprement dites y occupaient une place considérable; ce système, moins favorable au déploiement des facultés oratoires, devait, ce semble, avoir l'avantage sérieux d'offrir plus de moyens de s'assurer directement de la capacité des candidats. En revanche, si les épreuves pratiques étaient assez négligées à Paris, ici, il n'en était même pas question. Serait-ce que l'observation, peu en honneur dans ce temps-là, l'était moins à Montpellier que partout ailleurs ?

Après ce grand nombre d'actes probatoires, le candidat qui avait obtenu dans tous au moins les deux tiers des voix, était enfin admis aux cérémonies du doctorat. La veille et le matin, les cloches de la ville sonnaient à toutes volées pour annoncer ce grand événement. Il y avait toujours nombreuse assistance. La Faculté en corps conduisait, au son des instruments, le récipiendaire accompagné d'un parrain à l'*Acte de triomphe*. Après quelques discours latins, par lesquels s'ouvrait la séance, le président, prenant la parole en dernier lieu, lui adressait une harangue sur les devoirs et les droits du médecin. Puis il lui remettait les insignes de son grade : 1° Il lui donnait un bonnet de drap noir surmonté d'une houppe de soie cramoisie ; c'était le bonnet doctoral, qui, dans la procession précédant la cérémonie, était porté par un huissier au bout d'un bâton[1] ; 2° il lui passait au doigt un anneau d'or ; 3° il lui entourait les reins d'une ceinture dorée. Enfin il lui présentait le livre d'Hippocrate, pour le faire souvenir que ce devait être là sa méditation assidue. La main étendue sur ce livre, le nouveau docteur prêtait le fameux serment qui est encore, aujourd'hui même, en usage à Montpellier : « En présence des maîtres de cette École, de mes

---

[1]. Dans son voyage à Montpellier, en 1676, Locke fut témoin de cet usage, dont il plaisante agréablement. (*Life of Locke by lord King.*)

chers condisciples, et devant l'effigie d'Hippocrate, je promets et je jure au nom de l'Être suprême, d'être fidèle aux lois de l'honneur et de la probité dans l'exercice de la médecine. Je donnerai mes secours gratuits à l'indigent, et n'exigerai jamais un salaire au-dessus de mon travail. Admis dans l'intérieur des maisons, mes yeux ne verront pas ce qui s'y passe ; ma langue taira les secrets qui me seront confiés, et mon état ne servira pas à corrompre les mœurs ni à favoriser les crimes. Respectueux et reconnaissant envers mes maîtres, je rendrai à leurs enfants l'instruction que j'ai reçue de leurs pères. Que les hommes m'accordent leur estime, si je suis fidèle à mes promesses ! que je sois couvert d'opprobre et méprisé de mes confrères, si j'y manque ! » Ce serment prêté, il montait en chaire, et s'asseyait à côté du président qui lui donnait sa bénédiction.

« S'il faut croire certaines relations, dit Astruc, on dit dans cette action au nouveau docteur, par une espèce d'acclamation : *Vade et occide Caïm*. Il y a plaisir à voir la peine que prennent les commentateurs pour expliquer cette énigme. Selon les uns, les quatre lettres qui composent le mot mystérieux de *Caïm* signifient *Carmelitas, Augustinos, Jacobitas* et *Minores*. Selon les autres, on entend par là *Caupones, Arabos, Judæos, Mahometanos*. Il y en a d'autres encore qui croient qu'elles doivent s'entendre des maladies chroniques, aiguës, inconnues et connues, *chronicos, acutos, ignotos notosque affectus*. — Il est fâcheux que des explications si recherchées n'aient aucun fondement ; car il est certain qu'on ne dit point dans la faculté de Montpellier : *Vade et occide Caïm*, et il n'y a même pas apparence qu'on l'ait jamais dit. » — En effet, l'on n'en voit pas trop la nécessité. Ce mot *occide*, à quoi qu'il s'applique, me semblerait d'un mauvais augure le jour de la réception d'un médecin. Même sans le complément de cette phrase hiéroglyphique, on voit du reste que le côté allégorique et cérémonieux n'était pas plus négligé à Montpellier qu'à Paris.

IV. Faut-il croire que Molière ait été chercher là des inspirations pour la cérémonie du *Malade imaginaire?* Pour M. Germain [1], cela n'est pas douteux, et il fixe même des dates : ce serait pendant son séjour à Pézénas, auprès du prince de Conti, que Molière aurait profité du voisinage pour prendre des informations qu'il devait utiliser plus tard. Nous avons vu qu'il n'avait certes pas besoin d'aller chercher si loin ses modèles. Toutefois il a pu ne pas négliger celui-là. Divers détails scéniques pourraient le donner à penser. C'est ainsi que les violons, qui ouvrent la marche du cortége, appartiennent aux usages de Montpellier. La formule de réception des licenciés s'y rapproche aussi davantage de la sienne, par une plus grande abondance de gérondifs sonores : « *Auctoritate apostolica do tibi licentiam legendi, examinandi, corrigendi, glossandi, practicandi, cæterosque actus magistrales exercendi, hic et ubique ter-*

---

1. *Ouv. cit.*

rarum. » Du reste, la formule qui se récite aujourd'hui au théâtre est elle-même une abréviation. Voici la version primitive retrouvée par M. Magnin [1].

> Dono tibi atque concedo
> Puissanciam, virtutem atque licentiam
> Medicinam cum methodo faciendi ;
> id est :
> Clysterizandi,
> Seignandi,
> Purgandi,
> Sangsusandi,
> Ventousandi,
> Scarificandi,
> Perçandi,
> Taillandi,
> Coupandi,
> Trepanandi,
> Brulandi,
> Uno verbo, selon les formes atque impune occidendi
> Parisiis et per totam terram.

Ce qui pourrait achever de donner raison à M. Germain, ce sont des membres de phrases tels que celui-ci : *Rendes, Domine, his Messioribus gratiam*, qui est presque la reproduction du *Grates age quibus debes*. — Enfin, voici qui est plus explicite : le *sextus doctor* y appelle le candidat *non indignus alumnus di Montpelicre*. Je me hâte d'ajouter qu'il est permis de croire que, lors de la composition du morceau, ces traits et autres semblables avaient été fournis à Molière par les médecins, ses collaborateurs, bien aises de détourner sur la Fa-

---

1. Voy. page 57.

culté de Montpellier l'orage qu'ils sentaient planer sur la médecine tout entière ; ce qui le prouverait, c'est précisément que Molière, occupé de vues plus générales, supprima pour la représentation ces détails d'un caractère trop local, et qui importaient peu à son sujet.

Quoi qu'il en soit, et qu'il s'agisse de Paris ou de Montpellier, il n'est pas bien difficile de trouver à tous ces vieux usages une origine commune. Ils remontaient presque tous au treizième siècle, l'époque par excellence du symbolisme dans les arts et dans la science. A tout cela, la Renaissance avait ajouté des lambeaux d'idées païennes, des mots à physionomie grecque, de longues harangues dans le goût académique. Mais le point de départ n'en est pas moins reconnaissable. Il est impossible de n'être pas frappé de l'analogie complète qui existe entre les cérémonies de la chevalerie et celles de la collation des grades universitaires. En effet, ces deux institutions sont contemporaines et nées du même esprit. Dans les idées du moyen âge, la science était assimilée à la bravoure, et pouvait, comme elle, conférer une véritable noblesse. Les noms mêmes sont semblables : on sait qu'avant de pénétrer dans les écoles, le titre de *bachelier* avait été celui des jeunes nobles qui n'avaient pas encore reçu l'ordre de chevalerie[1]. De part et d'autre, le cérémonial était le même, avec les légères modifications motivées par la diversité des devoirs

---

1. Des écrivains sérieux font dériver *bachelier* de *bas chevalier*. Voy. Chéruel, *Dict. des institutions, mœurs et coutumes de la France*.

et des fonctions. La religion intervenait avec toutes ses pompes dans ces grands actes de la vie d'alors, comme pour graver dans les esprits, par une sorte de consécration, l'importance de la dignité reçue et des devoirs acceptés.

Voici d'abord une preuve péremptoire de cette ressemblance : les professeurs de Montpellier, gens d'ailleurs fort pacifiques et sédentaires, se croyaient si bien nobles et chevaliers, qu'à leur enterrement on avait grand soin de placer sur la bière une épée et des éperons, insignes caractéristiques dont ils eussent été d'ailleurs bien embarrassés de se servir de leur vivant [1]. Dans les cérémonies du doctorat, nous retrouvons presque tous les détails généralement usités lorsqu'on armait un chevalier : un parrain pour conduire le récipiendaire à l'église, l'intervention d'un prêtre ou d'un évêque, l'exhortation, l'accolade, la bénédiction, l'anneau, la ceinture dorée, et, pour terminer, le soufflet, qui, pour les chevaliers, était quelquefois remplacé par un coup de plat d'épée sur l'épaule. A Paris, le soufflet était resté dans son intégrité primitive. Le président, de deux doigts de la main droite, donnait sur la tête du docteur *un coup fort léger*. Ce geste signifiait qu'à partir de ce moment il devenait un nouvel homme, et que c'était là

---

1. On ne saurait croire à quel point sont tenaces ces vieux usages qui flattent la vanité des hommes. Il n'y a pas plus de vingt ans, les gentilshommes verriers du midi de la France, dont l'institution remontait à saint Louis, et qui n'étaient déjà que ce qu'ils sont aujourd'hui, de pauvres ouvriers, ne travaillaient jamais sans une épée au côté.

la dernière insulte qu'il eût à supporter. A Montpellier, grâce à l'humeur joviale des habitants du Midi, le soufflet avait dégénéré en coups de poing. Mais le sens en était le même : ce sont deux espèces d'un même genre. Cette explication me paraît, du moins, bien plus vraisemblable que celle qui attribue cet usage à une tradition rabelaisienne. Sans sortir de Molière, qui certainement n'a pas songé à cette analogie, ne voyons-nous pas dans le *Bourgeois gentilhomme*, les Turcs qui font M. Jourdain *Mamamouchi*, interpréter, eux aussi, le soufflet à leur manière, lorsqu'ils le rouent de coups de bâton en lui disant :

> Non tener honta
> Questa star l'ultima affronta.

On ne peut nier qu'il n'y ait dans Molière une pointe, je n'ose dire de démocratie, mais pour le moins de bourgeoisie parisienne, égalitaire et railleuse, fort peu sympathique aux restes de traditions féodales qui existaient encore de son temps. Qui doute qu'il n'eût été le Cervantès de la France, s'il y eût encore trouvé des Don Quichotte? Mais Richelieu lui avait épargné cette besogne. Il ne trouvait plus dans la société contemporaine que des marquis ridicules, bien mince pâture pour son génie satirique. On sait qu'il ne les épargna pas; mais les traits qu'il leur lança étaient, en somme, assez inoffensifs : on ne prend pas une massue pour écraser une mouche. Il se trouva que, par une exception à peu près unique, et grâce à un esprit de corps fortement organisé, la Faculté de médecine avait conservé, jusque dans leurs plus petits détails, des traditions et des usages qui avaient eu leur grandeur, mais qui n'étaient plus que ridicules, et qui surnageaient comme des épaves dans le naufrage des mœurs du moyen âge. Esprit plein d'aspirations modernes, Molière s'est élevé contre ces vieilleries, d'ailleurs fort innocentes, à des hauteurs d'ironie et de verve comique, que le sujet ne méritait pas assurément, si ces choses n'eussent été comme les derniers témoins vivants de tout un ordre d'idées qui choquaient les siennes, et que ses plaisanteries allaient faire disparaître.

V. Si la rivalité entre les deux Écoles de Paris et de Montpellier n'eût roulé que sur des questions de préséance et d'étiquette, elle n'aurait pour nous qu'un intérêt bien secondaire, qui ne mériterait pas de survivre aux vanités locales qui en furent l'origine. Mais dès cette époque, la rivalité n'était pas seulement dans les institutions, elle était aussi dans les doctrines. C'est une chose bien curieuse que de revoir, à deux siècles de distance, par quelles phases a passé cet antagonisme fameux, et quelle révolution s'est accomplie dans les esprits. La lutte subsiste encore aujourd'hui; mais combien les rôles ont changé! Bien qu'il soit fort difficile, et même, à vrai dire, impossible, de représenter par une formule bien définie l'objet, la nature et la portée de ces dissidences, il n'en est pas moins vrai que ces mots : École de Paris, École de Montpellier, ont dans l'esprit de la plupart des médecins une signification assez nette.

Ils expriment, à proprement parler, plutôt des tendances que des doctrines. Un respect profond pour l'antiquité, une prétention avouée à représenter dans la science moderne les traditions de l'hippocratisme; en physiologie, plus de souci de la fonction que de l'organe, et un goût marqué pour les hautes spéculations, depuis les forces radicales et les forces agissantes de Barthez jusqu'au double dynamisme de M. Lordat; en pathologie et en clinique, la théorie des éléments morbides, diversement modifiée; partout l'esprit de synthèse et de système, et, malgré d'illustres exceptions, un assez grand dédain pour les sciences accessoires : voilà, pour ne citer que des exemples, ce qu'on se rappelle involontairement lorsqu'on parle de Montpellier. A Paris, l'enseignement a un caractère tout autre : peu de penchant pour les théories qui ne sont que des théories, un éclectisme pratique acceptant et demandant avant tout des faits positifs et démontrés, fussent-ils mal coordonnés en apparence, pourvu qu'ils soient scrupuleusement observés; l'anatomie placée à la base de la médecine, la pathologie ramenée à l'étude de la lésion comme à son point de départ, et appelant à son aide toutes les sciences physiques et naturelles, tout ce qui peut faciliter, compléter, multiplier les moyens d'observation; en un mot, la méthode analytique la plus conciliante, avec la liberté la plus large laissée à chacun de s'en servir dans les directions les plus différentes.

Or, si nous nous reportons au dix-septième siècle,

nous trouvons les rôles à peu près intervertis. Non certes que Paris fût *vitaliste*, ni Montpellier *organicien*; ces mots n'étaient pas même inventés. Mais c'était alors Paris qui tenait à honneur de représenter fidèlement la tradition, et se donnait la tâche de réagir énergiquement contre toutes les innovations; c'était Paris qui protestait par sa résistance contre les envahissements de la chimie; si bien que quand l'antimoine y pénétra, comme nous l'avons vu, de guerre lasse et après une lutte opiniâtre, ce ne fut qu'avec cette réserve très-expressément formulée, que l'admission de l'antimoine n'impliquait nullement celle de la chimie, qui demeurait bien et dûment exclue de la médecine. Par contre, c'était à Montpellier que la chimie trouvait ses plus chauds adhérents. Le mouvement qui s'y perpétue aujourd'hui ne commence guère qu'au dix-huitième siècle avec Sauvages, pour se continuer par Bordeu, Barthez et Dumas jusqu'à nous. Je cite Sauvages, non comme nosologiste (ce qui est son côté le plus connu), mais comme le premier homme qui protesta contre les théories mécaniques et chimiques alors en pleine vigueur, popularisées surtout par le célèbre Chirac. Mais Chirac lui-même ne faisait que continuer, en l'adaptant aux besoins du jour, un enseignement qui datait de loin à Montpellier, et qui, s'abritant sous le grand nom d'Arnauld de Villeneuve, avait eu pour principaux représentants au dix-septième siècle les premiers médecins-chimistes de l'époque, Turquet de Mayerne, R. d'Amador, et surtout Lazare Rivière. La création, par Daquin, d'une chaire spéciale de chimie en 1673, n'était en quelque sorte qu'une consécration, depuis longtemps attendue, de ces tendances déjà anciennes. Aussi le cartésianisme y avait-il trouvé un terrain tout préparé. Presque aussitôt après leur apparition, et lorsqu'à Paris Descartes était encore sous le coup des censures de la Sorbonne et de la Faculté, les opinions nouvelles étaient ouvertement adoptées et pratiquées par Régis, Calmette, Barbeyrac[1]. Ainsi, pour résumer, au moment où nous prenons les choses, l'École de Montpellier se trouvait, par le concours des circonstances, représenter aux yeux des docteurs de Paris précisément les trois choses qui leur étaient le plus odieuses : la mécanique appliquée à la médecine, la chimie et le cartésianisme.

Heureuses les écoles, si les questions de science et de doctrine faisaient seules les frais de leurs rivalités ! Leur dignité y courrait peu de risque. Malheureusement il n'en fut pas ainsi. Ce fut sur le terrain de la pratique que Paris et Montpellier se rencontrèrent. Pendant de longs siècles, les deux Facultés avaient vécu en bonne intelligence. Séparées par une trop grande distance pour pouvoir se nuire mutuellement, elles n'avaient eu que des relations sympathiques, et leurs inimitiés passa-

---

1. Barbeyrac, qui a peu écrit, mais qui était, dit-on, un grand praticien, était un des oracles de la Faculté de Montpellier, quoiqu'il n'y fût pas professeur. Sa qualité de protestant l'avait seule empêché de le devenir. C'est de lui que Locke disait que, par les traits du visage aussi bien que par la tournure de l'esprit, aucun homme ne lui avait jamais si bien rappelé Sydenham.

gères s'étaient bornées à quelques injures échangées individuellement entre savants, ce qui ne tire point à conséquence. Vint un jour où, la centralisation ayant fait son œuvre, les communications étant devenues plus faciles et plus promptes, leurs intérêts respectifs se trouvèrent engagés. Après s'être librement développées l'une au nord, l'autre au midi, à force d'étendre le cercle de leurs influences, elles finirent par se trouver en présence, et se heurtèrent violemment.

Toutes deux, nous l'avons vu, regardaient comme la plus chère de leurs prérogatives le droit qu'elles prétendaient tenir des souverains pontifes, de pratiquer par toute la terre, en vertu de la formule *hic et ubique terrarum*. Évidemment ces deux ubiquités étaient incompatibles. A vrai dire, il fallut même la Révolution française pour trancher la difficulté. Ce furent les docteurs de Montpellier qui affichèrent les premiers l'exorbitante prétention d'exercer la médecine à Paris. Leur premier et leur plus infatigable champion fut Théophraste Renaudot.

VI. C'est un fait assez généralement peu connu, que le journalisme, cette grande puissance des temps modernes, a été créé en France par un médecin, et cela en vue de la médecine. N'eût-il que ce côté d'intéressant, le personnage historique auquel se rattache, par ses origines, une institution d'une portée aussi incalculable, mériterait bien de nous arrêter quelques instants [1].

1. M. le docteur Félix Roubaud a publié sur le compte de ce

Théophraste Renaudot, plus souvent désigné par ses contemporains sous le nom de sa profession la plus connue, et appelé par eux le *Gazetier*, était né à Loudun en 1584. Quoique l'époque la plus brillante de son existence soit celle du ministère du cardinal de Richelieu, il appartient cependant par son influence à la période suivante : il eut le titre de médecin de Louis XIV et vécut encore pendant les dix premières années de son règne. Il était venu au monde avec de rares qualités d'esprit et de caractère, qui lui eussent assuré un avenir brillant, quelque carrière qu'il eût embrassée. Beaucoup d'ambition, unie, quoi qu'en aient dit ses ennemis, à un grand fonds de probité, un esprit doué de plus de rectitude que d'élévation, mais en revanche merveilleusement inventif et industrieux, une souplesse extrême, une activité infatigable, aidée d'une santé de fer, firent de sa vie l'une des plus prodigieusement et des plus diversement occupées que l'on puisse imaginer. Avec cela, il avait un malheur : par une de ces ironies bizarres qui se rencontrent quelquefois dans la vie des hommes illustres, la nature, qui l'avait d'ailleurs si généreusement traité, lui avait donné un nez camus à l'excès. Jamais le nez démesurément long de son contemporain Cyrano de Bergerac ne donna lieu à autant de plaisanteries cruelles, que ce malheureux nez camus de

personnage une intéressante brochure : *Théophraste Renaudot, créateur du journalisme en France*, in-18, Paris, 1856. Cet opuscule a le tort de mêler à la vérité historique un certain ton romanesque, qui nuit à la simplicité du récit. On y trouve même, selon les règles du genre, une véritable intrigue amoureuse.

Renaudot. D'ailleurs Cyrano, en vrai gentilhomme qu'il était, avait l'âme peu endurante, et se chargeait de corriger à la pointe de l'épée les malavisés qui ne trouvaient pas son nez à leur goût. Renaudot, beaucoup moins batailleur, et ayant toujours mille affaires sur les bras, fut condamné pendant toute sa vie à entendre ce thème favori des railleries de ses adversaires revenir mille fois dans une foule de procès de toute nature.

Ses commencements furent extrêmement pénibles. Venu fort jeune pour chercher fortune à Paris, il commença, faute de mieux, par étudier sous un maître chirurgien. Il parvint, à force d'économie, à ramasser une somme suffisante pour aller à Montpellier, où il prit le grade de docteur en 1606. Son intention première avait été d'exercer la médecine dans sa ville natale. Après avoir voyagé quelques années pour acquérir de nouvelles connaissances, il retourna en Poitou en 1610. Ce fut là qu'il se lia d'amitié avec le célèbre père Joseph (Leclerc du Tremblay), de l'abbaye de Fontevrault, devenu plus tard le confident de Richelieu, et si connu sous le nom d'*Éminence Grise*.

En 1612 il revint à Paris, et pour pouvoir se livrer sans entraves à l'exercice de l'art de guérir, il sollicita le titre de médecin du roi, et prêta serment, en cette qualité, entre les mains du premier médecin de Louis XIII. Quoique ce titre fût purement nominal, il suffisait pour le mettre en sûreté. D'ailleurs, la lutte n'était pas encore engagée, et la situation du jeune médecin n'était pas telle qu'elle pût susciter l'envie autour de lui. Son état était alors si précaire, qu'il fut obligé, pour vivre, d'ouvrir une école et de recevoir des pensionnaires. A force d'habileté et de patience, il finit par venir à bout des rigueurs de la fortune, et profita de ses premières faveurs, pour mettre à exécution un projet depuis longtemps caressé, en établissant son *Bureau d'adresse*.

VII. Renaudot est, on peut le dire, le premier homme en France qui ait pressenti le pouvoir et utilisé les avantages de ce que nous appelons aujourd'hui la *publicité*. N'ayant à sa disposition que des moyens fort restreints, il fonda donc dans la Cité, rue de la Calandre, dans la maison du *Grand Coq*, une sorte d'office d'informations, où chacun pouvait, moyennant une légère rétribution, trouver ces mille renseignements qui sont nécessaires à chaque pas dans la vie commune : domestiques à placer, logements à louer, marchandises à vendre ou à acheter, argent à prêter ou à emprunter ; en un mot, il prévoyait, il étudiait toutes les circonstances où des besoins sociaux réciproques se correspondent, se cherchent, et ont grand intérêt à avoir un centre commun. Comme l'idée était nouvelle, et d'une utilité pratique évidente, le bureau d'adresse, ou, comme le public l'appela, le *Bureau de rencontre*, ne tarda pas à obtenir un grand succès.

Afin de mieux achalander son entreprise, en la mettant en quelque sorte sous la garde de la charité, Renaudot établit dans le même local des consultations gratuites pour les pauvres. Elles eurent lieu d'abord tous les mardis, et plus tard tous les jours. Voici comment il exposait lui-même le mécanisme de ces consultations, à l'époque où elles furent complétement organisées, et où leur popularité croissante l'obligeait à s'y faire assister par d'autres médecins [1].

« Il y a trois sortes de malades. Les uns riches et accommodés, lesquels après avoir reçu le conseil que leur ont donné par écrit tant de gens d'honneur qu'ils voient présents, ou qu'étant absents ils ont envoyé consulter, sur un mémoire contenant le récit de leur mal et des remèdes qui leur ont été administrés, sans dire leur nom, qui ne sert de rien à la guérison des maladies; ces premiers exercent fort volontiers libéralité de quelque chose qu'ils destinent à faire médicamenter les pauvres, qui n'est pas la moitié de ce que leur coûterait ailleurs une consultation. Les autres sont si peu accommodés, qu'ils n'ont pas moyen de faire aucune charité; toutefois leur pauvreté ne va pas jusqu'à avoir besoin d'aumônes, et n'est pas telle qu'ils ne puissent avoir de quoi payer à leur apothicaire et chirurgien les remèdes qu'on leur a ordonnés; et ceux-là s'en retournent avec leurs ordonnances sans faire aucune charité ni en recevoir d'autre que celle d'un conseil qu'on leur a donné; même offrent souvent de donner aux pauvres quelque témoignage de leur reconnaissance, laquelle on refuse lorsque leur incommodité est connue, encore qu'il s'en trouve quelques-uns de cette seconde sorte,

---

1. *Les Consultations charitables pour les malades*, 1640, dans les *Archives curieuses de la France*.

qui donnent malgré nous quelque petite aumône, sur l'opinion que leur charité redoublera la bénédiction de Dieu sur les remèdes qu'on leur a ordonnés. Les troisièmes sont pauvres mendiants, ou qui sont retenus de mendier par la seule honte ; lesquels, avec l'ordonnance, reçoivent, ou leur chirurgien ou apothicaire pour eux, la somme à laquelle on a composé pour leurs remèdes, les faisant ressouvenir qu'ils travaillent pour des pauvres sur lesquels ils se doivent simplement indemniser de leur déboursé. En quoi j'ai véritablement à me louer du zèle et affection que les maîtres apothicaires et chirurgiens de cette ville ont témoignés en toutes les occasions qui se sont présentées de servir les pauvres, n'y en ayant aucun qui ne se soit volontairement offert à contribuer gratuitement sa peine et son industrie à ce bon œuvre. »

Il est à croire qu'au fond les apothicaires y trouvaient leur compte. Le grand art de Renaudot avait été de se faire des alliés de ces éternels ennemis de la Faculté de médecine. Le secours qu'il leur offrait leur venait à point, car en ce moment même la Faculté n'aspirait à rien moins qu'à les ruiner de fond en comble. A la suite de quelques démêlés comme il en survenait souvent, un petit livre avait paru sous ses auspices, avec la prétention avouée de faire une véritable révolution. Il avait pour auteur un docteur nommé Guybert, et pour titre le *Médecin charitable*[1]. C'était une suite de petits

---

1. Voir plus loin, p. 333.

traités fort simples sur la préparation des médicaments les plus usuels. L'auteur (et en cela il avait grandement raison) attaquait violemment le nombreux et coûteux fatras de juleps, apozèmes, opiats, potions cordiales et autres, que la pharmacie d'alors conservait comme une précieuse tradition de la médecine arabe. Comme c'était là le gagne-pain des apothicaires, on conçoit qu'ils durent jeter les hauts cris, lorsqu'ils virent la Faculté, par l'organe de Guybert, prôner « une médecine facile et familière » qui les réduisait à néant, et annoncer même au public que leur ministère était parfaitement inutile, et que chacun y pouvait aisément suppléer chez soi. Cette dernière proposition les révoltait. Passe encore pour les pauvres, qui ne peuvent faire autrement ! « Quant aux riches, il y a grand sujet de s'ébahir comment ils ne se laissent pas faire un habit et des souliers par celui qui n'est pas tailleur ou cordonnier, et cependant ils se font préparer et donner des remèdes où il y va de leur vie, par des femmelettes et domestiques ignorants ! »

Renaudot (ces lignes sont de lui) était épris de la chimie, et parce qu'il était docteur de Montpellier, et parce qu'il voyait dans cette science naissante une nouveauté pleine d'avenir. Pour lui, la chimie n'excluait pas la pharmacie, bien au contraire. Se concilier les apothicaires, en leur fournissant de l'occupation, les associer à ses propres travaux, c'était servir à la fois ses intérêts et ses instincts scientifiques. Disons tout : Renaudot fut, en son temps, l'un des plus fervents sectateurs de l'antimoine. Sa maison de la rue de la Calandre devint bientôt un vaste laboratoire, où les drogues proscrites par la Faculté étaient préparées en grand. Il obtint même, à cet effet, des lettres patentes spéciales : « Et d'autant, y est-il dit, qu'une partie des expériences qui s'y font, sont des remèdes tirés des plantes, animaux et *minéraux*, pour la préparation desquels il est obligé de tenir toute sorte de fourneaux, alambics, matras, récipients et autres vaisseaux et instruments de chimie et spagyrie, pour extraire, par les opérations dudit art, toute sorte d'eaux, huiles, sels, magistères, extraits, quintessences, chaux, teintures, régules, précipités, et généralement tous les autres effets dudit art de chimie... Permettons et accordons à tous ceux qui auront quelque invention ou moyen servant au soulagement desdits pauvres, tant valides que malades et invalides, mêmement quelque remède tiré des végétaux, animaux, minéraux, par le régime du feu ou autrement, le pouvoir faire en la maison dudit Renaudot et en sa présence, et non ailleurs. Et, pour cet effet, avons permis audit Renaudot de tenir chez lui lesdits fourneaux, et y faire toute sorte d'opérations chimiques, servant à la médecine seulement. »

Ainsi, c'était une espèce de monopole de la chimie que Renaudot était parvenu à s'arroger, et qui lui était officiellement reconnu ; sa maison devenait, par là, le rendez-vous naturel des savants adonnés à ce genre d'études. Un progrès en amène un autre. La Faculté de médecine, ainsi que nous l'avons vu, était assez pauvre en moyens d'instruction pratique. Les étudiants le sentaient. Aussi la maison du *Grand Coq*, dont les consultations gratuites attiraient une grande affluence de malades, devint rapidement un lieu de réunion et d'étude, où les écoliers venaient furtivement, et à l'insu de leurs maîtres, ajouter la pratique à la théorie. Renaudot sentit bien l'avantage qu'il y avait pour lui à s'assurer ainsi le concours d'une jeunesse studieuse, qui pouvait plus tard le servir si puissamment. Déjà les consultations l'avaient mis à la mode, et lui avaient procuré une grande clientèle. Que serait-ce, s'il devenait chef d'école? Il ouvrit donc, dans le local des consultations, des conférences familières, dont les malades qui venaient étaient l'objet. Certes, il fallait qu'il eût de merveilleuses et bien diverses ressources d'esprit, pour unir ainsi dans ses occupations de chaque jour les fonctions et les succès d'un professeur de clinique aux travaux d'un publiciste et d'un économiste éminent pour l'époque. Aussi fit-il des élèves. Le goût des études chimiques se répandit parmi ces jeunes gens, à l'instruction desquels il concourait si efficacement, mettant entre leurs mains tous les moyens de satisfaire ce goût qu'il leur inspirait par ses leçons. Il est plus que probable que là se formèrent les Mauvillain, les Le Vignon, les Denyau, les Thévart, que nous retrouvons quelques années plus tard, d'élèves devenus maîtres, introduisant un esprit nouveau au sein même de la Faculté, et votant enfin le fameux décret de 1666.

VIII. Lorsqu'il eut assez d'avances, Renaudot joignit à ses diverses industries l'établissement d'un mont-de-piété dans sa maison. A cette époque, l'usure était exercée en France avec une violence effroyable par des légions de Lombards et de Juifs. Des établissements de ce genre, destinés principalement à la combattre, existaient déjà en Italie, sous l'approbation de l'Église, qui même en avait fait, en quelque sorte, pour lutter contre le préjugé relatif au prêt à intérêt, des lieux de pèlerinage et de dévotion ; d'où le nom de *Mont-de-Piété*. Renaudot saisit la portée de cette institution. Dans un coin de sa maison, déjà consacrée à tant d'usages, furent établis des magasins où l'on reçut des objets en gage, moyennant le taux d'intérêt extrêmement modique de trois pour cent, plus un faible droit d'enregistrement. Ainsi ce singulier industriel avait trouvé le moyen de faire sa fortune, tout en étant véritablement un bienfaiteur de la classe pauvre.

Mais ce qui fut sa véritable gloire, ce fut la création de la *Gazette*. Il eut des débuts bien modestes, ce premier en date des journaux français ! Renaudot le fonda avec le concours très-efficace de son ami d'Hozier, le célèbre généalogiste. D'Hozier, à qui la nature spéciale de ses études avait créé partout de nombreuses relations, entretenait avec l'Europe entière une immense correspondance, et savait, de la cour et de la ville, une foule de choses capables de défrayer la curiosité publique. Renaudot lui-même, devenu médecin à la mode, hantant les grands seigneurs, dont il avait su se faire des clients et des amis, était mieux que personne en état de se procurer les documents dont il avait besoin. Il commença par dépouiller lui-même cette volumineuse correspondance, dictant à une vingtaine de scribes, qui plusieurs fois chacun les recopiaient, les nouvelles qu'il jugeait dignes de la publicité. Les premières gazettes se vendirent manuscrites sous le nom de *Nouvelles à la main*.

Puis, le succès grandissant chaque jour, Renaudot eut chez lui des presses d'imprimerie, et commença la publication régulière de la *Gazette*. Le premier numéro imprimé parut en l'année 1631. Le journal paraissait tous les huit jours, en une demi-feuille petit *in-quarto* de quatre pages, sur une seule colonne. A la marge, et en regard de chaque alinéa, se trouve le nom du pays d'où vient la nouvelle qui y est insérée, avec la date correspondante. Pour plus de méthode, c'est toujours par les nouvelles des contrées méridionales et les plus éloignées que le journal commence, et il se termine par celles de Paris. A la fin de chaque mois paraissait un *supplément*, qui, tout en complétant et résumant les nouvelles qui avaient paru dans le mois, répondait aux diverses attaques dont la rédaction était à chaque instant l'objet. C'est dans ces suppléments qu'étaient insérés, en manière de feuilleton, ou d'*article-variété*, de pompeux éloges de l'antimoine, et des récits de guérisons miraculeuses opérées par le médicament à la mode [1].

---

[1] « Rien n'indique que la méthode des abonnements, généralement acceptée en France aujourd'hui, existât à cette époque. Une estampe du temps, conservée à la bibliothèque de la rue Richelieu, et représentant la *Gazette* assise sur une espèce de

On peut se figurer maintenant ce qu'était, au milieu du vieux Paris, cette maison du *Grand Coq* de la rue de la Calandre, toujours pleine d'allants et de venants : malades attendant une consultation, étudiants, apothicaires, crieurs publics, gens de toute sorte venant porter ou demander des renseignements, pauvres honteux, fripiers, ou marchands ambulants ; dans les cours et dans les salles, un pêle-mêle d'objets bizarres et disparates, des fioles, des fourneaux et des alambics, tout l'attirail d'une grande imprimerie, des monceaux d'objets de literie ou de ménage étiquetés et classés par un peuple d'employés ; et au milieu de tout cela, un seul homme veillant à tout, répondant à tout, distribuant à chacun sa besogne, enseignant, distillant, vendant ou achetant, lisant les nouvelles politiques, rédigeant tour à tour une consultation, un article de journal ou un bordereau, et trouvant encore le temps de visiter des malades au dehors et de remplir ses devoirs de courtisan et d'homme du monde.

Ce qu'il y a de plus curieux dans toutes ces nouvelles inventions, c'est qu'en les exploitant à sa manière, Renaudot prétendait ne pas sortir de son état de médecin. Les consultations gratuites y rentraient évidemment. Pour le reste, il prétendait y avoir été conduit par le

trône, recevant les hommages et les nouvelles de tous les peuples de la terre, nous montre, au fond, un crieur portant un panier rempli d'exemplaires du journal. Il est probable que la *Gazette* se criait alors dans les rues, comme il arrive de nos jours encore pour les complaintes, ou relations d'événements extraordinaires. »

(ROUBAUD, *ouv. cit.*)

désir de combattre la cause de la plupart des maladies. Cette cause, disait-il, c'était pour le peuple la misère, et pour les riches, l'ennui. Il prévenait la misère en prêtant sur gages, et l'ennui en publiant les nouvelles du jour. Il faut convenir que ce qu'il y avait de plus médical dans tout cela, c'est qu'il avait trouvé le plus puissant moyen de se faire connaître, lui et ses médicaments, et Dieu sait si l'on en a abusé depuis.

Il rencontra un puissant auxiliaire, dû en partie à l'entremise du P. Joseph, dans la personne du cardinal de Richelieu. Il est assez curieux que la presse, ce cauchemar des ministres futurs, ait eu pour premier soutien ce terrible champion du pouvoir absolu. Sans doute Richelieu ne soupçonna pas quels rudes adversaires il préparait de loin à la royauté. Mais que pouvait-il en craindre alors? Il vit un puissant moyen de gouvernement dans cet engin nouveau de la publicité, qui lui donnait une prise inespérée sur l'opinion publique, et dont, pour le moment, il disposait à son gré. Sa faveur allait jusqu'à une collaboration active. Le P. Joseph allait deux fois par semaine à la rue de la Calandre pour y recueillir les nouvelles, et y porter les articles de son maître. Louis XIII lui-même écrivait souvent dans la *Gazette*. « Chacun sait, écrivait Renaudot en 1644, que le Roi défunt ne lisait pas seulement mes gazettes et n'y souffrait pas le moindre défaut, mais qu'il m'envoyait presque ordinairement des mémoires pour y employer. »

Cet appui donné à des innovations éminemment

utiles, est fait pour honorer la mémoire de Richelieu [1]. Il voyait avec plaisir la prospérité d'un homme qui, par les seules forces de son industrie privée, avait su obtenir de si grands résultats. Aussi ne demanda-t-il pas mieux que de donner aux fonctions que Renaudot s'était attribuées lui-même la consécration de titres authentiques. Voici donc ceux que portait ce personnage multiple : *Médecin du Roi, Commissaire général des pauvres, Maître et intendant général des Bureaux d'adresse de France.* De plus, comme le nom de *gazetier* était celui qu'affectionnaient le plus ses ennemis, et qu'ils considéraient comme la suprême injure, Renaudot obtint le titre plus sonore et plus relevé d'*historiographe de la couronne.* Pour le public, il n'en resta pas moins le Gazetier. Mais Richelieu avait bien d'autres idées. Il détestait instinctivement l'Université. L'immense quantité de priviléges dont cette corporation était si fière, et qui en faisait une puissance redoutable dans l'État, déplaisait à son esprit dominateur. Témoin des succès que Renaudot obtenait dans l'enseignement, et de la faveur dont les consultations gratuites étaient l'objet dans la jeunesse médicale, il conçut l'espoir, qu'il eût probablement réalisé si la mort ne l'en eût empêché, non pas d'abattre la Faculté de médecine en s'attaquant directement à elle, ce qui eût été au-dessus de ses forces, mais de la ruiner sourdement en élevant en face d'elle une Faculté rivale, qui, entourée du pres-

---

1. Voy. l'excellent ouvrage de M. Caillet : *Histoire de l'administration en France sous le ministère de Richelieu.*

tige de la faveur royale, eût tôt ou tard fini par détrôner une vieille institution, déjà en retard par bien des côtés sur les besoins nouveaux du siècle. En associant Renaudot à ces pensées, il lui fit la concession d'un vaste terrain au faubourg Saint-Antoine, dans le but avoué d'y construire l'hôtel des consultations charitables, mais avec l'arrière-pensée d'en faire le siége de l'établissement projeté. Cet hôtel, du reste, ne fut jamais construit.

IX. Est-il besoin à présent d'expliquer les colères de la Faculté tout entière contre Renaudot? Docteur de Montpellier exerçant à Paris, chef du parti de l'antimoine, ami des apothicaires, et favori du pouvoir, un seul de ces titres eût suffi pour le rendre à jamais odieux aux docteurs de la rue de la Bûcherie. Cette alliance, jusque-là inouïe, d'une foule de métiers accessoires, avec les fonctions de médecin, renversait, on le comprend, toutes leurs idées sur la dignité de la profession. Si l'on repoussait comme indignes ceux qui exerçaient la chirurgie, que devait-ce être d'un industriel tenant boutique ouverte de toute espèce de marchandises? Cet homme « faisant un trafic et négociation, à vendre des gazettes, à enregistrer des valets, des terres, des maisons, des gardes de malades, à exercer une friperie, prêter argent sur gage, etc., » leur paraissait le plus méprisable des charlatans et le plus dangereux des novateurs. Aussi ne lui épargnaient-ils pas les injures les plus virulentes, avec ces raffinements de grossièreté, dont les savants d'alors possédaient le secret. Les noms de fripon, de polisson (*nebulo*, *blatero*), qui reviennent à chaque instant sous leur plume, sont les plus mitigés de leur vocabulaire. Il faut avouer que Renaudot ne les laissait pas en reste. Mais ses injures même, et toute sa manière de discuter, ont, si j'ose ainsi parler, quelque chose de plus *moderne*. Ainsi, l'usage, en pareil cas, était de rétorquer un à un tous les arguments de ses adversaires. René Moreau lui ayant un jour adressé dans un pamphlet quarante chefs d'accusation dont trente-neuf au moins étaient de grosses insultes, Renaudot se contenta de répliquer que ce livre n'avait pas le sens commun, à quoi il ajouta, sans les compter, une série d'invectives de sa façon. Cette manière sommaire de procéder était contraire à toutes les règles, et parut scandaleuse. Tant que vécut Richelieu, les choses allèrent ainsi; on s'en tenait aux gros mots. Il n'était pas prudent de s'attaquer de trop près au favori du cardinal. « Si ce gazetier, écrit Guy Patin, n'était soutenu de l'Éminence, en tant que *nebulo hebdomadarius*, nous lui ferions un procès criminel, au bout duquel il y aurait un tombereau, un bourreau, et tout au moins une amende honorable; mais il faut obéir au temps... » Et en attendant un temps meilleur, on se vengeait de lui sur ses fils.

Renaudot avait deux fils, Isaac et Eusèbe, qu'il chérissait tendrement, et qu'il destinait tous deux à la médecine. Instruit par sa propre expérience, il voulait leur faire éviter les difficultés qu'il avait rencontrées lui-même, en leur faisant prendre leurs grades à la Faculté de Paris. On refusa longtemps de les admettre aux examens, en se fondant sur la profession de leur père, dont la honte, disait-on, rejaillissait sur ses fils. Ce qu'il y eut de part et d'autre d'intrigues dépensées pour cette petite affaire serait trop long à rapporter ici. Ils ne furent admis, à la fin, aux épreuves, que par l'entremise du doyen Guillemeau, qui crut devoir en cela obliger leur protecteur Vautier, et qui d'ailleurs avait donné des gages de fidélité à la Faculté. On leur imposa cependant la plus dure des conditions, une sorte de reniement de leur père; et celui-ci eut le courage de leur conseiller le premier d'en passer par là. Ils s'engagèrent donc par serment, et par acte public passé devant notaire, à renoncer *au commerce de friperie* exercé par leur père; moyennant quoi ils furent admis aux examens; et, ce qui fait du moins honneur à la probité des juges, on ne songea pas à contester leur instruction, ni à faire usage de cette dernière ressource, de les refuser comme incapables. Ils furent donc bacheliers, puis licenciés. C'était le point essentiel, puisque désormais ils avaient le droit de pratiquer dans Paris.

Cependant les consultations charitables avaient pris un développement tel, que vers 1640, quinze docteurs, tous étrangers à la Faculté de Paris, assistaient Renaudot et ses fils aux séances quotidiennes de la rue de la Calandre, qui continuaient à attirer un concours de population de plus en plus considérable. Ce fut de la part de Renaudot un véritable coup de politique, de faire ainsi intervenir dans sa cause le plus grand nombre possible de médecins de province : dès lors ce n'était plus une querelle personnelle, c'était la guerre déclarée à la Faculté de Paris par tout ce qui avait intérêt à pénétrer dans la place.

X. S'il eut raison, à son point de vue, de s'assurer ainsi ce concours important, on peut dire que la Faculté de Montpellier commit une faute grave en s'associant à ses prétentions. Jusque-là, malgré l'ordonnance de Blois de 1679, qui interdisait l'exercice de la médecine aux docteurs reçus dans une faculté étrangère, une tolérance tacite avait couvert les docteurs de Montpellier établis à Paris. Engager la querelle, c'était violer ouvertement une loi qu'on avait pu oublier, mais qu'il était facile de faire revivre. D'ailleurs, parmi les confrères employés par Renaudot, une très-petite minorité appartenait à Montpellier. La plupart venaient des petites universités de province, Angers, Reims, Caen, Bordeaux, Toulouse, Valence, etc., où la facilité des réceptions était en quelque sorte proverbiale. Montpellier même n'était pas entièrement à l'abri de ce reproche. La pénurie de cette École y avait introduit un abus considérable. On y recevait deux sortes de docteurs. Ceux qui devaient rester dans la ville ou dans le voisinage, et qui par là même pouvaient aspirer aux honneurs de l'agrégation et du professorat, étaient examinés avec toute la rigueur que comportaient les règlements. Mais ils n'étaient pas les seuls, ni même les plus nombreux. Il en était d'autres qui ne venaient à Montpellier que pour prendre leurs grades, et s'en aller ensuite. On le savait, et pour ceux-là on se montrait d'une indulgence déplorable. Ils n'y demeuraient « que le temps qu'il faut aux petits oiseaux pour avoir des plumes et s'envoler ; » et après des épreuves dérisoires, on leur délivrait un diplôme, moyennant la promesse qu'ils quitteraient immédiatement la ville. N'était-ce pas une prétention étrange que de vouloir imposer à la capitale des gens que Montpellier même ne consentait pas à garder dans ses murs, et savait même au besoin en faire déguerpir?

La controverse s'engagea sur ce point et ne tarda pas à atteindre un degré de violence incroyable. Qu'on en juge par le titre d'un pamphlet écrit par Guillemeau en réponse à Courtaud[1], cet intrépide panégyriste de la Faculté de Montpellier, que nous connaissons déjà :

Margarita
scilicet
e stercilinio et cloaca
Lenonis ἀθέου
Cotyttii Baptœ,
Spurcidici, barbari, solœcistœ, imo holoborbori, holobarbari,
holosolœci verberonis, Curti, I. Heroardi verissimi aniatri,
indignissimi quot fuerunt, archiatri, ut vulgo loquuntur
Purulentia,
ad stolidos, lividos, indoctos, absurdos ejus amatores,
admiratores, buccinatores, et infamis operœ diribitores.

[1]. Ce Courtaud était neveu d'Héroard, premier médecin de Louis XIII, et l'on attribuait ses rancunes à ce que, nommé lui-même médecin par quartier, il avait été obligé par la suite de vendre sa charge et d'aller se fixer à Montpellier.

C'est une brochure de 32 pages in-4°, qui ne contient littéralement pas une seule raison. En revanche les mots *lutum, sordes, immunditiæ*, y reviennent à chaque instant. Courtaud y est traité de fou, d'enragé, de parricide. Les comparaisons les plus malpropres lui sont appliquées à tort et à travers : c'est ainsi que les ulcères de Philoctète viennent jouer là un rôle d'un goût plus qu'équivoque. En relevant avec un soin scrupuleux les barbarismes de son adversaire, l'auteur regrette de ne pouvoir lui arracher la langue. Il ne s'arrête enfin que lorsqu'il est complétement essoufflé ; on le serait à moins.

Ce fut pour lui répondre que Riolan composa en français les *Curieuses Recherches*, que j'ai déjà plusieurs fois citées. Si le latin dans les mots brave l'honnêteté, le français a l'avantage de se prêter à une satire plus serrée et plus vigoureuse. Avec beaucoup moins d'injures (sauf le nom de *chien Courtaud*, qui ne pouvait manquer ici), ce livre de Riolan se fait remarquer par un style plein de verve, et parfois d'éloquence incisive et burlesque. Il y est surtout question du fameux droit de pratique *ubique terrarum*. « Vous pouvez, dit Riolan, aller aux Indes orientales et occidentales pratiquer la médecine : nous ne vous envierons pas ce bonheur... Je vous coterai les Espagnes, l'Allemagne, la cour de ces deux rois souverains, la cour de Rome, la seigneurie de Venise, la Flandre, la Hollande, le Danemark, la Suède, la Pologne, la Moscovie, la Chersonèse Taurique, l'empire du Grand Turc, l'Afrique, la Perse, la

Tartarie, l'Asie, les Indes orientales et occidentales, la Chine, le Japon. Voilà bien des pays que je vous cote, pour y envoyer les médecins de Montpellier, si vous leur voulez conseiller de s'y en aller, et s'ils sont assez simples pour vous croire. Mais ils aiment mieux demeurer à Paris qu'ailleurs.... » et c'est justement là ce que ni Riolan, ni la Faculté ne sont disposés à leur accorder.

XI. Au milieu de ce déluge d'invectives de part et d'autre, Richelieu fit quelques tentatives de conciliation. On avait eu l'imprudence de lui dédier un mémoire intitulé : la *Défense de la Faculté de médecine de Paris contre son calomniateur*, et signé, *les doyens et docteurs régents*. C'était en quelque sorte provoquer son arbitrage. Il fit donc venir le doyen, qui était alors Guillaume Duval, et Renaudot. « Son Éminence, raconte ce dernier, fit l'honneur au doyen et à moi de nous dire qu'elle désirait notre accommodement, qui n'est pas purement et simplement protéger ceux de l'École de Paris, en l'action intentée contre ma charité envers les pauvres malades : ce qu'on ne doit aussi jamais attendre d'une aussi grande piété qu'est la sienne. Et n'était que je ne veux pas engager, comme ils font trop légèrement, les oracles de sa bouche sacrée, je pourrais ici rapporter le blâme qu'elle donna à leur procédé. »

Quoiqu'on ne puisse savoir au juste ce qui se passa dans cet entretien, il paraît que l'*ultimatum* de Richelieu à la Faculté fut celui-ci : « Faites mieux que M. Renaudot. » Et bientôt on put lire sur les murs de Paris l'affiche suivante :

« Les doyens et docteurs de la Faculté de médecine font savoir à tous malades et affligés, de quelque maladie que ce soit, qu'ils se pourront trouver à leur collége, rue de la Bûcherie, tous les samedis de chaque semaine, pour être visités charitablement par les médecins députés à ce faire, lesquels se trouveront audit collége, et ce depuis les dix heures du matin jusqu'à midi, pour leur donner avis et conseil sur leurs maladies, et ordonner remèdes convenables pour leur soulagement. »

Un autre avis commençant par ces mots : *Jésus Maria*, et plus complet que le premier, fut promulgué au prône dans les différentes paroisses, le jour de Pâques 1641 ; et c'est ainsi que furent fondées les premières consultations gratuites de la Faculté. Les pauvres, dont il avait tant été question dans toute cette discussion, y gagnèrent au moins cet avantage.

Enhardi par les préférences marquées du ministre en cette occurrence, Renaudot eut le courage d'attaquer à son tour. Il adressa aux Requêtes de l'hôtel une plainte contre Guy Patin, qui, dans la préface latine qu'il avait mise aux œuvres de Sennert, avec sa bonne grâce habituelle, l'avait traité de *nebulo* et de *blatero*. Guy Patin plaida sa propre cause en présence de près de quatre mille personnes[1]. Il parla d'abondance pendant sept

1. J'ai vainement cherché des traces de ce plaidoyer dans les registres du Parlement conservés aux archives de l'empire et à la

quarts d'heure, prouva que *nebulo* n'était pas une injure, et fit si bien rire la galerie et les juges, qu'il les désarma. Renaudot fut débouté de sa plainte. En sortant de l'audience, son implacable vainqueur l'aborda en lui disant : « Monsieur Renaudot, vous pouvez vous consoler, car vous avez gagné en perdant. — Comment donc? demanda Renaudot. — C'est, lui répliqua-t-il, que vous étiez camus en entrant ici, et que vous en sortez avec un pied de nez. »

XII. Mais ce procès n'était qu'une première escarmouche. Richelieu mourut enfin, et la Faculté profita de la réaction qui suivit la mort du premier ministre pour donner un libre cours à ses rancunes. On commença par signaler le gazetier à l'animadversion publique, pour s'être fait l'instrument du cardinal en insérant dans son journal tant d'actes odieux. Renaudot avait beau répondre qu'en cela sa plume n'avait été que *greffière*, et qu'il ne devait pas porter la responsabilité de mesures qu'il n'avait fait qu'enregistrer; de telles raisons n'étaient pas faites pour désarmer des haines depuis longtemps accumulées, et pour lesquelles tous les prétextes étaient bons.

Cette fois ce fut donc la Faculté qui attaqua la première. Elle cita Renaudot au Châtelet pour exercice illégal de la médecine. Il fut condamné. « Défenses lui sont faites

bibliothèque de l'ordre des avocats. Il serait pourtant curieux d'en retrouver l'analyse dans le procès-verbal de la séance (14 août 1642).

et à ses adhérents et adjoints non médecins de la Faculté de Paris, d'exercer ci-après la médecine, ni faire aucune conférence, ni consultation, ni assemblée dans le bureau d'adresses ou autres lieux de cette ville et faubourgs de Paris ; ni de traiter et panser aucuns malades, sous quelque prétexte que ce soit, à peine contre les contrevenants de cinq cents livres d'amende, au payement de laquelle ils seraient contraints; et en cas d'assemblée, permis aux intimés de faire transporter le premier commissaire du Châtelet en la maison où elle se fera, pour contraindre les contrevenants au payement de la susdite amende. » Renaudot en appela au Parlement. Après de nombreux incidents de procédure, qui sont ici de peu d'intérêt, ce grand procès fut jugé le 1ᵉʳ mars 1644. La circonstance était solennelle et décisive. Aussi le ban et l'arrière-ban furent-ils convoqués de part et d'autre.

En faveur de la Faculté de médecine intervenait au procès l'Université de Paris, représentée par son recteur.

En faveur de Renaudot comparaissaient : la Faculté de Montpellier, qui venait pour la première fois se mesurer en champ clos avec l'Université de Paris; plus un maréchal de France, plusieurs grands seigneurs, et un nombre considérable d'individus de tout âge et de toute profession, se qualifiant *pauvres*, et réclamant à ce titre la continuation légale des consultations charitables ; enfin les deux fils de Renaudot, Isaac et Eusèbe, lesquels, depuis longtemps licenciés, et ayant accompli toutes les formalités requises, demandaient leur admission au doctorat, dont ils demeuraient exclus en haine de leur père.

La parole fut portée au nom de l'appelant par son avocat Battaille. Dans une harangue courte et pleine de faits, il rappela à la cour les consécrations successives que les divers établissements de son client avaient reçues de l'autorité royale, la protection qui l'avait couvert jusqu'à ce jour, le succès de son enseignement privé, et les services qu'il avait rendus à l'humanité par ses consultations gratuites. Ces raisons, d'ailleurs excellentes, étaient malheureusement les pires arguments à invoquer devant un tribunal prévenu à l'avance, et disposé à prendre sur cette autorité royale, dont on faisait tant de bruit, une revanche depuis longtemps attendue.

Ces dispositions furent habilement exploitées par l'avocat Chenvot, alors l'un des plus célèbres du barreau parisien, et qui plaidait pour la Faculté. Il s'éleva avec vigueur contre cet *ardelio*, ce *proxénète*, qui avait introduit en France un *mont d'impiété*, qui pratiquait l'usure; qui prétendait donner à la Faculté de médecine des leçons de charité dont elle n'avait pas besoin, et, sous ce prétexte, faisait tenir par son valet une boîte pour soutirer l'argent des malades. Il contesta la valeur du titre de médecin du roi, que prenait Renaudot, et dont il n'avait jamais ni exercé les fonctions, ni touché les appointements. Il le représenta comme un vagabond, comme un industriel sans foi ni ni · « L'origine et les mœurs de ce réformateur sont à observer : *il est né à Loudun*, où, selon le jugement des commissaires, les démons ont établi leur séjour; a témoigné avoir une partie de leurs secrets et de leurs ruses... » Cette allusion à l'affaire encore récente d'Urbain Grandier, qui avait tant ému les esprits, revient souvent dans ce procès. Il y avait une habileté perfide à faire ainsi appel aux préjugés populaires contre un homme qui devait tout son succès à la faveur de la foule, et qui, après tout, n'avait pas choisi le lieu de sa naissance. Ce titre *nebulo hebdomadarius, de patria diabolorum*, est une des injures les plus fréquentes qu'il eut à endurer.

Contre la Faculté de Montpellier, contre ses prétentions à élever autel contre autel, Chenvot invoquait le témoignage de l'histoire : « Si, disait-il, le grand Galien lui-même avait été chassé de Rome, pour n'avoir pu se faire agréger par ses confrères, si les proconsuls romains voyaient leur pouvoir expirer dès qu'ils avaient franchi les limites de leur province, à combien plus forte raison ces principes n'étaient-ils pas applicables à des médecins provinciaux venant empiéter sur les droits de la capitale ! » Puis, se lançant dans des comparaisons médicales d'un goût suspect, il ajoutait : « Toutes les autres corporations rejettent les étrangers qui n'ont pas fait leurs preuves. C'est le propre des corps naturels de rejeter tout ce qui est d'une substance étrangère; et pour cela nous ressentons une faculté expultrice pour purger le corps des excréments et mauvaises humeurs... La Faculté est une mère qui doit étouffer tous ces avortons, ces môles inanimés, ces superfétations qui n'engendrent que de la corruption et de la pourriture. »

XIII. Il y eut encore de longs plaidoyers pour les autres parties intervenantes. Pour terminer, le doyen Michel De La Vigne prit, selon l'usage, la parole en latin. Sa harangue est bonne à connaître. Le corps du discours disparaît dans les interminables longueurs d'un exorde et d'une péroraison toute cicéronienne. Les dieux immortels y sont invoqués avec emphase contre toutes les violations de la charité chrétienne dont, selon lui, le gazetier s'est rendu coupable. Et, comme pour donner à l'instant même une idée de sa manière d'entendre la charité, l'orateur s'étend avec complaisance sur les défauts physiques de son adversaire ; il le représente aux juges comme un monstre difforme auquel il est urgent d'interdire l'exercice de la médecine, parce qu'il est capable d'effrayer les malades par sa laideur, et d'exercer une influence funeste sur leur imagination. Il le compare sans pitié au célèbre Zopyre, à cet infortuné Déiphobe que Virgile nous représente après sa mutilation,

Lacerum creduliter ora,

et, pour prouver qu'il sait son Virgile, il ajoute ironiquement, en s'adressant à ce pauvre homme au nez camus :

Huc, ades o formose puer ; tibi lilia plenis
Ecce ferunt nymphæ calathis, etc.

Telles étaient les acrimonieuses personnalités qui pouvaient se dire en plein parlement, à la faveur d'un beau style latin. Une phrase à périodes sonores, qui aurait du succès dans une classe de rhétorique, terminait cette espèce de *verrine* médicale : « Quæ quum ita sint, oro
« vos iterum atque iterum, et supplex obtestor, sena-
« tores amplissimi et æquissimi, ut quam vestris et
« majorum vestrorum animis jamdudum insidere novi-
« mus et sentimus de schola medica Parisiensi existi-
« mationem, eam, si placet, hodierno judicio confir-
« metis. Vestram virtutem, probitatem, pietatem,
« fidem, mihi credite, orbis Gallicanus et universus
« omni laude, prædicatione, litteris monimentisque
« decorandam suscipiet, qui medicos academiæ Pari-
« siensis ubique reliquis anteponit, eos sibi solos et
« suis adesse cupit, eorum fortunis et laboribus bene ac
« feliciter consultum iri, credita viris integerrimis et
« sanctissimis tam gravi causa profiteatur. »

Au surplus, le disert doyen n'avait pas tort de compter sur l'appui du Parlement. Les intérêts d'une corporation aussi puissante que l'Université de Paris ne pouvaient lui être indifférents, car n'était-il pas lui-même la première corporation de l'Etat? C'était presque être juge en sa propre cause. Les conclusions de l'avocat général Omer Talon sont empreintes de cet esprit. Son discours est un curieux échantillon de ce qu'était l'éloquence judiciaire d'alors, pleine de digressions pédantesques et d'un fatras de citations inutiles.

Ainsi, dès le début, il croit devoir, puisqu'il s'agit de

médecins, profiter de l'occasion qui lui est offerte, pour discuter le degré de certitude de la médecine. Il énumère longuement toutes les autorités pour et contre, et naturellement il arrive à traiter cette autre question : savoir, si l'intervention du médecin dans les maladies est ou n'est pas contraire à la prescience divine; cela lui fournit un prétexte pour établir, par de fort belles raisons, qu'il s'agit là non d'un décret absolu de la Providence, mais d'un ordre conditionné, supposant la liberté des actions humaines. De là il passe à la biographie d'Hippocrate, à l'histoire des trois grandes sectes médicales dans l'antiquité, les dogmatiques, les méthodiques et les empiriques; il discute en passant le sens d'un passage de Pindare, dans lequel la mort d'Esculape est attribuée à la jalousie des dieux, parce qu'il aurait ressuscité Hercule. Arrivant enfin à la Faculté de Montpellier, il reconnaît que dans le cas actuel on peut invoquer en sa faveur des textes de l'Odyssée, de saint Jérôme, d'Epiphane, de saint Paul, d'Artémidore; mais aussi on peut lui opposer des textes non moins décisifs d'Isidore de Péluse, d'Œcuménius, d'Eustathius, etc. *Et voilà pourquoi...* le procureur général conclut au rejet de l'appel.

La Cour condamna Renaudot sur tous les points, avec dépens, ordonna la cessation des consultations charitables, la fermeture du Mont-de-Piété, la saisie des hardes qui y seraient trouvées pour être restituées à leurs propriétaires. La gazette seule et le bureau d'adresses furent respectés, sous la condition que Renaudot présenterait les lettres patentes y relatives. Défense fut faite aux médecins étrangers à Paris d'y exercer leur art. Quant à l'affaire d'Isaac et d'Eusèbe Renaudot, il fut déclaré qu'il y serait fait droit séparément.

« Le pauvre diable est bien humilié, écrit Guy Patin en annonçant cette grande nouvelle ; il voudrait seulement bien que nous eussions pardonné à ses deux fils, en leur donnant le bonnet après lequel ils attendent, et attendront longtemps encore. » Et cela lui paraît une victoire admirable. « Tous les hommes particuliers meurent, mais les compagnies ne meurent point ! Le plus puissant homme qui ait été depuis cent ans en Europe sans avoir la tête couronnée, a été le cardinal de Richelieu ; il a fait trembler toute la terre, il a fait peur à Rome, il a rudement traité et secoué le roi d'Espagne, et néanmoins il n'a pu faire recevoir dans notre compagnie les deux fils du gazetier qui étaient licenciés, et qui ne seront de longtemps docteurs. »

Ils ne le furent que quatre ans plus tard, et sur un arrêt spécial du Parlement, qui crut sans doute que la Faculté était assez vengée par la ruine complète de leur père. Celui-ci eut donc, avant de mourir, la consolation de voir ses deux enfants docteurs, après plus de quinze ans de luttes opiniâtres. C'était la plus chère de ses ambitions, et il en avait acheté la réalisation par la perte d'une immense fortune, et par le chagrin plus vif encore de voir détruites par de mesquines rancunes les institutions utiles auxquelles il avait consacré sa vie ; homme singulier, surtout pour son temps, sincèrement ami du progrès, quoiqu'il ne fût lui-même ni sans préjugés, ni sans contradictions; esprit vraiment libéral, fourvoyé au milieu d'une époque de priviléges, et qui, pour cette raison, devait succomber tôt ou tard, mais auquel il semble que la postérité devrait tenir un peu plus de compte de tout ce qu'il a tenté [1].

XIV. La plupart de ses adhérents s'étaient dispersés en différentes villes après le procès de 1644. Mais la même tendance à l'envahissement de Paris par la province subsistait toujours, et se manifesta de nouveau, lorsque le premier moment de terreur fut passé. Dès 1648, un certain Antoine Magdelain, docteur de Montpellier, obtenait du Grand Conseil [2] un arrêt qui lui donnait raison sur ce point contre la Faculté de Paris. Ce qui embrouille et prolonge indéfiniment ces querelles, c'est le vague qui règne dans les attributions des différents corps judiciaires, chacun tirant à soi, et tâchant de faire rentrer le plus possible dans sa compétence, afin d'augmenter d'autant son importance. Le Grand Conseil devint, à partir de cette époque, le plus ferme appui des Facultés provinciales, uniquement parce que le Parlement les proscrivait.

Vingt ans après (1668), il fit un pas de plus : il rendit un arrêt par lequel il reconnaissait formellement aux

1. La *Gazette* lui survécut, grâce à la protection de Mazarin.
2. Le *Grand Conseil*, composé de commissaires nommés par le roi, connaissait d'un certain nombre de causes soustraites à la juridiction des Parlements.

médecins étrangers le droit d'exercer dans la capitale, à la condition qu'ils feraient apparoir leurs lettres de doctorat, et se feraient inscrire sur les registres du Grand Conseil, qui se réservait ainsi une sorte de juridiction sur cette corporation nouvelle. Ils commencèrent donc à s'assembler, et s'organisèrent pour la défense commune. Leur principale affaire était de se faire payer; en effet, la Faculté intervenait dans tous les procès qu'ils intentaient pour leurs honoraires, et les faisait débouter de leur demande. Ils nommèrent un syndic, un censeur, un trésorier, et déclarèrent reconnaître pour leur chef et président-né le premier médecin du roi (on sait qu'à cette époque le premier médecin était Daquin, qui, comme nous l'avons vu, était de Montpellier). Ils firent imprimer une liste des membres de leur compagnie, sur laquelle figuraient bon nombre de médecins des familles royales. Malheureusement pour eux, ils y mirent, à ce qu'il paraît, peu de réserve, et provoquèrent par là de nombreux désaveux.

En 1672 le Conseil décida que tout docteur de province qui voudrait se faire agréger à la compagnie serait tenu d'y soutenir une *thèse*. C'était presque l'autoriser à faire acte de Faculté. Cet arrêt était accompagné de divers règlements d'administration intérieure.

Enfin parurent le 11 avril 1673 des lettres patentes consacrant l'institution de la *Chambre royale*. « Ils pourront faire tous les actes et assemblées requises et nécessaires, sans pourtant pouvoir tenir des écoles publiques pour y donner les degrés de bachelier, licencié et docteur, mais bien pour recevoir dans ladite chambre des docteurs en médecine déjà reçus dans les universités. » En même temps, attribution fut donnée au Grand Conseil de toute juridiction civile et criminelle sur cette matière, et l'interdiction d'en connaître fut étendue à toutes les autres cours.

La Faculté de Paris forma tout aussitôt opposition à ce que ces lettres patentes fussent enregistrées au Parlement. Comme elles n'avaient point été contre-signées, Colbert les fit annuler. Le 17 juin de la même année parut une *Déclaration royale*, proclamant, sur le ton de l'indignation, que des médecins étrangers ayant eu la témérité de *surprendre* des lettres patentes à eux favorables, et même de paraître dans des cérémonies publiques en costume de docteur, défense leur était faite désormais de tenir aucun établissement ni assemblée. La Faculté reconnaissante envoya une députation nombreuse à Colbert, auquel le doyen adressa un discours de remercîment qui se trouve consigné dans les *Commentaires*. Le ministre répondit qu'il était décidé à faire tous ses efforts pour maintenir intacts les antiques priviléges de l'Université.

XV. Ainsi, en réalité, la Chambre royale n'avait eu une existence légale que pendant quelques mois à peine. Cependant elle ne fut pas abattue pour cela. Elle continua à vivre clandestinement, péniblement, mais protégée par cet instinct public, toujours prêt à trouver bon ce que la loi punit, et à goûter du fruit défendu.

Beaucoup de grands seigneurs tenaient obstinément pour les médecins provinciaux, leurs créatures. Un jour la marquise de Sablé voulut appeler l'un d'eux en consultation avec deux docteurs de Paris. Ceux-ci refusaient, alléguant l'article XV des statuts et leur serment de le respecter. La marquise, espérant vaincre leurs rigueurs, s'adressa au célèbre théologien et casuiste Sainte-Beuve ; mais il lui fallut bien s'incliner, lorsque la théologie eut répondu par la bouche de son oracle :
« Le serment que font les médecins de Paris peut être
« juste et pour le bien public ; c'est pourquoi ils sont
« tenus de le garder, et ne peuvent le transgresser sans
« pécher. »

Malgré ce touchant accord de la morale et de la loi écrite, les contestations renaissaient sans cesse, et sans cesse de nouveaux jugements venaient contredire les anciens. Je trouve entre autres, dans ce volumineux dossier, un arrêt du conseil d'État (1684) qui décide que ce n'est pas la déclaration royale du 11 avril 1673 qui a été *surprise*, mais bien celle du 17 juin de la même année. A qui croire dans ce chaos ? Ce qu'il y a de plus clair, c'est que l'administration de la justice n'était alors qu'un perpétuel conflit entre les cours souveraines, occupées le plus souvent à défaire ce qu'une autre cour avait fait ; le tout sans résultat de part ni d'autre.

La querelle dura ainsi jusqu'à l'avénement de Fagon à la charge de premier médecin. La Faculté usa des bonnes dispositions qu'elle lui connaissait pour le prier d'interposer sa toute-puissante influence entre elle et ses rivaux, et d'en finir avec cette éternelle question. Elle entra la première dans la voie de la conciliation. Pour ôter aux récalcitrants le prétexte si souvent invoqué de la cherté des droits d'examens, elle leur offrit la réception gratuite, avec la publicité des épreuves, pour en garantir l'exacte justice. L'important, c'était que le principe fût sauf.

La Chambre royale fut dissoute pour la quatrième ou cinquième fois depuis sa fondation (3 mars 1694). Elle osa résister. Cette fois le roi, inspiré par son premier médecin, finit par s'irriter de cette hardiesse. Il envoya de Versailles l'ordre formel à la Chambre de se dissoudre immédiatement, à ses membres de cesser d'exercer la médecine, d'imprimer, distribuer ou adresser désormais aucune requête. Défense à tous imprimeurs d'imprimer, à tous avocats de rédiger ou signer aucune protestation, requête ou opposition relative à cette affaire, sous peine de mille livres d'amende.

La Faculté usa généreusement de sa victoire. Elle ouvrit aussitôt, avec l'autorisation du roi, un examen général (*jubilæum examen*) qu'elle fit aussi mitigé que possible, et auquel se soumirent les membres les plus distingués de la Chambre royale. La bonne harmonie entre les nouveaux confrères ne fut plus désormais troublée.

CHAPITRE VI

Les Chirurgiens. — Origine et progrès du collége de Saint-Côme. — Adoption des barbiers au quinzième siècle. — Comment ils arrivèrent peu à peu à pratiquer la chirurgie. — Influence du premier barbier du roi. — Pléiade chirurgicale de la fin du seizième siècle. — Insurrections des barbiers contre la Faculté. — Contrat de 1644. — État des choses à l'avénement de Louis XIV. — Luttes continuelles à l'occasion des dissections en commun. — Procès et arrêt de 1660. — Période de décadence de la chirurgie en France. — Organisation intérieure des Colléges de chirurgiens à Paris et en province. — Les Apothicaires. — Guybert et le *Médecin charitable*. — Encore un procès.

1. Dans la plupart des villes d'Italie, on peut voir au-dessus de la boutique des barbiers une enseigne, toujours la même, représentant un bras nu d'où part un jet de sang, qui tombe dans un vase placé à côté. Au-dessous sont inscrits ces mots : *Barbitonsore, basso chirurgo*. Ce qui existe aujourd'hui en Italie existait aussi en France, il n'y a pas encore bien longtemps : le privilége de faire des saignées (et nous avons vu combien on en faisait) appartenait à peu près exclusivement aux barbiers.

On s'est fondé là-dessus, pour dire et pour répéter que la saignée a été le point de départ de la chirurgie tout entière, qui se serait ensuite étendue et perfectionnée, et que les premiers chirurgiens ont été des barbiers. C'est une erreur que partagent même beaucoup de chirurgiens de nos jours ; ils se font de l'origine de leur art une idée trop modeste. Il est vrai qu'au siècle dernier on disait les *chirurgiens-barbiers* pour désigner une seule et même profession. Mais c'était là le résultat d'une révolution toute moderne.

Dans le courant du dix-septième siècle, et surtout pendant les années 1655 à 1660, la Faculté de médecine eut à soutenir contre la chirurgie des luttes violentes et acharnées. Pour les comprendre, il faut absolument reprendre les choses de plus haut.

La chirurgie est aussi ancienne que la médecine, ou, pour parler plus exactement, la chirurgie et la médecine ne forment qu'un seul et même art ; car elles se fondent sur les mêmes principes, se proposent le même but, et diffèrent tout au plus par la nature des procédés employés ; à tel point qu'on n'a jamais réussi, ni scientifiquement, ni pratiquement, à poser les limites qui les séparent l'une de l'autre. Toutes deux partent de l'anatomie et de la physiologie, ou, en d'autres termes, de la connaissance de l'homme en état de santé, pour s'élever ensuite à l'étude des troubles qui peuvent survenir dans l'organisation, et pour en déduire les moyens d'y porter secours ; toutes deux sont obligées de tenir également compte, et des lésions locales, et de l'état général des forces du malade, par la raison bien simple que tout se tient dans l'homme, et qu'il est impossible de séparer ce que la nature a uni. En quoi donc consiste la différence ? en ce que la médecine traite les maladies des organes internes, tandis que la chirurgie s'occupe des lésions exposées aux regards? Mais alors pourquoi l'usage a-t-il prévalu de confier à un chirurgien le traitement d'une plaie du poumon, et à un médecin celui des affections de la peau? On pourrait multiplier ces exemples à l'infini. Telle maladie qui était du ressort de la médecine, il y a vingt ans, a passé depuis dans le domaine de la chirurgie, et réciproquement. La même maladie, chez le même individu, est souvent médicale au début, et chirurgicale à la fin. En réalité, pour un homme instruit, il y a nécessité de cultiver à la fois ces deux branches de l'art de guérir. Les anciens n'ont jamais fait cette distinction, et ils ne la soupçonnaient même pas. Hippocrate, Galien, Celse, Arétée, traitent indifféremment, dans leurs ouvrages, des maladies internes et externes, des médicaments et des opérations.

Nous avons assisté à l'origine de la Faculté de médecine de Paris; nous avons vu ses membres astreints, pendant plusieurs siècles, à la loi du célibat ecclésiastique, soit qu'ils fussent ou ne fussent pas réellement engagés dans les ordres. Cette période sacerdotale de la médecine en France rappelle les temps antérieurs à Hippocrate, où l'on allait dans les temples demander aux oracles des avis pour la guérison des malades. Un tel état de choses dut avoir une conséquence nécessaire : c'est qu'à côté de ces médecins ecclésiastiques cantonnés autour du bénitier de Notre-Dame, il exista, depuis une époque qu'il est impossible d'assigner, des laïques qui allaient chez les malades eux-mêmes, leur porter les secours que réclamait leur état.

De plus, la qualité de chanoines interdisait aux médecins de ces temps antiques un certain ordre de soins. *Ecclesia abhorret a sanguine*, est un adage très-ancien dans l'Église. Il était défendu aux prêtres de verser le sang, même dans l'intérêt des malades. Mais s'il leur était défendu de faire des saignées et des opérations, il ne leur était pas défendu de les prescrire; et dès lors il était naturel qu'il se trouvât des gens tout prêts à exécuter leurs ordonnances, moyennant rétribution; ces subalternes devaient prendre, en outre, dans leurs attributions, toutes les pratiques que la décence interdisait à des hommes d'église et à des clercs.

Mais ce n'est pas la seule raison qui sépara la chirurgie de la médecine. Il faut y joindre un préjugé qui tient à toutes les racines des mœurs féodales : c'est que tout exercice manuel est avilissant et compromet la dignité de celui qui s'y livre. De même que les nobles ne pouvaient, sans déroger, pratiquer le commerce ou les professions d'artisans ou de laboureurs, de même les savants, ou soi-disant tels, considéraient comme tout à fait indigne d'eux de descendre aux manœuvres opératoires. Ils les confiaient à d'humbles ouvriers, qu'ils reléguaient dans leurs boutiques.—Ce préjugé était encore dans toute sa force au dernier siècle, et l'on n'oserait affirmer qu'il soit, aujourd'hui même, absolument disparu. Les chirurgiens répondaient qu'il est absurde de considérer comme un travail mécanique un art qui s'appuie sur des données toutes scientifiques, et qui suppose des études préalables où l'intelligence peut se donner carrière. « Quoi! disaient-ils aux médecins, vous considérez-vous donc comme des esprits purs ? Et nous est-il plus honteux de nous servir de nos mains pour soulager nos semblables, qu'à vous de vos yeux pour reconnaître les maladies et en prescrire les remèdes. Vous faites, et avec raison, grand cas de l'anatomie. Mais l'anatomie n'est ni une œuvre d'imagination, ni une affaire de fantaisie ; et ceux d'entre vous qui y excellent réellement ne craignent pas de se salir les mains, lorsqu'il s'agit pour eux d'acquérir à ce prix une instruction solide. Il serait donc honorable de se livrer aux dissections pour le seul profit de la science ; et il serait honteux d'opérer sur le corps vivant, dans un but évident d'utilité et d'humanité! Le scalpel se déshonorerait en devenant bistouri! Personne, en ce bas monde, n'échappe à la nécessité de faire œuvre de ses doigts. L'astronome n'est-il pas obligé de manier ses lunettes, le physicien de construire des instruments, et l'écrivain lui-même de tailler sa plume? C'est le but du travail qui en fait le prix, et en est-il un plus beau que de porter secours à ses semblables, en surmontant, par humanité, l'horreur naturelle qu'inspire la vue du sang ! »

C'est ainsi qu'ils raisonnaient. Mais que peut le raisonnement contre le préjugé? En s'associant la Faculté de médecine, l'Université de Paris avait refusé de reconnaître les chirurgiens pour ses enfants. Par une contradiction bizarre, la Faculté ne cessa pourtant jamais de réclamer les hommages de ces manœuvres qu'elle rejetait de son sein, et dans lesquels sa vanité se complaisait à ne voir que des serviteurs et presque des esclaves.

II. Ainsi exclue de l'Université, la chirurgie prit la meilleure des revanches, en produisant des praticiens remarquables, à une époque où la médecine tout entière ne roulait guère que sur de stériles compilations. Un Italien, Lanfranc, chassé de Milan, sa patrie, par les discordes civiles, avait apporté à Paris, dès la fin du treizième siècle, les traditions et les lumières de l'École de Bologne, alors florissante. Son enseignement laissa de longs souvenirs dans sa patrie d'adoption, et c'est sans doute en grande partie à son influence qu'il faut attribuer l'organisation des premiers chirurgiens lettrés, distincts des rebouteurs, charlatans et triacleurs qui couraient alors Paris et la campagne. Au quatorzième siècle, existait déjà cette célèbre et curieuse confrérie placée sous le patronage de saint Côme et saint Damien, et qui, à travers mille vicissitudes, se perpétua pendant une période de cinq siècles. La confrérie, ou, comme on disait plus tard, le collége de Saint-Côme, faisait remonter sa fondation à saint Louis, qui en aurait confié la surveillance à son premier chirurgien Jean Pitard, et qui, en faisant construire l'église des Cordeliers, aurait donné aux chirurgiens le terrain où ils firent construire leur maison, et les *charniers* destinés aux consultations gratuites données aux pauvres malades. On y montrait encore, au siècle dernier, dans la salle des délibérations, un portrait du saint roi, fort ancien, et presque effacé par le temps, avec cette inscription en caractères gothiques : *Sic in Saracenos.*

Tel est le récit que nous ont laissé, avec quelques variantes, les chirurgiens du dix-huitième siècle, qui se sont faits les historiens ou plutôt les avocats de leur corporation, entre autres Peyrilhe[1] et Quesnay[2] ; ce dernier a consacré un livre presque entier de son ouvrage à établir sur des textes cette glorieuse origine du collége de Saint-Côme. Il me paraît oiseux de rechercher ici s'il y est parvenu[3]. Ce qui est certain, c'est qu'à partir de la

---

1. Peyrilhe, *Histoire de la chirurgie,* 1774.
2. Quesnay, *Histoire de l'origine et des progrès de la chirurgie en France,* 1749.
3. M. Malgaigne, qui, dans sa remarquable *Introduction* placée en tête des œuvres complètes d'Ambroise Paré, se montre partout fort hostile au collége de Saint-Côme, regarde cette tradition comme une invention faite après coup par les chirurgiens pour se donner un air d'antiquité, et surtout pour abriter leur corporation sous le prestige d'un nom universellement respecté. J'avoue que je n'ai pas été entièrement convaincu par les raisons qu'il donne à l'appui de son opinion. En admettant, ce qui est en effet fort probable, que les *Statuts* que l'on rapportait au règne de saint Louis fussent d'une date postérieure, on n'en saurait conclure (ces statuts ayant été remaniés plusieurs fois) qu'une partie des articles qui les composaient n'eussent réellement l'ancienneté qu'on leur assignait. Il est même assez vraisemblable qu'à chaque remaniement on se contenta d'ajouter quelques articles, tout en laissant subsister cette date vénérable de 1268. — D'une manière plus générale, on peut dire que, si M. Malgaigne a bien établi que l'origine supposée du collége de Saint-Côme n'est pas rigoureusement démontrée vraie, il n'a pas non plus démontré qu'elle soit fausse ; si bien que le mieux est de rester dans le doute. J'ajouterai cependant qu'il est constant que cette prétention fut émise par les chirurgiens dès l'année 1355, et qu'à cette

seconde moitié du quatorzième siècle il existe un nombre considérable d'édits et de lettres patentes des rois de France, qui constatent l'existence de cette confrérie, en consacrent les priviléges ou en réforment les abus. L'une des ordonnances les plus curieuses sous ce rapport est celle de Philippe le Bel. Il fait ressortir la nécessité d'une réforme, parce que, dit-il, la chirurgie est exercée *in villa et vice-comitatu nostro Parisiensi*, par des gens sans aveu, *alii murtrarii, alii latrones, nonnulli monetarum falsatores, et aliqui exploratores et holerii, deceptores, alquemistæ et usurarii*. Il reconnaît la nécessité d'une corporation spéciale : *Sunto chirurgi communitas, confraternitas, jurati; habento licentiam operandi,* etc. On verra plus tard le parti que

époque, le règne de saint Louis était encore assez récent pour qu'on sût à quoi s'en tenir à ce sujet.

Quant aux barbiers, il n'est pas douteux que, dès cette époque reculée, ils se mêlaient de chirurgie ; mais leur rôle se bornait à la saignée et à quelques pansements simples. Il est vrai encore que l'opération de la pierre, celle de la hernie, de la cataracte, furent pendant longtemps entre les mains des *inciseurs* de province. Encore est-il que ces derniers payaient une redevance à Saint-Côme ; et, quoi qu'il en soit, il n'est guère admissible que l'existence de chirurgiens lettrés, organisés en un corps spécial, ne répondît à rien. Que pendant longues années il ne soit sorti de leurs rangs aucune œuvre remarquable, cela est vrai, et peut-être faut-il s'en prendre au temps plutôt qu'aux hommes ; mais, à coup sûr, on en peut dire autant des barbiers à la même époque ; et il est bien digne de remarque que plus tard, dès qu'un barbier avait donné des preuves de talent et de savoir, le collége des chirurgiens se hâtait de l'agréger. Témoin Étienne de la Rivière et Ambroise Paré.

les chirurgiens tirèrent de ce mot *licentiam* (permission), et comment ils en conclurent que l'édit de Philippe le Bel leur donnait le droit de conférer la *Licence*, d'où l'on pouvait déduire avec un peu de bonne volonté celui d'y ajouter le baccalauréat, et même le doctorat.

Ce fut vers le milieu du quinzième siècle que commencèrent entre les chirurgiens et les médecins ces querelles opiniâtres, dont l'histoire complète exigerait de gros volumes, et qui ne se terminèrent qu'à la veille de la Révolution française, au moment où la Faculté et le collége de Saint-Côme allaient disparaître ensemble dans le commun naufrage de toutes nos anciennes institutions.

« Durant tout le temps que la médecine a été unie à l'Église, les physiciens n'ont pas troublé la chirurgie. Mais depuis que le cardinal d'Estoutteville leur eut donné des femmes au lieu de bénéfices, leur ambition se réveilla; elle poursuivit les chirurgiens sans relâche, et elle retarda par des disputes opiniâtres la perfection de leur art. »

C'est Quesnay qui parle ainsi, et naturellement il cherche à faire retomber toute la faute sur les médecins, dont la jalousie a, selon lui, troublé les chirurgiens dans le paisible exercice de leur profession. Les médecins, au contraire, ne cessaient de reprocher à leurs adversaires d'avoir, par leurs continuels empiétements, forcé la Faculté à sévir contre des enfants ingrats. Il est à croire que de part et d'autre ces griefs n'étaient pas sans fondement. La première occasion de querelle fut fournie par une circonstance assez insignifiante en apparence, et sur laquelle pourtant roulèrent presque toujours les contestations. Je veux parler de l'adoption des barbiers par la Faculté.

Depuis longtemps les chirurgiens avaient pris l'habitude assez naturelle de se faire aider dans leurs opérations par les barbiers, puis, avec le temps, de leur faire faire quelques pansements grossiers, puis enfin de leur abandonner quelques menus détails de leur art, entre autres la saignée. Tout cela n'avait rien que de très simple, et d'ailleurs on aurait tort de chercher à cette époque une délimitation assez nette des différentes professions, pour qu'il ne s'y passât jamais ni empiétements ni abus : moitié tolérance de la part des chirurgiens, moitié désir, de la part des barbiers, d'accroître leur importance et leurs profits, l'usage avait fini par prendre force de loi; l'édit qui confirmait aux barbiers, avec le droit de pratiquer la saignée, celui de *bailler et administrer emplastres, ongnements et autres médecines convenables pour boces, apostumes et toutes plaies ouvertes*, cet édit date du règne de Charles V, ce roi bourgeois qui fut l'un des plus chauds protecteurs de chirurgie en France [1].

III. Il est, dans l'histoire des plus petites comme des

---

[1]. Charles V avait fait inscrire son nom sur le registre de la confrérie de Saint-Côme, et tenait à honneur d'en faire partie. C'est même, à en croire les chirurgiens, son plus beau titre au surnom de *Sage*.

plus grandes instituions, des nécessités morales, de véritables lois, qui permettent de prévoir, étant placée la nature humaine en face d'une situation donnée, quels seront les intérêts, et quelle l'attitude des différents partis. Les barbiers devaient tendre à se rapprocher des chirurgiens, et à empiéter sur eux le plus possible ; ceux-ci devaient à leur tour repousser les barbiers, et chercher à s'élever jusqu'à la Faculté de médecine ; enfin le rôle de la Faculté était tout tracé : abaisser les uns et les autres, maintenir entre les deux corporations sujettes une rivalité mutuelle, pour les dominer toutes deux ; et comme l'ennemi le plus proche est toujours le plus redoutable, il devait arriver un temps où elle se servirait des barbiers, dont elle n'avait rien à craindre, contre les chirurgiens, qui la menaçaient. C'est ce qu'elle fit, en adoptant les barbiers. Elle pensa faire un acte de souveraineté digne de son importance, en enlevant sa faveur à des disciples insoumis et ingrats, pour la reporter sur des clients plus humbles, et qui devaient, en apparence, lui être plus fidèles. Beaucoup plus tard[1], expliquant sa conduite en cette circonstance, elle la comparait majestueusement à celle d'un père de famille, qui, après avoir épuisé les voies de douceur à l'égard d'un fils rebelle et dénaturé, finit par le déshériter au profit d'un étranger ; puis, ne trouvant pas encore cette figure suffisante, elle se comparait à Dieu, lassé de l'ingratitude des Juifs, et abandonnant le peuple choisi pour

---

1. Dans le grand procès de 1660.

répandre la lumière parmi les Gentils. Voilà de bien grandes images pour une question de clous et de saignées. Mais ces images ne paraissaient pas exagérées, lorsqu'il s'agissait d'affaires aussi importantes qu'un procès de priviléges. C'était l'époque où l'on voyait les cordonniers plaider contre les savetiers qui s'ingéraient de fabriquer des souliers, et les savetiers contre les cordonniers qui se permettaient le raccommodage.

Donc, les barbiers demandèrent un beau jour à étudier l'anatomie. Mais ici se présentait une difficulté. Les règlements universitaires étaient précis : les leçons publiques ne pouvaient se faire qu'en latin. Parler latin à des barbiers, cela ne les avançait guère. On décréta donc que l'enseignement serait donné en latin, et les explications en français. Ce fut alors qu'au grand scandale des puristes, on vit s'introduire dans les Écoles, mais pour ce cas particulier seulement, ce latin bizarre, mis à la portée des ignorants, véritable langage macaronique, parlé, chose surprenante, par d'excellents latinistes ! Qui fut le plus indigné ? Naturellement ce furent les chirurgiens. Ils suscitèrent de nouvelles chicanes, soutinrent que l'enseignement de l'anatomie leur appartenait en propre. Il se trouva des magistrats conciliants qui crurent tout arranger par une de ces demi-mesures qui ne satisfont personne. Ils décidèrent que, dans l'amphithéâtre de la Faculté, un docteur enseignerait l'anatomie sans toucher au cadavre, qu'un chirurgien serait chargé des dissections, que les barbiers assisteraient aux leçons et tâcheraient de comprendre. C'était mettre les trois partis en présence, et préparer pour l'avenir de nouveaux désordres. Cet arrêt maladroit fut rendu en 1498.

En 1505, dit Pasquier[1], les médecins passèrent le Rubicon. Sous le décanat de Loisel (*Avis*), un contrat fut passé entre la Faculté et les barbiers. On convint que ces derniers seraient écoliers de la Faculté de médecine, comme tels, inscrits sur les registres du doyen ; que les médecins présideraient à leurs réceptions, que les aspirants seraient examinés par deux docteurs, moyennant un demi-écu pour chacun ; qu'après leur réception ils payeraient deux écus d'or pour les leçons, pour les messes, pour l'entretien de la chapelle de la rue de la Bûcherie. Ils feraient serment de ne prescrire aucun remède interne, de recourir aux docteurs pour le traitement des maladies, de n'exercer jamais la chirurgie sous des docteurs étrangers. — A ces conditions, les médecins promettaient aux barbiers de les instruire, de leur assurer l'exercice de la chirurgie, et d'être en toute occasion leurs défenseurs. Les barbiers, jusque-là désignés sous le nom de *barbitonsores*, ou *barbirasores*, prirent désormais le titre honorable de *tonsores chirurgici*, et leur profession fut appelée, sur les registres officiels, *chirurgia tonstrina*.

IV. Ainsi le seizième siècle, qui vit tant de nouveautés, vit celle-ci entre autres : d'humbles artisans

---

1. *Recherches*, p. 87.

parvenus à force de souplesse à se faire agréer par le plus orgueilleux des corps savants. Et ceci ne laisse pas d'être assez curieux à noter, lorsqu'on songe qu'en Allemagne, à la même époque, les barbiers, comme les baigneurs, ne pouvaient pas même entrer dans un corps de métier. Aucun artisan des villes ne prenait un jeune homme en apprentissage sans une attestation portant qu'il était né de parents honnêtes, fruit d'un mariage légitime, et issu d'une famille dans laquelle il ne se trouvait ni *barbiers*, ni baigneurs, ni bergers, ni écorcheurs[1].

Pour expliquer ces succès et ces envahissements successifs, il ne faut pas oublier l'une des causes qui y concoururent le plus efficacement : le crédit du premier barbier du Roi. Se figure-t-on bien l'importance que peut prendre dans un État le personnage qui vient chaque matin raser le souverain ; qui a le droit, de par ses fonctions, de caresser du dos de la main ce menton royal, de parfumer cette tête qui porte la couronne ? De sa nature, le barbier est bavard et porteur de nouvelles. Si depuis Midas jusqu'à nos jours cela s'est toujours vu, il faut bien qu'il y ait pour cela une grâce d'état. Le barbier arrive au moment du réveil. Les courtisans ne sont pas encore entrés : pour lui sont les primeurs de la journée. S'il y a des nouvelles par la ville, c'est lui qui les a recueillies et qui les apporte, et

---

1. Mœhsen, *Fragm. d'hist. de la chirurgie*, de 1417 à 1598. — *Réponse à cette question : Si l'ancienne union de la chirurgie et de la barberie doit être abolie.*

on lui en sait gré. Puis, l'heure de la toilette a ses priviléges. On parle seul à seul, dans la familiarité du déshabillé. Dans une journée de prince, il n'y a pas deux moments pareils pour demander une faveur; et ce moment revient tous les jours pour le premier barbier! On s'est parfois étonné de la prodigieuse fortune d'un Olivier le Dain. Il y aurait peut-être plutôt lieu de s'étonner que chaque règne n'ait pas fourni le sien. — N'exagérons pas : ce personnage n'absorbera pas à lui seul toutes les faveurs; d'autres que lui décideront de la paix et de la guerre. Du moins lorsqu'il demandera quelque chose pour ses confrères, pour la profession dont il est le chef, son royal client sera-t-il assez cruel pour résister à ses désirs?

Grâce à cet appui, les barbiers continuèrent à prospérer, malgré les innombrables remontrances, réclamations, procès et requêtes du collége de Saint-Côme, malgré quelques nuages qui s'élevèrent parfois entre la Faculté et les étranges enfants adoptifs qu'elle s'était donnés. Au fond, les barbiers étaient trop intéressés à vivre en bonne intelligence avec les médecins, pour ne pas se soumettre à ce qu'on exigeait d'eux : si la Faculté eût retiré la main qui les protégeait, ils fussent retombés sous les fourches caudines de la chirurgie, qui, cette fois, eût été impitoyable. Un nouveau contrat passé en 1577 resserra les liens déjà établis. Ce contrat ressemble beaucoup à celui de 1505. Il en diffère surtout en ce que les docteurs renoncent à présider les examens des barbiers et se réservent un simple droit d'assistance, accompagné de toutes sortes de marques honorifiques. En outre, les barbiers s'engagent à venir tous les ans, à la Saint-Luc, renouveler leur serment de fidélité [1].

Il semblerait qu'après des engagements si intimes, la concorde dût être à tout jamais établie, et qu'il ne restât plus qu'à combattre l'ennemi commun. Il le faudrait pour la simplicité du récit. Mais quelle est l'histoire qui n'a pas ses complications et ses revirements? Durant les troubles de la Ligue, il y eut une telle confusion de tous les pouvoirs publics, que les rivalités de métier et les querelles de corporations disparurent un moment dans le chaos des dissensions politiques et religieuses. Tant de lois furent violées alors, qu'il n'y a pas lieu de s'étonner si les lois de police médicale le furent comme les autres. Peut-être aussi la guerre civile fournissait-elle à elle seule aux médecins et aux chirurgiens de tous les ordres assez d'occupation pour suffire à tous les

---

1. Voici le texte du serment qu'on présentait aux barbiers : « Vous jurez d'obéir au doyen et à la Faculté dans toutes les choses licites et honnêtes, de rendre aux maîtres de la Faculté honneur et révérence, comme il est juste que des écoliers obéissent à leurs précepteurs. — *Item*, que, chacun de votre côté, vous agirez contre ceux qui pratiquent illicitement ; que vous aiderez en cela la Faculté de toutes vos forces (la Faculté regarde comme pratiquant illicitement tous ceux qui ne sont pas approuvés par elle). — *Item*, que vous ne pratiquerez à Paris ni dans les faubourgs avec personne qui ne soit docteur ou licencié de la Faculté. — *Item*, que vous n'administrerez, ni à Paris ni dans les faubourgs, aucune médecine laxative, ou altérative, ou confortative, et que vous ne prescrirez rien que ce qui concerne l'opération manuelle. »

intérêts, et par conséquent pour faire taire toutes les rancunes. A la fin de cette période sanglante de notre histoire, il se trouva que les barbiers avaient encore fait du chemin, et qu'affermis par leurs derniers contrats avec la Faculté, ils s'étaient peu à peu habitués à l'idée de ne dépendre de personne. Pendant quelques années, ils négligèrent de prêter le serment prescrit; déjà ils affichaient la prétention de marcher seuls et de se passer d'une onéreuse protection.

V. La fin du seizième siècle fut pour la chirurgie française une époque glorieuse : au moment où les autres sciences étaient encore muettes, où tout le travail de l'intelligence semblait absorbé par ces grands travaux d'érudition qui préparaient l'avenir, c'est un spectacle curieux que de voir se former, en dehors de la Faculté, de qui était censée émaner toute lumière, une école chirurgicale toute pleine d'un esprit nouveau, interrogeant la nature, faisant des expériences, et s'élevant presque sans guide à des conceptions pratiques de la plus haute importance. A la tête de cette pléiade marche un homme de génie, Ambroise Paré, le restaurateur, et l'on pourrait presque dire le créateur de la chirurgie chez les modernes, et qui put voir avant de mourir ses ouvrages traduits et commentés dans toutes les langues de l'Europe. Autour de ce nom incomparable se groupent ceux de ses disciples chéris Pigray et Guillemeau, ceux de Demarque, des deux Colot, de Girault, de Séverin Pineau, et d'autres moins illustres, qui attestent, au moins par le nombre, la fécondité de cette époque remarquable. Bientôt allait commencer la longue querelle des anciens et des modernes. Ces avisés praticiens la tranchent à l'avance, en déclarant d'un commun accord que, s'il est bon d'admirer l'antiquité, il est encore meilleur de l'imiter et de la surpasser. « Nous pouvons dire, écrit Pigray, que nous sommes comme l'enfant au col du géant, qui voit tout ce que peut voir le géant, et quelque chose de plus. Ainsi nous voyons ce que les anciens ont vu, et quelque chose davantage ; desquels nous devons tant qu'il nous est possible louer le soin et diligence, et encore plus imiter le labeur, pour avoir été si grand, que c'est tout ce que nous pouvons faire, que de l'imaginer [1]. »

Ambroise Paré avait commencé par être garçon barbier ; il n'était entré au collége de Saint-Côme qu'étant déjà premier chirurgien du roi. Dans sa vieillesse, puissant, riche et comblé d'honneurs, il aimait à témoigner sa reconnaissance et son respect à ses premiers maîtres. De tels hommages, rendus par un tel homme, contribuèrent peut-être plus que tout autre chose à faire naître dans leurs esprits des espérances présomptueuses et à les aveugler sur leur pouvoir. Ces pauvres compagnons de la savonnette et du plat à barbe conçurent la folle ambition d'ériger une école indépendante, de se décerner à eux-mêmes les honneurs des Facultés : ils se mirent à soutenir des thèses. Il est vrai que c'était

---

1. Pigray, *Épitome des préceptes de médecine et de chirurgie* Préface). 1628.

la Faculté qui leur en avait fourni l'idée première : dans un jour de bienveillance, et sans doute pour faire pièce à Saint-Côme, elle les avait autorisés à jouer ce simulacre de ses cérémonies. Mais ces thèses étaient dérisoires : « *Theses barbitonsorum chirurgorum quam brevissimæ sint, et tribus parvis articulis comprehensæ.* » Ils eurent le tort de prendre cette permission au sérieux, et de vouloir se mettre à raisonner, ni plus ni moins que leurs maîtres, sur des objets que l'étude leur rendait de plus en plus familiers. Prétention prématurée. Un arrêt du Parlement (1593) les rappela brutalement aux termes de l'édit de Charles V, et aux anciens statuts, qui ne reconnaissaient leur intervention que *pro furunculis, boschiis, et apostematibus*[1]. S'ils ne succombèrent pas alors à la double haine des chirurgiens, leurs éternels ennemis, et des médecins, qu'ils venaient de trahir, il fallait qu'ils eussent pris déjà une singulière importance. Pendant longtemps on leur tint rigueur. Nous trouvons en 1607 un docteur régent sévèrement condamné par le Parlement pour avoir osé faire aux barbiers une leçon *sur la respiration*, ce sujet étant réservé à la science. Le Parlement, à ce propos, invita la Faculté à définir une fois pour toutes ce qu'était la chirurgie. Ce fut alors qu'elle donna cette fameuse définition : *La chirurgie est un art manuel, borné à la*

---

1. Si on voulait ici plaider le paradoxe, on pourrait faire remarquer que cet arrêt désastreux pour les barbiers fut porté sous Henri IV, le seul de nos rois, depuis François Ier, qui ait porté la barbe entière.

diérèse, la synthèse et l'exérèse. Toutes ces mesures restrictives n'empêchèrent pas les barbiers d'échapper chaque jour davantage au joug de leurs anciens protecteurs, et ils obtinrent enfin en 1629 le droit de voir présider leurs réceptions par le premier barbier du roi ou par son lieutenant. A partir de ce jour, leur existence, jusque-là précaire, se trouvait placée sous la sauvegarde du pouvoir royal.

Cette période préliminaire que nous venons de parcourir rapidement se termine par un épisode grotesque : l'adoption des compagnons étuvistes par la Faculté de médecine (1643). Elle avait espéré ruiner le collége de Saint-Côme en lui opposant les barbiers : ceux-ci étant devenus rebelles à leur tour, elle cherchait de nouveaux manœuvres à leur opposer : mal lui en prit. Le décret par lequel elle s'associait ces étranges disciples était resté, on le conçoit, enveloppé d'un certain mystère. Je ne sais quel barbier en eut vent et le divulgua. Ce fut un concert de réclamations et d'injures. La Faculté sentit qu'elle se couvrirait de ridicule en avouant ses véritables intentions. Elle préféra dévorer son ressentiment, et, pour effacer cette triste impression, elle renouvela son ancienne alliance par le contrat de 1644, qui n'est, à peu de chose près, que la reproduction de celui de 1577. Mais cette fois c'étaient les barbiers qui le lui dictaient. Cette crise se terminait donc à leur profit. Non-seulement ils se trouvaient affermis dans leurs anciens privilèges, mais il s'y ajoutait, à leur profit, la position fausse qui résultait pour la Faculté des torts réels qu'elle s'était donnés, et d'un abus de pouvoir misérablement avorté.

On ne m'accusera pas, je l'espère, de prendre ici, de parti pris, la défense des compagnons barbiers contre leurs ennemis. Mais, en laissant de côté toutes ces mesquines questions de corporations et de priviléges, je ne puis m'empêcher, je l'avoue, de trouver un spectacle plein d'enseignements dans cette élévation progressive de toute une classe d'hommes, par l'intelligence et le travail, les meilleurs titres de ce monde, après tout, pour conférer des droits véritables. Certes, en conviant les barbiers, dans un intérêt de coterie, à l'étude et à la pratique de la chirurgie, la Faculté n'avait pas su ce qu'elle faisait : elle avait cru travailler pour elle-même, servir ses propres intérêts, sa propre vanité ; et elle ne s'apercevait pas que l'instruction, une fois acquise, donne de nouveaux droits, et rend légitimes de plus hautes ambitions. Qu'en raison des idées régnantes elle eût bien ou mal agi, en ouvrant ainsi à de simples artisans les portes de la science, peu nous importe. Ce qui est certain, c'est que, cela fait, il n'était plus en son pouvoir d'empêcher ses anciens disciples de devenir maîtres à leur tour, et d'accroître, sans elle et malgré elle, le savoir qu'elle leur avait donné. En vain eût-elle voulu révoquer ses faveurs ; il était trop tard. Elle ne pouvait même plus leur interdire d'étendre indéfiniment le champ de leurs travaux. En demandant obstinément à joindre à l'étude de la chirurgie celle de la médecine interne, les barbiers-chirurgiens ne faisaient que réclamer un complément nécessaire de leur éducation, qu'ils devaient obtenir tôt ou tard. La Faculté ne pouvait pas voir ces choses, aveuglée qu'elle était par son instinct de domination. Mais nous qui les voyons, nous éprouvons une satisfaction rétrospective à entrevoir, au milieu de l'immobilité apparente d'un siècle de priviléges, les conquêtes qu'un travail obscur et persévérant prépare de longue main à la liberté des professions.

VI. De leur côté, les chirurgiens de Saint-Côme n'avaient rien négligé pour constituer fortement leur collége, et pour obtenir, de gré ou de force, leur entrée dans l'Université. En général, on peut dire que leurs plus audacieuses tentatives en ce sens précèdent ou suivent de près les actes d'union entre la Faculté et les barbiers ; ce qui est d'ailleurs assez naturel. C'est ainsi qu'en 1576 nous les voyons, dans une assemblée générale de l'Université, formuler la demande expresse de faire partie de la Faculté de médecine, et à ce titre de recevoir la bénédiction du chancelier, de faire des leçons publiques, etc. Plusieurs édits des rois de France leur avaient bien accordé ou confirmé cette autorisation [1] ; mais ces édits étaient restés à l'état de lettre morte, et

---

1. Dans une ordonnance de François Ier, il est ordonné « que lesdits professeurs, bacheliers, licenciés, maîtres en icelui art, mariés et non mariés, jouissent de tels et semblables priviléges, franchises, libertés, immunités et exemptions, dont les écoliers, docteurs-régents, et autres gradués et suppôts de notre Université, ont accoutumé de jouir et user. » (Secondes lettres patentes de 1544.) — Confirmation de ces priviléges par les rois Henri II, Charles IX et Henri III.

rien n'était fait tant que l'Université n'était pas consentante. Cette requête provoqua un tumulte épouvantable. Les bacheliers en médecine et ceux de la Faculté des arts se ruèrent sur l'assistance à coups de poing. Le recteur hésita. La Faculté de droit s'esquiva prudemment ; la Faculté de théologie céda à la force, et les médecins, restés maîtres du champ de bataille, dictèrent leurs conclusions au secrétaire de l'Université.

Rebutés de ce côté, les chirurgiens recourent à la puissance spirituelle. En 1579, ils obtiennent du pape Benoît XIII une bulle qui reconnaît leur droit à la bénédiction du chancelier. — Il y eut appel comme d'abus formé par l'Université devant le Parlement, dont le gallicanisme bien connu devait lui venir en aide en cette circonstance. Mais cela n'empêcha pas qu'il ne se trouvât en 1608 un chancelier facile pour leur donner cette fameuse bénédiction, et depuis ils la reçurent plus d'une fois [1].

[1]. Ici se place un curieux épisode : c'est la célèbre controverse suscitée entre les médecins et les chirurgiens à l'occasion des ossements du géant Teutobochus : la question scientifique n'y fut qu'un prétexte à une querelle de corps. En 1613, des maçons travaillant à extraire du sable, près du château de Langon, en Dauphiné, trouvèrent, à 18 pieds sous terre, des ossements énormes. C'était la première fois qu'on découvrait les restes de ces grands mammifères dont le génie de Cuvier devait plus tard reconstruire l'histoire. On conçoit quel émoi dut produire cet événement parmi les savants. Plusieurs furent d'avis que le géant en question devait être Teutobochus, roi des Cimbres et des Teutons, défait par Marius, 105 ans av. J.-C. Là-dessus il se fit des volumes. Le monarque fossile fut porté à Paris, où il obtint un succès immense. Le roi et la cour vinrent le visiter. La première

Louis XIV, comme ses prédécesseurs, et sans plus de résultat, confirma, l'année de son avénement, les priviléges accordés *aux professeurs du collége et Faculté de chirurgie,* faisant partie *du corps de l'Université de*

description avait été donnée par un certain Mazuyer, chirurgien à Beaurepaire. Les chirurgiens de Paris, pour faire honneur à la profession, crurent devoir profiter de ce moment de vogue pour faire parade de leurs connaissances anatomiques. J. Tissot fit paraître un récit détaillé de la découverte, « à la plus grande gloire de Dieu, et à l'honneur du sire de Langon. » Puis Habicot, celui-là même qui a pratiqué le premier l'opération de la bronchotomie, publia, sous le titre prétentieux de *Gigantostéologie,* une dissertation en règle sur les géants. Malheureusement son érudition était de mauvais aloi. C'est ainsi qu'en terminant il mutilait d'une façon indigne un vers fameux de Virgile, qu'il écrivait sur deux lignes, en manière de bouts-rimés :

Grandiaque fossis
Mirabitur ossa sepulcris.

Et il prétendait avoir tiré ce vers du XIIe livre de l'Énéide ! ! Pour comble de sottise, il en donnait cette plate traduction :

Le monde doit-il pas s'émerveiller vraiment
De voir de si grands os tirés d'un monument ?

Quelle occasion pour un médecin, pour un lettré, pour un ennemi des chirurgiens, de tirer parti des bévues d'un disciple de Saint-Côme ! Ce furent les premières armes de J. Riolan dans la carrière de la polémique. Il publia contre la chirurgie une violente diatribe sous ce titre : *la Gygantomachie, pour répondre à la Gygantostéologie, par un écolier en médecine.* Riolan cherche à établir que le prétendu Teutobochus n'est qu'un éléphant, animal alors inconnu en Europe, et dont il emprunte la description à Élien. Cet éléphant aurait appartenu à l'armée d'Annibal, lors de son passage dans les Gaules. Plus tard, Riolan changea d'avis et soutint « que dans la terre il se peut engendrer et former des pierres osseuses, semblables en figure aux os humains. » Les chirurgiens répliquèrent. La querelle s'envenima, et pendant cinq ans ce fut

Paris. En réalité, et malgré cette royale affirmation, ils n'en firent jamais partie.

VII. Telle était à peu près la situation respective des partis au commencement du règne de Louis XIV : trois professions rivales, constituées en corporations, unies en principe par des liens toujours discutés, mais en fait complétement indépendantes : la Faculté de médecine pétrifiée dans son immobilité, et réclamant de tout le monde une soumission qu'elle n'obtenait de personne; les chirurgiens de Saint-Côme, intermédiaires par leur position et leurs habitudes entre les corps savants et la bourgeoisie commerçante, portant la robe aux jours de cérémonie, faisant passer des examens et conférant des

---

un déluge de pamphlets et de libelles diffamatoires imprimés à ce propos. Voici les titres significatifs des principaux ouvrages : *Monomachie, ou réponse d'un compagnon chirurgien nouvellement arrivé de Montpellier aux calomnieuses invectives de la Gigantomachie de Riolan, docteur en la Faculté d'ignorance, contre l'honneur du Collége des chirurgiens de Paris.* — *L'imposture découverte des os humains supposés, et faussement attribués au roi Teutobochus* (réplique de Riolan). — *Discours apologétique touchant la vérité des géans, contre la Gigantomachie d'un soi-disant écolier en médecine*, par J. Guillemeau. — *Réponse* (par Habicot) *à un discours apologétique touchant la vérité des géans.* — *Le Jugement des ombres d'Héraclite et de Démocrite sur la réponse d'Habicot au discours attribué à Guillemeau* (par Riolan). — *Correction fraternelle sur la vie d'Habicot, où l'on fait, en passant, la critique de ses ouvrages, et notamment de sa Gigantostéologie.* — *Gigantologie*, par Riolan. — *Antigigantologie, ou contre-discours de la grandeur des géans*, par Habicot, etc. — Quant à Teutobochus, il n'en était plus question. Il doit figurer aujourd'hui dans quelque collection géologique.

grades, mais tenant boutique et suspendant à leurs fenêtres, en guise d'enseignes, trois boîtes emblématiques surmontées d'une bannière aux images des saints Côme et Damien; enfin les barbiers [1], n'ayant ni robe ni école, vivant aux dépens des uns et des autres, et établis par une longue possession dans le libre exercice de la chirurgie tout entière, et même d'une partie de la médecine. Les raisons qui avaient dans l'origine motivé ces distinctions n'existaient plus; il ne restait que des rivalités invétérées. Mais à force de confondre dans sa haine les deux ordres de la chirurgie, la Faculté avait fini par les rapprocher l'un de l'autre, et il n'était pas difficile de prévoir qu'un moment viendrait où les besoins d'une défense commune les unirait contre elle.

L'anatomie était le terrain sur lequel les discussions recommençaient sans cesse. Les chirurgiens de Saint-Côme ne s'étaient jamais résignés au rôle secondaire qu'on leur faisait. Ils s'indignaient de ne pouvoir enseigner à leur manière, et suivant leurs vues, une science qu'ils possédaient à l'égal de leurs maîtres. Mais pour l'enseigner, il leur eût fallu des cadavres: or les seuls dont on pût disposer alors étaient fournis par le bourreau, ce qui, fort heureusement, n'arrivait pas tous les jours. Il en résultait, chose triste à dire, qu'une exécution était une fête pour les écoles. On s'y préparait à l'avance, et c'était à qui en profiterait. De nombreux arrêts avaient réservé au doyen seul le droit de faire

---

1. Les barbiers avaient pour enseigne des bassins et des ciseaux.

enlever les corps morts, et défendaient au lieutenant criminel, ainsi qu'à ses agents subalternes, de les livrer autrement que sur une autorisation écrite du doyen, revêtue du sceau de la Faculté. Mais le nombre même de ces arrêts ne prouve que l'impuissance où l'on était de les faire exécuter. Voici ce qui arrivait : lorsqu'une exécution devait avoir lieu, des écoliers en chirurgie, des apprentis barbiers se réunissaient sur la place de Grève, où il ne leur était pas difficile de recruter des gens de la plus infime populace, des bateliers, des crocheteurs, armés d'épées et de bâtons. A peine le supplice terminé, on se précipitait sur le cadavre encore chaud, on l'emportait de force dans la boutique de quelque chirurgien, où l'on se barricadait contre la maréchaussée. Cependant ces désordres restaient souvent impunis. Si la Faculté en était instruite, elle envoyait un bedeau réclamer le cadavre ainsi dérobé. Ce fonctionnaire était invariablement mis à la porte; alors on plaidait.

A lire le récit de ces scènes féroces, on se croirait en plein moyen âge, et l'on a peine à se figurer de pareils scandales sous ce gouvernement absolu de Louis XIV, en apparence si obéi et si fort. J'ai sous les yeux le procès-verbal d'une scène de ce genre naïvement racontée par un malheureux huissier, qui y avait été acteur et victime [1]. Chargé d'opérer la saisie d'un cadavre au collége de Saint-Côme, il y trouva, au milieu d'un nom-

---

1. Arch. de l'Emp. Collection Rondonneau.

breux auditoire, trois professeurs (en robe et en bonnet!) occupés à faire une démonstration. Il fut accueilli par des huées, séparé de ses gens, roué de coups; et comme la force publique allait intervenir, les écoliers coupèrent le cadavre en morceaux, plutôt que de le laisser tomber entre les mains de la Faculté.

Il y avait donc là un intérêt commun, qui commandait l'union à tout ce qui pratiquait la chirurgie, et, tôt ou tard, on devait voir cesser cette étrange anomalie d'une seule profession exercée dans la même ville par deux corporations distinctes. Il faut voir avec quel accent de douleur Quesnay[1], l'apologiste fervent de Saint-Côme, raconte cette transaction devenue nécessaire, et déplore, comme il le dit, les malheurs de la chirurgie : « Les lois les plus sévères étaient un frein inutile pour les barbiers; leur nombre prodigieux engloutissait, ruinait, déshonorait la chirurgie... Il fallut enfin céder au torrent qui l'entraînait, et qui confondait des gens de lettres avec des artisans si indignes d'eux. Par un acte authentique, les deux corps furent donc associés; les chirurgiens se chargèrent de la honte des barbiers, et les barbiers entrèrent dans les droits et les priviléges des chirurgiens. De deux corps si opposés, il ne s'en forma qu'un. »

Ce contrat fut signé en 1655, et, l'année suivante, le Parlement, las de disputes que trois siècles n'avaient pu terminer, crut en épuiser la source, en ratifiant cette

---

1. *Ouv. cit.*

union. Il le fit malgré l'opposition d'une partie du collége de Saint-Côme, et sur la demande expresse des prévôts et des anciens, organes des vœux de la majorité. Le contrat enregistré contenait cette clause, que le premier barbier du roi resterait le prévôt honoraire de la compagnie. Quant à la Faculté de médecine, il n'en fut que très-vaguement question, et pour cause.

Elle avait bien espéré qu'on n'oserait jamais, sans son consentement, prendre une mesure d'une pareille importance. On s'en était passé. Avec quelle indignation dut-elle voir ces artisans qu'elle avait tirés du néant, après maintes désobéissances, rompre enfin ouvertement avec elle, et passer avec armes et bagages dans le camp ennemi ! L'instrument qu'elle avait créé se retournait contre elle !

Mais elle s'aperçut bientôt, avec la merveilleuse perspicacité de la haine, qu'elle pouvait tirer de cette nouvelle situation un admirable parti, en terrassant du même coup ses deux adversaires l'un par l'autre. L'union accomplie soulevait en effet une question fort délicate. En s'associant les barbiers, les chirurgiens leur avaient-ils par là conféré tous leurs priviléges? ou plutôt ne fallait-il pas admettre qu'ils acceptaient ainsi pour eux-mêmes, ou du moins devaient subir les obligations des barbiers vis-à-vis de la Faculté, le serment annuel, la redevance, et le reste? D'ailleurs, l'ancien contrat ne devait-il pas primer le nouveau? En tout cas, l'occasion était belle pour elle, de porter une fois de plus devant les tribunaux ses prétentions à la suprématie universelle. Elle demanda donc l'annulation de l'arrêt d'union, ou, sinon, l'extension aux deux compagnies des obligations acceptées autrefois par les barbiers, avec le droit, pour elle-même, d'aviser, selon son bon plaisir, à leur imposer aux uns et aux autres tels statuts qu'elle jugerait convenables et conformes au bien public. En même temps, elle renouvelait une demande déjà ancienne, et qui lui tenait au cœur, à savoir qu'il fût fait défense aux chirurgiens de lire, de professer, de conférer les grades de bacheliers et de licenciés, de prendre le titre de collége, enfin, et surtout, de porter la robe et le bonnet (1er février 1657).

L'affaire dura trois ans, et elle eût pu facilement durer davantage, car toutes les questions, tous les intérêts qui s'agitaient depuis si longtemps s'y trouvaient engagés. Ce furent trois années de polémique ardente et passionnée, où les injures ne furent pas plus épargnées qu'elles ne l'avaient été lors du procès de Renaudot. La correspondance de Guy Patin reflète jour par jour tous ces petits événements et ces grandes colères. Pour lui, il s'agit bien moins de plaider, que de châtier une fois pour toutes l'insolente audace *de ces laquais bottés, de ces estaffiers de Saint-Côme, de ces chiens grondants, de cette superbe racaille*. Il a pour eux tout un nouveau vocabulaire; ses tirades contre le Mazarin n'ont point épuisé sa fécondité [1].

---

1. Ce qui surtout le met hors de lui, c'est la prétention des chirurgiens à porter la robe et le bonnet : « Ne voilà-t-il pas une demande bien ridicule, et une conclusion bien extravagante?

VIII. Les détails du procès occupent une place volumineuse dans les registres du Parlement. Plusieurs audiences y furent consacrées. Ce fut encore Chenvot qui mit au service de la Faculté sa diffuse éloquence et les trésors de son érudition classique. Il représenta la Faculté comme une souveraine absolue, exerçant de droit divin, dans le domaine de la science, un empire sans limites et sans contrôle, dispensant à son gré ses faveurs, faisant et défaisant les ministres chargés d'exécuter ses sentences, et rendant à chacun selon ses œuvres. Car, disait-il, « il est certain que la médecine comprend aussi « éminemment la chirurgie et la pharmacie, comme « l'âme raisonnable la sensitive et la végétative. » Et comme l'âme raisonnable doit toujours avoir le pas sur les autres, la Faculté n'avait à donner de ses actes d'autres raisons que son bon plaisir :

<blockquote>Sic volo, sic jubeo, sit pro ratione voluntas.</blockquote>

Avec ce système, l'argumentation était facile. Tout ce qui s'était fait sans le consentement de la Faculté était nul de plein droit, et rien ne pouvait se faire de légitime que ce qu'il lui plairait d'ordonner. Or, il ne lui plaisait pas que les chirurgiens portassent robe et bonnet[1]; il lui

---

Avez-vous jamais vu doctrine sans littérature ?... Si on leur permettait des robes et des bonnets pour leur prétendue doctrine en chirurgie, il faudrait en accorder autant aux apothicaires pour leur doctrine en pharmacie, et ceux-ci n'auraient-ils pas bonne grâce, quand il faudrait donner des lavements ou faire l'onguent rosat ou diapalme, d'être ainsi équipés ? »

1. D'ailleurs, Hippocrate n'avait-il pas prescrit aux chirurgiens

déplaisait souverainement de lire sur la façade de leur maison commune cette inscription :

Collegium
M. M. D. D.[1] *Chirurgorum*
Parisiis juratorum
a sancto Ludovico anno MCCXXVI institutum.

En conséquence, elle demandait la suppression de tous ces titres, de tous ces usages qui la choquaient, et posait comme condition première d'une réconciliation la reconnaissance explicite de sa suzeraineté.

L'Université de Paris vint à son tour, par la bouche de son avocat Mareschaux, appuyer les prétentions de la Faculté, et protester, au nom de l'honneur des lettres contre la profanation de son costume sacramentel, commise par de vils artisans. Le recteur lui-même, dans cette circonstance solennelle, donna l'essor à son éloquence, et dans une harangue latine, qui dura jusque fort avant dans la nuit, déclara que, si les chirurgiens pouvaient se prévaloir de quelques ordonnances royales, jamais ils n'avaient été reconnus par l'Université, et qu'à plus forte raison ils ne le seraient pas maintenant qu'ils s'étaient souillés par une mésalliance.

Ce qui contribua surtout à perdre ces derniers, ce furent les discordes intestines qu'ils laissèrent percer à l'audience. Tandis que leur avocat présentait une défense timide, cherchant à réduire le rôle de la Faculté à une simple primauté honorifique, la minorité qui, dans

des habits courts? « Ἱμάτιον εὐσταλέως, εὐκρινέως, ἴσως, ὁμοίως ἀγχῶσιν, ὅμοισι. » (*Hipp. De officina medici.*)

1. Abréviation de *Magistrorum Doctorum*.

le sein du collége de Saint-Côme s'était opposée à l'union, se fit représenter par l'avocat Danez, et les barbiers et chirurgiens unis n'eurent pas de plus cruel détracteur. Il divulgua toutes les petites machinations qui s'étaient fait jour au milieu de la compagnie, parla de corruption, de vote supposé, de prévôt infidèle, en un mot, s'il ne prouva rien, il en dit assez pour détruire dans l'esprit des juges l'impression favorable qu'ils auraient pu recevoir de la modération de la défense.

Omer Talon, remplissant cette fois encore les fonctions du ministère public, s'acquit de nouveaux titres à la reconnaissance de la Faculté. Son réquisitoire fut plus sobre de faits étrangers à la cause, que celui dont j'ai déjà eu occasion de parler, mais à la fois plus habile et plus passionné. Il aborda la question historique, et, rappelant à grands traits l'origine et les développements du collége de Saint-Côme, il rendit hommage à son antiquité, reconnut les services qu'il avait rendus, l'authenticité et la légitimité des consécrations qu'il avait reçues de l'autorité royale. On put croire un instant qu'il allait conclure en sa faveur. Mais ce n'était qu'une manœuvre oratoire, peut-être une dernière concession faite à l'amour-propre de ceux dont il allait demander la ruine. Le fatal arrêt d'union était là, et il termina en leur posant ce terrible dilemme : « Ou il faut casser cette association, et ainsi rendre à la Faculté les barbiers-chirurgiens comme des esclaves fugitifs qui ont usurpé des marques et des ornements étrangers, pour tromper le public et déguiser les vestiges de leur servitude, ou les deux compagnies unies doivent demeurer soumises aux médecins, suivant les contrats de 1577 et de 1644, et leur rendre les mêmes devoirs, ne composant qu'un même corps. »

Voici l'arrêt du Parlement :

« La cour a mis et met l'appellation de ce dont a été appel à néant; émendant, sans s'arrêter à l'intervention des parties de Danez, sur l'opposition, met les parties hors de cour et de procès, à la charge que les deux communautés des chirurgiens et barbiers unies demeureront soumises à la Faculté de médecine, suivant les contrats des années 1577 et 1644. Et faisant droit sur la requête des parties de Chenvot, ayant égard à l'intervention du recteur de l'Université, fait inhibitions et défenses auxdits chirurgiens-barbiers de prendre la qualité de bacheliers, licenciés, docteurs et collége, mais seulement celle d'aspirant, maîtres et communauté, comme aussi leur fait défense de faire aucune lecture et actes publics; et pourront seulement faire des exercices particuliers pour l'examen des aspirants, même des démonstrations anatomiques à portes ouvertes, suivant la sentence du prévôt de Paris du 7 novembre 1612, sans que pas un desdits chirurgiens-barbiers puissent porter la robe et le bonnet, que ceux qui ont été et seront reçus maîtres ès arts. Et néanmoins pourront ceux qui ont été reçus avec la robe et le bonnet jusqu'à ce jour, les porter pendant leur vie. — Fait en Parlement le 7ᵉ jour de février 1660. »

« Enfin Saint-Luc a été plus fort que Saint-Côme! »

s'écria Guy Patin en apprenant cette grande victoire. Pendant plusieurs jours on ne vit plus un seul chirurgien par les rues. On raconta même que, du coup, six d'entre eux étaient tombés malades.

Dans l'expansion de sa joie, la Faculté voulut faire grandement les choses. Soixante-dix docteurs en grand costume allèrent processionnellement rendre visite au premier président de Lamoignon et à l'avocat général Talon. De plus, pour donner à ce dernier une marque spéciale de gratitude pour ce service signalé, il fut rendu un décret dans lequel il était déclaré que Talon ayant bien mérité de la Faculté, elle s'engageait à lui donner, à lui et à sa famille, des soins gratuits *à perpétuité*. Voici ce décret[1] :

« Facultas... censuit et voluit si quando, dum fama et vita æternitatem cogitat, cœloque consecrat valetudinem Vir omnibus titulis utroque longe dignissimus, mortale quid caducumve senserit, vel morbi cujuscumque ausit injuria, omnes et singulos de suo ordine sic Illi simulque Illustrissimæ Taloniæ genti devotos addictosque, ut quocumque tempore quo uti libuerit, fideli, nec in ullo e suis usquam desideranda sacramenti religione professioneque medendi, gratuitam cujusque operam pro tam singulari beneficio in solidum et perpetuum ex animo oppigneratam, arbitratu suo sit experturus. Atque insuper, quo tam augusti præsidii quam jurati una officii ære perennius exstaret duraretque monimen-

---

1. Je l'extrais des *Commentaires* pour l'année 1660.

tum, quod obstricti præsentes tenerent, et ipsi venturi in nomina legerent posteri, sanxit hoc decretum in Facultatis commentariis referendum, typis edendum, significandum singulis. »

Ce décret, écrit sur une grande feuille en vélin, et revêtu du grand sceau de la Faculté, fut enfermé dans une boîte d'argent. Douze docteurs, le doyen en tête, le portèrent chez l'avocat général; on y joignit une magnifique édition des œuvres d'Hippocrate en cinq volumes in-folio.

Les chirurgiens songèrent, mais trop tard, à faire rompre l'union qui leur avait été si funeste; dernier espoir qui leur fut bientôt ravi. Avec quelle joie Guy Patin se promet le spectacle des mutuelles récriminations de ses ennemis! « Ce procès va à les voir plaider les uns contre les autres; nous serons les spectateurs. L'arrêt que nous avons obtenu ne laissera point de demeurer en son entier : robes coupées et abattues, bonnets écornés et renversés. Ils se mangeront les uns les autres, et il n'y aura jamais grande perte. » Assister ironiquement à des dissensions intestines entre des ennemis vaincus, alors qu'on n'en a plus rien à craindre, c'est le dernier raffinement de la vengeance satisfaite.

IX. Guy Patin n'eut pas ce plaisir : aux premiers moments d'irritation succéda un découragement profond. Barbiers et chirurgiens ne tardèrent pas à s'apercevoir que leur défaite était définitive. L'année ne s'écoula pas, qu'on ne les eût obligés à enlever de leur école le symbole matériel de leur ancienne grandeur, la chaire qui décorait la salle de leurs séances, et où s'était assis Ambroise Paré! Puis il fallut payer l'impôt annuel, prêter le serment d'obéissance; aucune humiliation ne leur fut épargnée; ils les subirent toutes, presque sans réclamer. Après une longue lutte, leur résistance était enfin vaincue.

Pourtant, ils trouvèrent ailleurs quelques compensations. Une ancienne ordonnance conférait au premier barbier du roi la charge de maître et garde des priviléges de l'état de barbier-chirurgien dans tout le royaume, avec droit de se faire remplacer par un lieutenant dans chaque communauté. Louis XIV reconnut ce qu'un tel état de choses avait de vicieux. En 1668 parurent des lettres patentes constatant une fois de plus « que l'art du barbier-chirurgien ne s'étend pas seulement au fait des barbes et cheveux, mais principalement en la chirurgie théorique et pratique, en la connaissance du corps humain et des maladies auxquelles il est sujet; » mais, d'un autre côté, il y était reconnu que ceux qui possédaient la charge de premier barbier n'ayant en général aucune teinture de la chirurgie, ne nommaient aux places de lieutenants que des gens incapables d'en remplir les fonctions. En conséquence, et « pour rétablir cedit art en sa splendeur, » ordre était donné à Jean de Retz, sieur de Villeneuve, premier barbier, de traiter de sa charge avec le premier chirurgien François-Félix, qui dut désormais réunir les deux fonctions. Il fut expressément spécifié que ceux en faveur de qui il pourrait se démettre de la place de barbier n'en auraient que les priviléges personnels, toute juridiction en cette matière appartenant désormais à la chirurgie.

Cette juridiction comprenait alors une branche d'industrie à peu près nouvelle en France, la fabrication en grand de ces énormes perruques, dont la mode commençait à se répandre, et qui eurent un demi-siècle de vogue, en dépit du bon goût et du bon sens. C'est ici qu'il faut admirer le système du privilége et des restrictions légales apportées à la liberté du commerce : où fallait-il classer les perruquiers? Grand embarras pour une législation qui avait la prétention de tout prévoir, et qui se trouvait à tout moment arrêtée par des difficultés voisines du ridicule. Fallait-il créer une corporation nouvelle? On l'essaya. Mais, sous prétexte de perruques, une grande partie des barbiers allaient échapper à la loi commune; il y eut des réclamations de toute nature; les médecins, comme l'on pense, ne furent pas les derniers à se plaindre. Ils rédigèrent une pétition au roi : « La Faculté, disaient-ils, ne peut ré-
« pondre à Votre Majesté du salut de sa cour et de ses
« peuples, s'il ne lui plaît lui conserver ses anciens
« disciples[1]. » Il fallut abandonner ces projets d'émancipation, et les fabricants de perruques devinrent les confrères des anciens membres du collége de Saint-Côme, et durent passer des examens d'anatomie.

1. *Comment. de la Fac.*, 1664. — Lettres patentes de la même année, portant modification de celles de 1659.

Toutes ces mesures partielles, et la confusion totale qui en résulta, sont la meilleure preuve de l'insurmontable difficulté qu'il y avait à mettre la chirurgie ailleurs qu'à sa véritable place, c'est-à-dire à la Faculté de médecine. Forcée de subir une alliance bizarre, formée d'éléments incompatibles, cette profession fut condamnée à languir pendant longues années. De toutes les fautes de l'ancienne Faculté, il n'en est pas dont la postérité doive lui demander un compte plus sévère. Pour de misérables questions de préséance, elle retarde d'un siècle les progrès de la chirurgie ; elle l'eût anéantie s'il eût été possible. Malgré la rare distinction de quelques-uns de ceux qui l'exercèrent, la chirurgie ne sortit de l'état d'infériorité où l'avait placée l'arrêt de 1660, que bien longtemps après, lorsque le temps et la nécessité des choses eurent reconstitué en deux professions distinctes les barbiers barbants d'une part, et de l'autre les chirurgiens. Ce fut alors qu'à l'instigation de La Peyronie, Louis XV créa l'Académie royale de chirurgie. On sait l'éclat que jeta sur le dix-huitième siècle cette célèbre compagnie, qui sans doute eût fini par faire disparaître la Faculté, si la Révolution ne lui eût épargné cette tâche en les détruisant toutes deux.

X. Jetons maintenant un coup d'œil sur l'organisation intérieure du corps des chirurgiens, telle qu'elle résultait des divers événements dont on vient de lire le récit. Malgré les hautes prétentions dont nous avons été plusieurs fois témoins, malgré les édits royaux qui lui assurent le rang et les honneurs des arts libéraux, la chirurgie, à cette époque de son histoire, c'est là son caractère distinctif, est organisée comme un véritable commerce. Les noms des fonctionnaires qui la gouvernent sont les mêmes que dans les diverses corporations marchandes. Non-seulement les barbiers-chirurgiens tiennent boutique[1], mais leur industrie constitue un véritable fonds, si bien qu'après la mort du mari, la veuve est autorisée à continuer *ses affaires*, à la condition de faire agréer par la compagnie un *premier garçon*, capable d'exercer les fonctions du défunt. En réalité, les innombrables procès intentés par la Faculté, et terminés à son avantage, n'avaient d'autre but que de faire consacrer d'une manière définitive ce caractère, qui mettait entre ses adversaires et elle une limite infranchissable.

La communauté de Saint-Côme, destituée de ce nom de *collége*, qui lui était si cher, avait son siége sur l'emplacement occupé aujourd'hui par l'École pratique de la Faculté de Médecine. C'est là que se tenaient les assemblées générales, qu'étaient déposés les registres de la compagnie. Elle se composait : du premier chirurgien du roi, de son lieutenant, de quatre prévôts, d'un receveur, d'un greffier, et enfin de l'ensemble des maîtres. Ceux-ci étaient répartis en quatre classes, ayant chacune à leur tête un prévôt. Les charges, à l'exception des deux premières, étaient électives. Les

---

[1]. Un édit de 1666 ordonnait aux maîtres chirurgiens de tenir *boutique ouverte,* sous peine d'amende.

élections se faisaient chaque année en assemblée générale, au mois de mars. Les prévôts étaient nommés pour deux ans et renouvelés par moitié. Ils devaient avoir au moins douze ans de maîtrise, et ne pouvaient être nommés que deux fois. Ils avaient pour fonction de veiller à l'observation des statuts, d'empêcher l'exercice illégal de la chirurgie, de poursuivre les délinquants devant le lieutenant de police. Ils pourvoyaient à la célébration du service divin, consistant en premières vêpres la veille de saint Côme, messe solennelle, vêpres et salut, le jour de la fête, et le lendemain service pour le repos de l'âme des confrères trépassés; tous les maîtres étaient tenus d'y assister, ainsi qu'à une messe célébrée tous les premiers lundis du mois, et après laquelle une consultation gratuite était donnée aux pauvres malades.

Les assemblées se faisaient sur la convocation du premier chirurgien ou de son lieutenant. Il y occupait la première place; après lui venaient les fonctionnaires en charge, puis les chirurgiens de la reine, ceux des enfants de France, et enfin les maîtres, suivant l'ordre de leur réception. Pour éviter les questions de préséance, deux bancs spéciaux étaient disposés, l'un à droite du président pour les docteurs en médecine, l'autre à sa gauche pour les chirurgiens du Châtelet. Des amendes punissaient les absents. Les infractions au respect de la hiérarchie étaient passibles de peines disciplinaires, et même de l'exclusion, pour les cas graves.

En outre, le bureau constituait un conseil permanent, qui s'adjoignit plus tard seize autres membres, et qui s'assemblait chaque semaine pour l'expédition des affaires courantes. Pour les questions de quelque importance, on pouvait s'assembler le premier lundi du mois, à l'issue du service divin. Chaque année le lieutenant du premier chirurgien devait visiter toutes les boutiques de la communauté, et veiller à ce qu'il ne s'y commît aucun abus. Il avait surtout pour mission d'entretenir entre les maîtres des rapports de bonne confraternité. A cet égard, les règlements prenaient des précautions minutieuses. Un maître qui eût enlevé un apprenti à l'un de ses confrères eût été sévèrement puni. Sauf le cas d'un péril évident, il était défendu, sous peine de 500 livres d'amende, de lever un appareil placé par un autre chirurgien, autrement qu'en sa présence. Il n'y a d'association possible qu'à la condition d'un respect absolu du droit de chacun par tous.

XI. On voit, par ce qui précède, qu'il n'y avait pas, à proprement parler, des élèves en chirurgie suivant un cours commun d'études, mais bien de véritables apprentis, attachés chacun à la personne d'un maître ou patron [1], formés par lui à la pratique, mais soumis à certains actes probatoires avant d'entrer eux-mêmes en qualité de maîtres dans la communauté. Il y avait

1. Chaque maître ne pouvait avoir plus d'un apprenti.

cependant dans les hôpitaux, et notamment à l'Hôtel-Dieu des places de *garçons chirurgiens* ou de *premiers compagnons* nommés pour six ans, et destinés à servir les pauvres, sous les ordres du chirurgien traitant. Ces places correspondaient, à peu de chose près, à celles des internes d'aujourd'hui. La nomination se faisait au concours : le jury se composait des administrateurs de l'hôpital, du substitut du procureur général, et autres notabilités administratives ou commerciales, voire même de médecins. Ces compagnons, en raison des services qu'ils rendaient, et de l'instruction qu'ils étaient censés acquérir pendant ce long et rude apprentissage, obtenaient une réduction considérable des frais d'examen, et la dispense d'une partie des épreuves imposées aux aspirants à la maîtrise[1].

L'enseignement officiel se donnant dans l'amphithéâtre de la Faculté de médecine, celui de Saint-Côme ne devait consister qu'en des conférences ou démonstrations pratiques, d'où la théorie devait être, autant que possible, absente. A cet effet, l'un des anciens maîtres était désigné chaque année par la communauté. Les rè-

---

1. Ambroise Paré regardait son séjour de trois ans à l'Hôtel-Dieu de Paris comme un de ses plus beaux titres : « Faut sçavoir que par l'espace de trois ans i'ay résidé en l'Hostel-Dieu de Paris, ou i'ay eu le moyen de veoir et connoistre (eu esgard à la grande diuersité des malades y gisans ordinairement) tout ce qui peut être d'altération et maladie au corps humain : et ensemble y apprendre sur une infinité de corps morts tout ce qui se peut dire et considérer sur l'anatomie, ainsi que souvent i'en ay fait preuue tres suffisante, et cela publiquement à Paris, aux escholes de médecine. » (*Avis au lecteur.*)

glements ne lui laissaient le droit de faire d'une façon complète que le cours d'opérations. Encore y mettaient-ils de singulières restrictions : les cadavres appartenant de droit à la Faculté, il était spécifié que les démonstrations se feraient *sur des animaux* pour les opérations du ventre et de la poitrine, et *sur la tête d'un veau* pour l'opération du trépan ! Voilà où mène la logique. Nous avons vu comment l'enseignement des chirurgiens de Saint-Côme ne fut, heureusement pour la science, qu'une longue et opiniâtre protestation contre ce système de prohibitions vexatoires. Nous n'avons pas à y revenir. Ajoutons, comme trait caractéristique, que, par une mesure dont le besoin s'était fait sentir plus d'une fois, défense était faite aux élèves de se présenter aux leçons avec épées, cannes ou bâtons.

Pour être reçus maîtres, les aspirants devaient faire *le grand chef-d'œuvre*. Nul n'y était admis, s'il n'avait l'âge de vingt-deux ans. Cependant une dispense de deux années pouvait être accordée aux fils de maîtres. Pour s'y présenter, il fallait avoir deux ans d'apprentissage, et en outre avoir travaillé trois ans sous un maître, ou un an au moins à l'Hôtel-Dieu. Les interrogations portaient « tant sur la connaissance du corps humain, sujet de chirurgie, maladies externes qui aviennent en lui, comme apostèmes, plaies, ulcères, fractures et dislocations, et autres dépendances de la chirurgie, que sur la connaissance des remèdes et médicaments tant simples que composés, comme onguents, emplâtres, cérats, pultes, poudres, liniments, huiles, céroüannes et toutes espèces de pirotiques, tant actuels que potentiels : comme aussi sur les opérations qui sont nécessaires pour la guérison desdites maladies; ensemble seront tenus de faire pour chef-d'œuvre démonstration anatomique du corps, ou de quelque partie d'icelui, avec les opérations chirurgicales, comme bandages, saignées, applications de cautères, trépans et autres [1]. »

L'aspirant se présentait, assisté d'un conducteur pris parmi les maîtres, lequel, dans le cas où l'apprenti n'aurait pas fait les démonstrations suivant les règles, devait réparer sa faute. Après une requête et une légère interrogation préalable, sous le nom de *tentative*, le candidat était immatriculé pour le premier examen. On lui fixait le jour de l'assemblée générale, et il était chargé de porter chez les maîtres le billet de convocation. Chaque examen ne pouvait durer moins de deux heures. Un ou deux docteurs en médecine y assistaient à une place d'honneur; mais, depuis longues années déjà, ils n'interrogeaient plus. Ils recevaient trois livres pour cette assistance muette. L'examen était fait, devant tous les maîtres, par quatre d'entre eux tirés au sort, par le premier chirurgien ou son lieutenant, par les prévôts et le doyen d'âge. L'épreuve finie, le candidat se retirait, et l'assemblée prononçait sur son compte. S'il était jugé capable, on le renvoyait à deux ans pour l'*entrée en semaine*.

On donnait ce nom à une série d'épreuves qui du-

---

1. Statuts de 1611.

raient quatre semaines : chaque semaine, deux fois, le candidat subissait un nouvel interrogatoire; voici dans quel ordre :

Première semaine. Ostéologie, maladie des os, fractures, luxations, etc.

Deuxième semaine. Anatomie chirurgicale des régions; démonstration et pratique des principales opérations : amputations, taille, trépan, empyème, ponctions, etc.

Troisième semaine. Théorie et pratique de la saignée, des ligatures, des accidents de la saignée, et de tout ce qui s'y rapporte.

Quatrième semaine. Interrogations et examen pratique sur les médicaments.

Venait enfin l'examen général, ou *examen de rigueur*. Le lieutenant, les prévôts et six maîtres tirés au sort reprenaient à nouveau une interrogation sur toutes les parties de la chirurgie. Là s'arrêtaient les épreuves. On a vu comment l'arrêt du Parlement avait interdit la soutenance des thèses. On allait une dernière fois aux voix en assemblée générale : le candidat reçu était proclamé maître, et l'on dressait l'acte de sa réception. Après quoi, il prêtait serment entre les mains du premier chirurgien, et on lui remettait une expédition en forme de ses lettres de maîtrise. Outre les frais d'examen réglés par des tarifs spéciaux, il avait encore à donner : au premier chirurgien, huit jetons d'argent et deux paires de gants, l'une garnie, et l'autre simple; à son lieutenant, pareille quantité de jetons d'argent, et deux paires de gants; au greffier, quatre jetons d'argent et une paire de gants[1].

L'organisation des chirurgiens de province était calquée sur celle de la confrérie de Saint-Côme. Dans chaque ville, le premier chirurgien du roi était représenté par un lieutenant nommé par lui. Il percevait en outre un droit sur chacun des maîtres exerçant la profession, ce qui ne laissait pas de lui constituer un revenu considérable. Le nombre des fonctionnaires dans chaque communauté était naturellement moindre qu'à Paris, et proportionné à l'importance de la ville. Les réceptions ne donnaient le droit d'exercice que pour la ville et la circonscription où elles avaient lieu. Cependant un chirurgien reçu dans une communauté de province pouvait venir se faire *agréger* à Paris, moyennant

---

[1]. J'ai fait le compte approximatif de ce que coûtait la réception d'un chirurgien :

Inscription du brevet d'apprentissage............	10 livres.
Total des droits d'examen pour le 1er chirurgien ou son lieutenant...........................	60
Idem pour le greffier	30
Aux quatre prévôts et au receveur, pour l'immatricule, chacun 3 livres, soit.................	15
Aux mêmes, pour la communication de la requête.	15
Aux mêmes, pour les examens, chacun 26 liv., soit.	130
Droits d'examen des maîtres chargés des interrogations	36
Total..........	296 livres.

(*Règlement du lieutenant de police du 14 mars 1670.*)

On voit que les frais d'études étaient environ dix fois moindres qu'à la Faculté de médecine.

un seul examen de trois heures appelé *légère expérience*. C'était le même que subissaient par faveur les garçons-chirurgiens ayant six ans de service dans un hôpital. Convaincue d'ailleurs que le grand nombre de ses membres était pour elle un élément de force, la confrérie de Saint-Côme était fort éloignée de l'esprit d'exclusion qui dominait à la Faculté de médecine.

XII. Je ne saurais terminer ce chapitre sans faire mention des apothicaires [1]. C'est le moins que je doive au souvenir de *M. Fleurant;* bien qu'à vrai dire, M. Fleurant, avec son scrupuleux respect pour les ordonnances, avec sa soumission aveugle aux ordres de la Faculté, ne me paraisse pas représenter bien exactement l'esprit et les mœurs de ses confrères. Pas plus que les chirurgiens, les apothicaires n'acceptaient sans résistance ni réclamations la suprématie de la médecine. Eux aussi avaient leurs velléités d'indépendance et d'opposition, et cherchaient parfois à secouer le joug. Il est bon d'apprendre d'un des leurs la haute idée qu'ils se faisaient de leur importance :

« Il est certain que celui qui veut être honoré du nom de vrai pharmacien doit être doué d'une probité de mœurs pareille à celle d'un philosophe, car il tient en

---

[1]. Il est assez curieux de remarquer que ce mot *apothicaire*, qui aujourd'hui rappelle des idées ridicules, était autrefois le terme noble : « Les apothicaires sont aussi appelés pharmaciens et pharmacopoles, de la pharmacie, dont ils font profession. Ce dernier terme ne se dit guère qu'en dérision et en burlesque. » (*Dictionnaire du commerce* de Savary des Breslons, I, 679.)

ses mains la maladie et la santé, la vie et la mort des hommes. Mais ce n'est pas tout : car il doit encore être doué de la crainte de Dieu, doit avoir un bon jugement et bien rassis; doit être infatigable au travail; doit être bon grammairien et quelque peu humaniste; doit vivre sans envie, sans aversion et chicheté; doit avoir médiocrement de moyens; et là où un apothicaire se trouve sans ces vertus, muni de vices contraires, tout va mal; car l'athéisme le conduit au mépris de son créateur et de son art, la folie le rend plus capable de nuire que de profiter à ses malades. La paresse le porte souvent à faire des *qui pro quo*, l'ignorance le rend impudent et téméraire, l'envie est capable de le faire attenter contre la vie de ses compagnons; l'avarice fait qu'il n'aime personne, non pas même soi-même, et la pauvreté est suffisante pour le pousser à être empoisonneur, pour s'acquérir des moyens au péril de sa vie, de son honneur et de son âme [1]. »

Voilà l'apothicaire idéal : en réalité, malgré leur philosophie et leurs humanités, les apothicaires étaient des marchands, et rien de plus; si bien marchands, qu'ils étaient confondus avec les épiciers en une seule et même corporation. Ils formaient avec eux l'un des six grands corps de marchands de Paris (les cinq autres

[1]. Jean de Renou, *Institution pharmaceutique*, trad. du latin par L. de Serres, Lyon, 1626. Ce traité était, avec les *Dispensaires* de Nicolas et de Bauderon, le livre classique des apothicaires; ouvrage remarquable, très-complet, très-méthodique, orné de magnifiques planches, et fort propre à donner une idée de la *matière médicale* du temps.

corps étaient ceux des drapiers, des merciers, des pelletiers, des bonnetiers et des orfévres). En cette qualité, ils pouvaient parvenir aux charges de consuls et d'échevins. Ils avaient leur bureau au cloître Sainte-Opportune. Leur patron était saint Nicolas. A leur tête étaient six gardes, trois de chacune des deux professions. Chaque année, le jour de la fête patronale, en présence du lieutenant civil et du procureur au Châtelet, se réunissaient soixante-douze électeurs, dont quarante-huit épiciers et vingt-quatre apothicaires, eux-mêmes désignés par le bureau en fonction, plus les membres de la compagnie ayant passé par les charges. Après avoir prêté serment, ils procédaient à la nomination de deux gardes, l'un épicier, l'autre apothicaire, qui entraient immédiatement en fonction [1].

Sans parler de leurs attributions administratives et disciplinaires, semblables ici à ce qu'elles étaient dans les autres corps d'état, les gardes étaient tenus de visiter trois fois par an les boutiques de Paris et des faubourgs. Ils devaient veiller soigneusement à ce qu'aucun des deux états n'empiétât sur l'autre. Ils avaient en outre une prérogative spéciale : c'était le droit de visiter les poids et les balances dans les maisons, boutiques et magasins de tous les marchands et artisans de Paris, ne faisant pas partie des six grands corps d'état. De temps immémorial, le corps de l'épicerie avait été dépositaire de l'étalon royal des poids, avec obligation toutefois de

1. *Statuts et ordonnances pour les marchands apothicaires et épiciers de la ville, faubourgs et banlieue de Paris*, 1638.

le faire vérifier tous les six ans[1]. Jusqu'à 1622, les apothicaires allaient seuls faire leur visite chez leurs confrères. A partir de cette année, ils furent obligés, par arrêt du Parlement, d'y aller assistés de deux docteurs en médecine, professeurs en pharmacie[2]. De là de nombreuses contestations.

Du reste, les obligations et les droits n'étaient pas absolument les mêmes pour les apothicaires et pour les épiciers. Ainsi, tandis que ceux-ci n'étaient tenus qu'à trois ans d'apprentissage, les premiers devaient avoir été apprentis pendant quatre ans, et de plus avoir servi six ans chez les maîtres : en tout, dix ans de stage avant d'exercer. Par une sorte de compensation à cette inégalité, les épiciers devaient faire chef-d'œuvre devant les gardes épiciers et apothicaires réunis; mais les apothicaires avaient pour privilége de n'avoir pour juges que des membres de leur profession et des médecins[3].

Une première épreuve de trois heures était consacrée à des interrogations adressées au candidat par les gardes apothicaires, par neuf maîtres désignés par eux, et deux

[1]. Félibien, *Histoire de la ville de Paris*, t. II, p. 927. — Leur devise était : *Lances et pondera servant*.

[2]. Voy. plus haut, p. 31.

[3]. Félibien, *ouv. cit.* — Delamare, *Traité de la police*, t. I, p. 618. Cet ouvrage, si précieux pour l'histoire des mœurs et de l'organisation intérieure des corporations, contient aux articles *Santé*, *Remèdes*, *Épidémies*, etc., des détails bons à consulter. Le VIIe et le VIIIe livres devaient être consacrés aux corps savants et aux arts libéraux. Malheureusement ils n'ont jamais été publiés.

docteurs régents, en présence de tous les maîtres assemblés. — La deuxième épreuve, ou *acte des herbes*, était consacrée à la reconnaissance et au maniement des substances pharmaceutiques. — Enfin, on avait à faire pour *grand chef-d'œuvre* cinq préparations.

Après avoir satisfait à ces exigences, le nouvel apothicaire prêtait, devant le procureur général, au Châtelet, le serment suivant :

Le serment des apothicaires chrétiens et craignant Dieu [1].

« Je jure et promets devant Dieu, auteur et créateur de toutes choses, unique en essence, et distingué en trois personnes, éternellement bienheureux, que j'observerai de point en point tous les articles suivants :

« Et premièrement, je jure et promets de vivre et mourir en la foi chrétienne.

« *Item* d'aimer et honorer mes parents le mieux qu'il me sera possible.

« *Item* d'honorer, respecter et faire servir en tant qu'en moi sera, non-seulement aux docteurs-médecins qui m'auront instruit en la connaissance des préceptes de la pharmacie, mais aussi à mes précepteurs et maîtres pharmaciens sous lesquels j'aurai appris mon métier.

---

1. Je l'emprunte encore au livre de J. de Renou, cité plus haut. Bien qu'il se rapporte à une date de quelques années antérieure (1626), rien n'indique que la même formule ne fût encore en usage à l'époque qui nous occupe.

« *Item* de ne médire d'aucun de mes anciens docteurs et maîtres, ou autres, quels qu'ils soient.

« *Item* de rapporter tout ce qui me sera possible pour la gloire, l'ornement et la majesté de la médecine.

« *Item* de n'enseigner point aux idiots et ingrats les secrets et raretés d'icelle.

« *Item* de ne donner aucun médicament purgatif aux malades affligés de quelque maladie aiguë, que premièrement je n'aie pris conseil de quelque docte médecin.

« *Item* de ne toucher aucunement aux parties honteuses et défendues des femmes, que ce ne soit par grande nécessité, c'est-à-dire lorsqu'il sera question d'appliquer dessus quelque remède.

« *Item* de ne donner jamais aucune sorte de poison à personne, et de ne conseiller jamais à aucun d'en donner, pas même à ses plus grands ennemis.

« *Item* de ne donner jamais aucune potion abortive.

« *Item* d'exécuter de point en point les ordonnances des médecins, sans y ajouter ou diminuer, en tant qu'elles seront faites selon l'art.

« *Item* de désavouer et fuir comme la peste la façon de pratiquer scandaleuse et totalement pernicieuse des charlatans, empiriques et souffleurs d'alchimie[1], à la grande honte des magistrats qui les tolèrent. Finalement,

---

1. Ce dernier article reflète la défiance générale qu'inspiraient alors les mystérieuses pratiques de l'alchimie. — Le célèbre procès de la Brinvilliers provoqua plus tard un redoublement de mesures prohibitives.

de ne tenir aucune mauvaise et vieille drogue dans ma boutique.

« Le Seigneur me bénisse toujours tant que j'observerai ces choses ! »

Il est à peine nécessaire d'ajouter que depuis la publication du *Codex* de la Faculté, il fut enjoint aux débitants de tenir chez eux toutes les substances qui y étaient inscrites. Afin d'assurer la bonne qualité des médicaments, il existait au cloître Sainte-Opportune un dépôt central, par lequel toutes les marchandises concernant la droguerie, qui entraient dans Paris, devaient passer, avant d'être livrées au commerce. Elles devaient être exactement visitées et vérifiées par les gardes dans les vingt-quatre heures de leur arrivée. Enfin, les difficultés relatives au commerce, qui pouvaient s'élever entre les maîtres, étaient jugées par un tribunal spécial, composé des anciens du métier ayant passé par les charges, et réunis sur la convocation des gardes.

XIII. Voilà, certes, eu égard au temps, une organisation de la pharmacie, qui laissait peu de chose à désirer sous le double rapport de la sécurité publique et de l'honnêteté du commerce. Aussi, à part quelques démêlés entre apothicaires et épiciers, dont je n'ai pas à m'occuper ici, la corporation avait-elle eu une existence assez prospère, jusqu'à la crise terrible qu'elle eut à traverser lors de la querelle de l'antimoine. Cette question, qui, pour les médecins, n'était guère que scientifique, prenait ici un tout autre caractère : elle touchait au vif les intérêts matériels les plus évidents. Suivant la manière dont elle serait résolue, des existences nombreuses pouvaient se trouver compromises. — On peut demander à un pharmacien la probité, le respect des règlements, à la rigueur même une certaine déférence pour la médecine ; mais il serait par trop injuste d'exiger de lui des sympathies pour un système médical qui se borne à la saignée et à l'eau chaude. Il est aisé de comprendre quelles rumeurs devaient exciter parmi les apothicaires des médecins tels que Guy Patin, qui allaient répétant partout que la médecine la plus simple est la meilleure, que les drogues composées à grands frais ne sont bonnes qu'à ruiner les malades, et quelquefois à les empoisonner. Entre de pareils détracteurs de leur art, et Renaudot qui les comblait de caresses et promettait de leur envoyer des pratiques en foule, les apothicaires ne devaient pas hésiter. Mais en prenant son parti, ils devenaient rebelles, et la Faculté les enveloppait dans ses haines. Une révolte en amène une autre : plusieurs, non contents de cet acte d'indépendance, poussèrent plus loin les choses, et se mirent à donner, eux aussi, des consultations à huis clos. La tentation est si grande, pour qui vend les remèdes, de se mêler aussi de les prescrire! d'autant plus grande, qu'il n'est pas d'abus auquel le public se prête de meilleure grâce, toujours séduit par ces trois grandes raisons, que celui qui débite les médicaments doit mieux les connaître que tout autre; qu'il est plus expéditif d'avoir affaire à un seul qu'à deux ; enfin, et surtout, que la consultation du pharmacien est généralement moins chère que celle du médecin. Les progrès de la civilisation n'avaient pas encore introduit dans les mœurs les *spécialités pharmaceutiques,* ni cet expédient si commode d'un docteur à gages donnant des consultations *gratuites* dans l'arrière-boutique. Ajoutons même, à l'honneur de l'ancienne organisation, que ces pratiques y eussent été absolument impossibles.

La guerre une fois déclarée, les médecins durent aviser au meilleur moyen de se défaire de cette concurrence imprévue. Le plus sûr, sans contredit, était d'user de leur influence sur les malades pour les détourner d'avoir recours aux talents de l'apothicaire, et pour cela il s'agissait de leur apprendre à s'en passer. Tel fut le but de la publication du *Médecin charitable.* Ce petit livre, qui eut dans son temps un fort grand retentissement, a pour véritable titre :

Toutes les OEuvres charitables de Philibert Guybert, Écuyer, docteur régent en la Faculté de médecine de Paris, savoir :

Le Médecin charitable [1];
Le Prix et la Valeur des médicaments;
L'Apothicaire charitable;
Le Choix des médicaments;
Le Traité du séné;
La Manière de faire toutes sortes de gelées;

[1]. La première édition ne contenait que ce traité, et se vendait seulement un ou deux sols.

La Manière de faire diverses confitures ;
La Conservation de la santé ;
Le Discours de la peste ;
Le Traité de la saignée ;
La Méthode agréable et facile pour se purger doucement et sans aucun dégoût ;
La Manière d'embaumer les corps morts.

Ce titre est déjà fort habile : les questions médicales y sont agréablement mélangées de recettes domestiques tout à fait appétissantes pour les ménagères ; le style est à l'avenant : pas de théories ni de grands mots ; presque pas de latin ; l'auteur, ou les auteurs, se sont évidemment proposé de se faire lire par tout le monde. Au premier abord, rien de plus innocent. Cependant il fallait que ce simple petit in-18 fût aux mains de la Faculté, une arme bien terrible, car pendant plus de trente ans, à chaque nouvelle attaque des apothicaires, elle répondit par une réimpression du *Médecin charitable*, qui atteignit ainsi un nombre d'éditions infiniment supérieur à son mérite. C'est qu'en effet sous ces dehors bénins se cachait une intention perfide. J'ai dit plus haut à quel point incroyable la médecine du moyen âge, formée à l'école des Arabes, avait multiplié les médicaments, et surchargé la thérapeutique d'une foule de drogues à noms barbares et prétentieux. Le galénisme régnant s'était assez bien accommodé de ce fatras. Il faut lire les traités du temps pour s'en faire une juste idée ; dans la pratique rien n'était plus commun que les formules où entraient vingt ou trente substances [1]; le grand Sydenham lui-même n'a pas échappé à ce défaut. Il y avait donc là une réforme à faire : un tel abus avait pour premier inconvénient de dévaliser les malades. Protester, comme on le fit, contre cette manie déplorable, purger une fois pour toutes cette officine d'Augias, et réduire la thérapeuthique à la fameuse devise : *Pauca, sed selecta et probata remedia*, c'était assurément chose utile et louable. Que la réaction dépassât quelquefois les justes limites, ce n'est pas

---

[1]. Je prends au hasard, comme exemple, la liste des substances entrant dans la composition d'un électuaire que Sennert déclare souverain contre les maladies du cœur (*Praxis medica*, 1639, liv. II) :

Émeraude,	Cardamome,
Hyacinthe,	Roseau aromatique,
Saphir,	Nard,
Or et argent pur en feuilles,	Galanga,
Perles,	Musc,
Buglosse,	Camphre,
Mélisse,	Os du cœur de cerf,
Fleurs de bourrache,	Ambre,
Basilic,	Corail blanc,
Zédoaire,	— rouge,
Lychnis blanc et rouge,	Bois de santal,
Girofle,	Roses,
Bois d'aloès,	Oxyde de zinc,
Gingembre,	Myrobolan,
Cinnamome,	Terre sigillée.
Vers à soie pilés, non torréfiés,	
Cubèbe,	Sucrez le tout.

L'eau-de-vie blanche de Dresde, dont le même auteur préconise l'emploi dans les lipothymies, ne comprend pas moins de *cent dix-huit* substances.

là ce qui doit nous surprendre ; mais il est regrettable d'avoir à ajouter que cette réforme salutaire, à laquelle Guy Patin eut une grande part, fut entreprise bien moins dans une vue d'utilité publique, que dans le but misérable de porter un coup mortel aux apothicaires. Le *Médecin charitable*, qu'on peut considérer comme un manifeste de la Faculté, s'efforçait, à chaque ligne, de démontrer que leur office était absolument inutile, que les bonnes femmes pouvaient aisément y suppléer à peu de frais ; et pour achever la démonstration, il plaçait en regard des tarifs usuels de la pharmacie le prix de revient des substances le plus habituellement employées. La comparaison n'était pas faite pour encourager les acheteurs. — La correspondance de Guy Patin révèle à chaque pas ce plan de campagne. Lui-même avait eu sa part dans la collaboration. Le traité *De la Conservation de la santé par un bon régime* est entièrement de lui. C'est une œuvre médiocre, et dont il ne se vantait guère. Mais, s'il demandait à ses amis le secret sur ce chapitre, il n'en mettait pas moins d'ardeur à propager le succès de l'ouvrage, et surtout à en recommander l'application. « Insinuez le séné dans les familles, écrivait-il aux médecins de province ; il ne vous faut qu'un an à ruiner tous les apothicaires. » Et il cite l'exemple de Paris : « C'en est fait des apothicaires ; le peuple est lassé de leur tyrannie barbaresque et de leur forfanterie bézoardesque... ils ne trouvent plus guère de besogne que pour les étrangers logés en chambre garnie ; leur métier est si sec que personne n'a envie de s'en mêler aujourd'hui. Le peuple de Paris est tellement accoutumé à cette épargne, que ce ne sont plus les apothicaires que les malades mettent en besogne. On envoie aussitôt au médecin, et, bien qu'à cause de la misère du temps, il y ait plusieurs malades qui ne payent guère bien, au moins avons-nous cet avantage que nous y sommes appelés des premiers, et que nous ne voyons plus chez eux faire litière de juleps, apozèmes, poudres, opiats et tablettes cordiales, qui ne servaient la plupart qu'à faire durer les maladies, à échauffer, dégoûter, et coûter beaucoup aux malades. »

Ce n'est donc pas sans raison que les apothicaires lui avaient voué une haine implacable. Ses *chers ennemis*, comme il les appelait lui-même, apprirent un jour qu'il devait présider une thèse de sa composition, dans laquelle le *bézoard* et autres remèdes de haute pharmacie seraient fort maltraités. Ils l'assignèrent au Parlement; la présidence fut confiée d'office à un autre docteur, et l'audience fixée au jour même de la thèse. Guy Patin y comparut comme médecin et comme avocat, et ce fut pour lui l'occasion d'un de ces grands succès oratoires dont, bien des années après, le souvenir réjouissait encore sa vieillesse. Ce qui ôte de l'intérêt à tous ces procès, c'est que le dénoûment en est invariablement le même. Il semblerait qu'il y eût un pacte fait entre le Parlement et la Faculté.

XIV. En province, mêmes inimitiés. Rouen s'était fait une sorte de célébrité sous ce rapport. Le bruit en était venu jusqu'à la capitale, et il y eut un moment où ces contestations égayèrent la société parisienne. Les récits contemporains en font foi : « Il n'y a point de particulier, qui aime tant soit peu sa santé, qui n'en rêve, et ne se touche chaque jour mille fois le pouls, dans l'appréhension qu'il a de tomber malade durant cette conjoncture fâcheuse où la médecine et la pharmacie sont tout à fait troublées [1]. » Le narrateur est ici trop intéressé dans la question pour n'être pas soupçonné d'exagération. Ce qui est certain, c'est qu'on s'en occupa, mais plus probablement pour en rire ; il ne s'agissait encore que de l'éternelle question de la visite annuelle des officines. Une autre affaire eut un caractère plus personnel. Un certain Duchemin, apothicaire, avait osé refuser d'exécuter l'ordonnance d'un docteur Houppeville, la déclarant audacieuse, téméraire et mortelle au malade. Le collége des médecins demanda aux tribunaux une réparation éclatante. Duchemin se vit perdu s'il résistait davantage ; il se soumit aux rigueurs de celui qu'il avait offensé. On ne lui promit le pardon qu'à condition qu'il ferait amende honorable, en présence de l'intendant de la ville et de deux membres du collége. Il dut la faire en ces termes : « Monsieur, je suis fâché d'avoir refusé cette ordonnance ; croyez que je l'ai refusée seulement parce que je croyais que je ne la pourrais pas faire devant que la porte de la ville fût fermée, et je serais bien marri d'avoir dit qu'elle fût mauvaise. Dorénavant, je

---

1. Jacques Bovionnier, *Advis au public sur les différends suscités aux médecins de la ville de Rouen par les apothicaires*, 1656.

vous promets d'exécuter vos ordonnances avec toute l'exactitude qu'un apothicaire doit faire celles d'un médecin[1]. » La réparation faite, l'inexorable Houppeville voulut bien consentir à donner son désistement à la procédure, mais à la condition que Duchemin renouvellerait sa déclaration sur la place publique... et le malheureux apothicaire fut obligé d'en passer par là. — Le fait est tiré des procès-verbaux du collége des médecins de Rouen, publié par M. Avenel. Ce document contient un autre détail assez piquant : l'usage voulait que les médecins de la ville se réunissent chaque année en un banquet fraternel ; or, pendant plusieurs années, il n'y eut pas de banquet : le registre porte que l'argent en a été employé à des frais de procédure. Se priver de dîner pour plaider ! Le trait n'est plus médical ; il est normand.

XV. Il suffira, pour compléter ce tableau, de mentionner quelques écrits satiriques et diffamatoires publiés à Paris, vers la même époque, à propos de toutes ces querelles. Inutile de parler de ceux qui se bornent aux injures[2]. Les plus curieux à lire sont ceux qui se piquent de modération : « Pour les apothicaires, dit l'un d'eux, quoique je n'égale pas leur gloire à celle des

1. A. Avenel, *le Collége des médecins de Rouen*, 1847.
2. Par exemple : *Remontrances du fidèle apothicaire à ses confrères*, ouvrage attribué à l'auteur avoué du *Médecin charitable*, Guybert, en réponse à un poëme latin en l'honneur des gardes-apothicaires désignés sous les noms allégoriques de *Perseus*, *Decius* et *Cassius*.

autres, je lui laisse pourtant toute son étendue, et je serais bien marri de leur en dérober le moindre rayon. Les commissaires de l'artillerie ne laissent pas d'avoir part à la victoire, quoiqu'elle ne soit pas aussi grande que celle des généraux. Ceux qui distinguent les étoiles de la deuxième grandeur de celles de la première, ne sont pas pourtant injurieux à ces astres, et ne les détachent pas pour cela du firmament [1]. »

Mais les apothicaires n'étaient pas hommes à se contenter de ce rôle d'étoiles de deuxième grandeur, et ils avaient, eux aussi, leurs panégyristes qui réclamaient hardiment le premier rang. Ils prétendaient montrer que la pharmacie est plus ancienne et, par conséquent, plus noble que la médecine. Aux médecins qui invoquaient les souvenirs homériques de Podalire et de Machaon, ils opposaient des citations bibliques, et trouvant, par exemple, au deuxième livre des Rois, qu'Isaïe plaça des figues sèches sur l'ulcère d'Ézéchias, ils n'hésitaient pas à conclure qu'à ce titre Isaïe devait être considéré comme le premier des pharmaciens. — D'autres raisonnaient ainsi : L'objet de la médecine, c'est le corps humain; celui de la pharmacie, ce sont les plantes, les animaux, les minéraux; tout cela a été créé bien avant l'homme. Donc, etc... D'où il semblerait résulter que la pharmacie est plus ancienne que les pharmaciens. — Enfin, ceux-ci s'appuyaient, pour demander

[1]. *L'état présent de la chirurgie*, par J. Charpentier, docteur en médecine, et versé aux grandes et extraordinaires opérations, 1674.

l'expulsion des médecins, sur la grande autorité de Caton l'Ancien, qui passe pour avoir fait chasser les médecins de Rome ; et, comme l'histoire ne dit nulle part qu'il ait sévi contre les apothicaires, on tenait pour certain que le but secret de Caton avait été de laisser le champ libre à la pharmacie !...

Je m'arrête ; on pourrait croire que j'invente. Quand on songe qu'une bonne partie du temps de nos ancêtres en l'art de guérir se passait à discuter de pareilles niaiseries, et qu'en tout temps l'esprit de corps mal entendu peut en arriver là, on se prend à trouver que, malgré son amer persiflage, Molière a encore été bien indulgent, et on le remercie d'avoir couvert d'un ridicule immortel ces égoïsmes à la fois puérils et barbares. Au moment où il allait lui porter le coup décisif, la Faculté était partout triomphante ; de quelque côté qu'elle portât ses regards, elle ne voyait que des ennemis terrassés ; tous ses procès étaient gagnés ; cela suffisait à son orgueil ; et, persuadée de son éternité, elle pouvait s'écrier par la bouche d'un de ses doyens :

> Sit felix schola nostra ; caput super astra superbum
> Clarior extollat ; crescat, laudetur, ametur
> Heroüm genitrix ; factis late impleat orbem.
> Prole nova semper dives, semperque beata,
> Addat nomen avis ; constanti pace fruatur [1] !

1. Inscrit en tête du tome XVII des *Commentaires*, par Henri Mahieu, doyen.

CHAPITRE VII

Quelle est la pensée secrète de Molière sur la médecine ? — Ses études sous Gassendi, et leur influence sur son esprit. — Les Philosophes du dix-septième siècle étaient physiologistes. — Ce qu'était un livre de physiologie à cette époque. — Doctrine des éléments et des tempéraments. Son côté sérieux. — Parties et humeurs. — Causes des maladies. — L'art de la purgation. — Esprits, calorique inné, humide radical. — L'âme, ses facultés, ses fonctions. — *Traité des passions*, de l'académicien Cureau de Lachambre. — Vices de la méthode. — Que faut-il entendre par l'Épicurisme de Gassendi ? — Ce que Molière a pu lui prendre. — Conclusion de ce chapitre.

I. En recueillant çà et là les traits épars du tableau que Molière avait sous les yeux lorsqu'il écrivait ses ouvrages, j'ai cherché à faire revivre pour un moment les institutions, les mœurs, les personnages au milieu desquels il a vécu, ou dont il pouvait entendre parler tous les jours : médecins, apothicaires, chirurgiens ; querelles des apothicaires avec les médecins, querelles des chirurgiens avec les barbiers, querelles des médecins entre eux et avec tout le monde. J'aurais pu à chaque pas rapprocher la copie de l'original. Mais à quoi bon? Les pièces de Molière ne sont-elles pas dans toutes les mémoires? Pourtant il me reste à poser, et s'il se peut, à résoudre une question qu'il est impossible d'écarter plus longtemps. Voici un fait bien remarquable : Molière débute dans la carrière dramatique par la représentation de la farce italienne du *Médecin volant;* il meurt plus de vingt ans après en jouant la *Cérémonie* du *Malade imaginaire.* Sa verve satirique a commencé par s'attaquer aux médecins; elle finit par eux. Dans l'intervalle il leur a livré, comme on l'a dit avec esprit, quatre batailles rangées, sans compter les escarmouches, et il succombe enfin sur la brèche[1]. Une telle persévérance, de la part d'un tel homme, indique assurément plus que le dessein d'amuser le public aux dépens d'une classe donnée d'individus, ou d'exploiter au profit de sa troupe une veine de succès. Il faut qu'il s'y soit joint quelque pensée profonde, à laquelle se soit attachée son âme d'artiste et d'observateur de la nature humaine. Quelle est cette pensée? Abstraction faite des personnages dont il a châtié les travers, Molière est-il par principe et par conviction l'ennemi juré de la médecine? L'est-il du moins d'une façon absolue, universelle? Parmi les partis qu'il y rencontre, a-t-il des préférences et des répulsions, n'excepte-t-il personne de son anathème? C'est ce qu'il convient maintenant d'examiner.

Je n'ai jamais beaucoup cru, pour ma part, au fameux *Castigat ridendo mores,* que la comédie prend pour devise, et je doute fort que Molière ait jamais accepté cette maxime autrement que dans un sens très-restreint. Ce que je ne crois pas des mœurs, je le croi-

1. Voy. Fauconneau-Dufresne, *Étude médicale sur Molière*, feuilleton de l'*Union médicale*, 1848.

rai moins encore des doctrines. Ni le drame n'a pour mission, ni les grands artistes ne se sont jamais proposé pour but de convertir les innocentes fictions de la scène en un enseignement régulier, ou de faire du théâtre une chaire. Une comédie peut être excellente sans qu'il soit possible, après l'avoir vue, d'en tirer, comme on dit, la conclusion, ainsi que cela se pratique dans les *morales en action*. Et réciproquement elle peut contenir d'excellents préceptes, et ne satisfaire nullement aux exigences de la scène. Témoin les pièces philosophiques de Voltaire. Molière, et je l'en loue, n'est point un homme à systèmes et à formules, et ce n'est pas là ce qu'il faut chercher chez lui. Mais il ne serait pas non plus ce qu'il est, un grand penseur et un profond philosophe, si l'on ne trouvait jusque dans ses plus joyeuses inventions quelques-uns de ces traits de génie, quelques-unes de ces percées subites par où l'on pénètre jusqu'au fond de la pensée d'un homme, et par où il se trahit comme malgré lui.

Philosophe, il l'était non pas seulement d'instinct et de sentiment, dans le sens un peu vague et détourné que comporte aujourd'hui ce mot, mais du droit que donne une étude sérieuse et suffisamment prolongée de la philosophie. Chacun sait qu'il avait été longtemps le disciple et qu'il fut toujours l'ami de celui que Tennemann a appelé « le plus savant parmi les philosophes, et le plus habile philosophe parmi les savants du dix-septième siècle. » Il avait suivi assidûment les leçons de Gassendi en compagnie de Chapelle, de Bernier, de

Hénault, de Cyrano de Bergerac et du prince de Conti. M. Bazin a établi[1] par un calcul assez simple qu'à cette époque le jeune prince devait avoir seize ans, et que Molière, qui était de sept ans plus âgé que lui, devait en avoir par conséquent vingt-deux ou vingt-trois. Il s'était porté de lui-même à ces austères travaux, et le dessein, qu'il accomplit en partie, de traduire Lucrèce, prouve assez quelles traces profondes et durables l'enseignement du maître avait laissées dans son esprit. Plus tard, le temps qu'il pouvait dérober à ses occupations, il le passait dans un cercle d'intimes, où se trouvait fréquemment Bernier, le plus fidèle des élèves de Gassendi.

II. Qu'il ait suivi de près les mémorables controverses de son professeur avec Descartes[2]; que, dans ce monde qu'il fréquentait, il entendît souvent parler de la circulation du sang et des vaisseaux chylifères, dont tous les savants s'occupaient alors, c'est ce dont il me paraît difficile de douter. D'ailleurs, on ne saurait trop le répéter, les études philosophiques d'alors touchaient par plus d'un point aux études médicales proprement dites. Il ne fût entré dans l'esprit de personne de poser entre la science de l'homme moral et celle de l'homme physique, cette délimitation absolue qui s'est produite depuis entre deux ordres de faits qui se touchent et se

---

1. Bazin, *Notes sur la vie et les ouvrages de Molière*.
2. Il y fait plus d'une fois allusion. Voy. *Femmes savantes*, acte III, sc. II.

mêlent si souvent. Descartes lui-même, le véritable père de la psychologie moderne, au moment où il venait d'en poser les fondements dans le *Discours de la méthode*, terminait par ces lignes remarquables : « J'ai résolu de n'employer le temps qui me reste à vivre à autre chose, qu'à tâcher d'acquérir quelque connaissance de la nature, qui soit telle qu'on en puisse tirer des règles pour la médecine plus assurées que celles qu'on en a eues jusqu'à présent, et mon inclination m'éloigne si fort de toutes sortes d'autres desseins, principalement de ceux qui ne sauraient être utiles aux uns qu'en nuisant aux autres, que si quelques occasions me contraignaient de m'y employer, je ne crois point que je fusse capable d'y réussir. » — Et ainsi de tous les autres. Il ne se faisait guère d'ouvrage philosophique tant soit peu étendu, qui ne contînt, à côté des théories les plus spiritualistes, une exposition plus ou moins complète de l'état des sciences anatomiques et physiologiques. Le monument le plus complet que nous possédions en ce genre, le *Traité de la connaissance de Dieu et de soi-même*, de Bossuet, est pour une bonne moitié un traité de physiologie. En un mot, nul ne séparait encore ce qui est si intimement uni dans la nature.

Il n'entre point dans ma pensée de faire le procès à mon temps. Mais, tout en reconnaissant les éminents services rendus à la science par l'école écossaise et par les philosophes qui en ont perpétué les traditions en France, ne peut-on pas s'alarmer de leurs tendances ? Il y a vingt ans, M. Jouffroy publiait, sur la légitimité de la séparation entre la psychologie et la physiologie, un mémoire qui était un manifeste. Aujourd'hui que l'expérience s'est faite, est-il bien sûr que la méthode ait tenu ce qu'elle semblait promettre ? Il est du moins permis de regarder avec regret la voie si glorieusement parcourue par le dix-septième siècle. Les excès matérialistes du dix-huitième n'ont peut-être pas eu de pire conséquence que d'effrayer à tort la grande école philosophique française, et de la jeter dans une réaction excessive. Son spiritualisme est devenu ombrageux, jaloux. De peur de se compromettre, il s'est isolé. Il s'est rappelé des unions qui avaient tourné contre lui, des alliances qui avaient été des trahisons ; il les a rompues, sauf à retomber, en croyant les fuir, dans les sentiers étroits et sans issue où s'est fourvoyée l'école idéologique du commencement de ce siècle. Il y a loin de là à la saine et large manière de ces contemporains de Descartes, pour qui la philosophie avait, avant tout, un but pratique. Tout le monde était un peu de l'avis du bonhomme Chrysale :

> Oui, mon corps est moi-même, et j'en veux prendre soin.
> Guenille si l'on veut ; ma guenille m'est chère.

On s'en occupait donc, on y regardait, et de près. Le spiritualisme régnant se croyait assez sûr de lui-même pour ne pas craindre de s'aventurer sur les terres de l'anatomie. On tenait fortement, comme dit Bossuet, les deux bouts de la chaîne, mais cela n'empêchait pas d'étudier les anneaux intermédiaires. Aujourd'hui les deux bouts ne sont plus dans les mêmes mains. A un bout se sont placés les philosophes, à l'autre les physiologistes, et, chacun tirant de son côté, l'on ne s'aperçoit plus guère que la chaîne soit continue. Et l'on va répétant tous les jours que les médecins sont matérialistes. En supposant le fait vrai, il faudrait ajouter que la faute n'en est pas à eux seuls. Elle est aussi, et pour beaucoup, à ceux qui ont volontairement détourné les yeux de cette partie de nous-mêmes, la plus difficile à connaître, parce qu'elle est multiple et complexe, mais non la moins instructive, même pour la psychologie ; consacrant ainsi un divorce qui n'est pas dans la nature des choses, sanctionnant par leur indifférence ce que d'autres peut-être avaient commencé par passion ou par calcul, et perpétuant dans la science une distinction artificielle, qui ne pouvait avoir d'utilité qu'à titre provisoire.

Au surplus, je n'entreprends pas de juger cette méthode. Je me contente de constater qu'au dix-septième siècle tous les hommes instruits s'occupaient de physiologie. Or, à la date précise que j'examine, cette étude avait, au point de vue des idées générales et de la marche des esprits, plus d'importance que jamais. En France, dans le domaine proprement dit de la métaphysique, l'aristotélisme avait vécu. La Sorbonne elle-même s'engageait, quoique à regret, dans des voies nouvelles. La physique avait marché à pas de géant, et menaçait de se passer de guides. Pourtant il se trouvait encore à Paris une institution vigoureusement organisée, où les *catégories*, les *formes substantielles*, tout l'attirail de la scolastique était encore en honneur. C'était la Faculté de médecine; il s'agissait d'y pénétrer.

III. C'est de ce point de vue, et par rapport au mouvement intellectuel de l'époque, qu'il peut y avoir quelque intérêt à remuer, après plus de deux siècles, les cendres d'une doctrine bien et dûment morte depuis longtemps. Ce sera le complément de ce que nous connaissons déjà de nos docteurs. N'est-il pas vrai que leur physionomie resterait incomplète, si, avec leurs personnes, nous ne connaissions un peu leurs idées? Peut-être aussi la nature de leur enseignement jettera-t-elle quelque jour sur la valeur des attaques dont ils furent l'objet. Que le lecteur veuille bien me pardonner cette digression, si c'en est une. En tout cas ce sera la dernière.

Ouvrez au hasard quelqu'un des poudreux volumes consacrés à cette physiologie surannée. Dès la première page vous vous apercevez que vous êtes sous le régime de l'autorité. Tâchez de vous en accommoder. L'autorité, c'est ici Hippocrate. Cherchez; son portrait doit être au frontispice; son nom est en tête de l'ouvrage. Le livre étant dédié à la Faculté et approuvé par elle, vous lisez la formule suivante, ou une autre semblable :

Approbation des docteurs.

« Nous soussignés, docteurs de la très-salutaire Faculté
« de médecine de Paris, certifions avoir lu l'ouvrage

« de *** sous ce titre *** ; et attestons en outre qu'il ne
« s'y trouve rien qui ne soit conforme à la vraie et pure
« doctrine d'Hippocrate. Aussi le jugeons-nous digne
« d'être livré à l'impression, et publié. En foi de quoi
« nous avons signé... »

Le tout daté, visé et parafé par le doyen ou par ses délégués ; vous pouvez donc ouvrir le livre en toute sûreté de conscience, vous n'y trouverez rien que d'orthodoxe. Mais prenez garde. L'Hippocrate dont vous venez de vénérer l'image, et dont le grand nom sert de passe-port au livre, qu'il couvre de son infaillibilité, n'est point précisément l'Hippocrate de Cos, l'Hippocrate historique, celui qui a dit un jour dans un accès de modestie et de découragement assez malséant à un dieu : « L'art est long, la vie est courte, et l'expérience trompeuse. » — Non ; c'est un Hippocrate commenté, amplifié, interprété, et, il faut le dire, quelque peu gêné dans le cadre scolastique où il lui a fallu contraindre ses libres allures. Aussi souvenez-vous d'avoir présents à l'esprit les principes de la philosophie péripatéticienne, et surtout ces distinctions perpétuelles et fondamentales de la *puissance* et de l'*acte*, de l'*essence* et de la *forme*, de l'*être* et de la *qualité*, qui sont à la physique d'Aristote ce que la distinction du *sujet* et du *prédicat* est à sa logique. Sans cette précaution indispensable, vous risquez de n'y rien comprendre. Mais ce n'est pas tout : à la suite d'Aristote, d'autres péripatéticiens sont venus, qui ont apporté chacun leur pierre à l'édifice commun : Galien d'abord, puis Averrhoës, Avicenne, et tous les Arabistes; et parmi les modernes Fernel, Baillou, Sennert, Piètre. La méthode scolastique sert de lien entre ces éléments divers, imposant aux sciences d'expérience l'apparente rigueur de ses procédés déductifs. De toutes ces influences, de toutes ces autorités, réunies, compulsées, comparées, discutées, a fini par sortir une doctrine mixte, faite de concessions et d'arrangements réciproques, œuvre de patience et d'érudition, qui emprunte à la multiplicité même de ses sources une sorte d'originalité relative. L'un aura fourni la définition de la vie, l'autre la doctrine des esprits animaux, un troisième la division des facultés de l'âme; et ainsi recevant un peu de toutes mains, s'est constitué un dogme éminemment éclectique, qui constitue le fond de l'enseignement officiel. Sans doute il y a encore bien des dissidences de détail, bien des points litigieux, qui servent d'aliments habituels aux controverses acharnées des soutenances de thèses et des argumentations solennelles. Mais l'autorité n'y perd rien, et d'ailleurs, dans les cas douteux, la Faculté, qui fait la loi, a bien aussi le droit de l'interpréter. Il en résulte une doctrine, somme toute, assez homogène.

C'est l'avantage d'un enseignement très-dogmatique donné au nom d'une autorité préjugée souveraine, de pouvoir aisément se concentrer dans un résumé, et pour ainsi dire dans un symbole. Essayons donc d'en donner une idée.

IV. *Éléments et tempéraments.* La médecine, ainsi qu'on l'a vu plus haut, embrasse l'étude *des choses naturelles*, celle *des choses non naturelles*, et *des choses contre nature.* La science des choses naturelles, ou la physiologie, préambule nécessaire de l'hygiène et de la pathologie, repose tout entière sur ces deux idées fondamentales : 1° L'homme est un abrégé de toute la nature, et reflète dans son corps toutes les qualités visibles et occultes des corps qui composent l'univers ; en un mot, c'est un petit monde, un *microcosme*, par opposition au grand monde ou *macrocosme ;* 2° le monde sublunaire est fait tout entier pour l'usage de l'homme ; ainsi le veut le principe des causes finales, tel du moins qu'il est entendu dans l'École. De là découle une conséquence importante : c'est que la connaissance de l'homme est subordonnée à celle de la création, et que la physiologie n'est qu'une application des principes de la physique générale, auxquels il faut remonter tout d'abord.

Il y a quatre éléments, correspondant aux quatre qualités premières que la doctrine assigne à la matière, savoir : le chaud, le froid, l'humide et le sec. — Cette théorie, on le voit, n'a pas coûté grands frais d'imagination. C'est une copie servile de l'antiquité. Est-il besoin de remarquer comment, dès le début, une abstraction de l'esprit est mise à la place des faits concrets et du monde réel ? Nous pouvons passer rapidement sur cette analyse des qualités premières, qui n'a absolument rien de neuf, et que l'on trouve partout. — Il s'agit en second lieu de savoir quelles sont les substances dans lesquelles résident éminemment ces qualités, en d'autres termes, quel est le premier chaud, le premier froid, le premier sec, et le premier humide. Ce seront là les éléments. On ne peut arriver à cette détermination que par l'observation aidée du raisonnement, et l'on va voir de quelle sorte : veut-on apprendre, par exemple, quel est le premier froid? le raisonnement indique qu'il faudra prendre pour types les corps composés les plus froids; l'observation enseigne que les corps les plus froids sont ceux dans lesquels l'eau domine; tels sont le pavot, la ciguë, la mandragore. Donc l'eau est le premier froid. Il est vrai qu'il resterait à démontrer : 1° que ces plantes sont froides ; 2° que l'eau y domine plutôt que dans la première plante venue. Mais c'est précisément ce qui n'est jamais mis en discussion ; on l'admet comme un axiome. Le mot *froid*, qui fait tout le fond de la discussion, n'est nulle part défini; le sens extrêmement vague et en quelque sorte métaphysique dans lequel il est pris, permet en effet de l'appliquer à tous les objets. — La raison par laquelle on démontre que le premier humide ne saurait être que l'air, n'est ni moins curieuse, ni moins concluante. Les corps dans lesquels l'air domine, l'huile, par exemple (n'est-il pas de toute évidence que l'air domine dans l'huile?), sont les plus humides de tous; et pour en avoir la preuve, il suffit de voir la tache d'huile se propager indéfiniment sur le papier. Donc l'air sera le second élément. Par des motifs analogues on démontre que le premier chaud est le feu, et que le premier sec est la terre.

Les éléments étant donnés, Dieu en opère le mélange par l'intermédiaire du mouvement de la lumière; mélange intime, absolu; les molécules se pénètrent réciproquement; leurs dimensions se fondent les unes dans les autres. Ce n'est pas une concrétion, une simple juxtaposition de particules dissemblables; s'il en était ainsi, les qualités des corps composés ne seraient que la somme des qualités premières entrant dans leur constitution, tandis qu'en réalité, à chaque composé nouveau s'ajoute une qualité nouvelle, qui résulte, non des éléments constituants, mais de la nature même, du génie propre de chaque mélange en particulier! En effet, dans un os par exemple, il y a autre chose que la dureté, la densité, la froideur, etc., qualités qui lui sont communes avec bien d'autres corps; il y a de plus *la nature osseuse;* il y a ce je ne sais quoi qui fait qu'un corps est ce qu'il est, et non toute autre chose, en un mot, la *forme*, au sens où les péripatéticiens entendent ce mot : *Forma est actus cujusque rei*.

Tel est le fondement sur lequel repose toute la doctrine des tempéraments; fondement bien fragile sans doute, surtout à en juger avec nos connaissances actuelles, et nos procédés modernes d'investigation. Heureusement la conséquence vaudra mieux que le principe, ou, pour mieux dire, le principe n'est là que pour les besoins de la cause, et pour servir à relier entre eux des faits d'observation dont la raison intime échappe à l'analyse. Les tempéraments, c'est en effet là le grand souci de l'ancienne physiologie. Tous les hommes ont les mêmes organes, qui remplissent les mêmes fonctions, et cependant chaque homme a sa manière particulière de vivre, et ces diversités infinies se groupent autour de quelques grands types bien accusés, reliés les uns aux autres par un grand nombre d'intermédiaires. Voilà ce qu'indique l'observation la plus superficielle, ce que la science la plus exacte ne saurait contredire, et ce qu'il s'agit d'expliquer. Par malheur, ces variétés individuelles, qui traduisent et résument les influences les plus délicates et les plus multiples, et qui conséquemment devraient être l'objet le plus élevé, le dernier terme de la science, sont ici placés au point de départ, et nécessitent l'intervention des données les plus hypothétiques, les plus imaginaires. Poursuivons.

Les éléments sont unis entre eux, mais ils le sont *virtuellement*. De la réunion, dans un corps quelconque, de la *forme* ou principe actif des quatre éléments, résulte une forme unique, qui, mieux que le tempérament, peut être appelée la forme du mélange, *forma mixti*, ou l'essence d'un corps similaire. Les formes particulières des éléments persistent dans le mélange, mais indistinctement, confusément. Il s'établit entre elles une sorte de conflit, et, après la lutte, il en est une qui sort victorieuse, qui imprime au tout un cachet définitif; c'est elle qui commande aux autres, les tient toutes comme enchaînées, c'est-à-dire *en puissance*.

Cela est vrai de tous les corps composés, et vrai à plus forte raison du corps humain; ce qu'on prouve de plusieurs manières : et d'abord par la considération des principes immédiats d'où il tire sa composition : d'une part, la semence, où dominent l'air et le feu ; de l'autre, le sang maternel, composé de terre et d'eau. En second lieu, le sang lui-même, cette chair coulante, cet aliment de tout le corps, résulte, comme on le verra plus loin, de la réunion des quatre humeurs, dans lesquelles les quatre éléments sont largement représentés. Enfin ces derniers entrent manifestement dans la composition des aliments qui réparent les pertes de l'économie, et par suite, dans la composition du corps humain lui-même.

Nous sommes maintenant en mesure de donner une définition du tempérament. La plus généralement admise est celle-ci : *Temperamentum est finis seu perfectio mixti.* C'est-à-dire que, le mélange étant un phénomène passager et transitoire, le tempérament en est la résultante, le terme, le but final. Le mélange est un mouvement ; le tempérament est l'état de repos qui succède au mouvement, lorsque toutes les parties ont trouvé leur place dans l'ensemble.

Mais cette définition est loin d'être acceptée universellement et sans discussion. Les uns, avec Averrhoës, veulent que le tempérament ne soit autre chose que le mélange lui-même, et s'en tiennent à la formule : *Temperamentum est forma mixti.* D'autres, en plus grand nombre, modifiant dans le sens de l'École alexandrine la vieille définition platonicienne, *L'âme est une harmonie*[1], s'attachent à prouver que, l'âme n'étant

---

[1]. Il ne s'agit ici que de la théorie exprimée dans le *Timée.* Chacun se rappelle, par contre, l'admirable passage du *Phédon,*

autre chose que l'harmonie qui existe entre les parties du corps et leurs qualités premières, le tempérament doit être rejeté au second rang, et n'est en quelque sorte que l'instrument dont elle se sert, comme d'un intermédiaire entre elle et le corps, pour accomplir ses fonctions. Nous ne pouvons entrer dans toutes ces subtilités, qui ont fait les frais d'un nombre incalculable de volumes. Tenons-nous-en donc à la définition officielle : le tempérament sera la fin du mélange, et en même temps le principe des facultés et des fonctions naturelles. Encore ne faudra-t-il entendre par là que celles qui sont *manifestes*, les *facultés occultes* devant, ainsi qu'on le verra, être attribuées à un autre principe.

Il y a deux sortes principales de tempéraments : le tempéré et l'intempéré. Le tempéré est celui qui résulte de l'équilibre parfait des quatre éléments dans l'homme; non qu'il faille entendre par là un état de choses dans lequel les quantités physiques et pondérables de chacun des éléments seraient exactement dosées, pour ainsi dire; il suffit que les qualités premières soient réparties de façon qu'aucune ne prime les autres. C'est un équilibre en quelque sorte rationnel : *Non fit ad pondus, sed ad justitiam.* En d'autres termes, il ne tient pas à un mélange fait rigoureusement à parties égales, mais simplement accommodé à la nature du sujet, et à la fin que celui-ci est destiné à remplir.

dans lequel Platon, par la bouche de Socrate, s'attache à réfuter cette opinion, et donne ce qu'on peut considérer comme sa doctrine définitive de l'âme humaine.

Quant au tempérament dit *intempéré*, il est simple ou composé : simple, quand domine une seule qualité élémentaire, le chaud, l'humide, le froid ou le sec ; composé, lorsque deux qualités dominent simultanément, et dans une mesure sensiblement la même. C'est ici que l'imagination de nos physiologistes peut se donner carrière, et va sortir totalement du monde de la réalité, pour combiner deux à deux les qualités élémentaires, absolument de la même façon que les mathématiciens combinent entre elles des quantités algébriques. Or, en faisant par hypothèse tous les rapprochements possibles, on arrive aisément à cette conclusion, qu'il n'y a en somme que quatre combinaisons acceptables, savoir : le tempérament chaud-humide, le chaud-sec, le froid-humide, le froid-sec. Il est facile de voir en effet que le chaud ne peut être combiné au froid, ni le sec à l'humide, ces qualités étant contraires.

Faisons maintenant le compte : un tempérament tempéré, quatre tempéraments intempérés simples, quatre tempéraments intempérés composés ; en tout neuf tempéraments dont un toujours identique à lui-même, et dont les huit derniers peuvent chacun être, selon les cas et les degrés, sains ou morbides [1].

Mais, par là, nous n'avons encore que le tempérament total d'un individu humain. Ce tempérament n'est lui-même que l'expression commune d'une foule de tempéraments particuliers, qui sont précisément ceux

---

1. Tout ceci est du galénisme pur.

de chaque organe envisagé isolément. Il s'agit donc de les déterminer. Or supposez plusieurs centaines d'organes ayant chacun leur constitution propre; douez chacun d'entre eux de l'un des neuf tempéraments, lui-même permanent ou variable, et calculez, si vous le pouvez, le nombre des combinaisons possible dans lesquelles la somme des tempéraments particls arrive à équivaloir à chacun des tempéraments totaux [1]. Mener à bien cet effrayant calcul, serait l'idéal de la physiologie; aussi pose-t-on des règles générales qui puissent servir de base d'opération. Ainsi, toutes les parties du corps sont blanches ou rouges; les premières sont exsangues, spermatiques, solides; les secondes sont sanguines et de peu de consistance. Celles-ci seront appelées chaudes, celles-là froides. De plus, toutes celles qui sont dures, comme les os, les tendons, les nerfs, seront sèches; les plus molles seront dites humides. Mais encore, même avec ces données, que de mécomptes! sans parler de la difficulté de s'entendre sur la couleur et la mollesse des organes, voici, par exemple, le cerveau, qui, d'après les règles posées, devrait être froid-sec. Que va-t-il devenir, baigné sans cesse par le sang, dont le tempérament est chaud-humide? Ces tempéraments contraires vont-ils s'entre-détruire par leur contact, ou faut-il admettre que l'un des deux subsistera aux dépens de l'autre? — On voit d'ici combien de questions de ce genre pour-

---

[1]. Il est vrai que le problème est ordinairement réduit à étudier les différents tempéraments de chaque *partie noble* en particulier.

ront être soulevées à propos de chaque organe. Ces questions ont ceci de commode, qu'on peut les discuter sans sortir de chez soi, sans se salir les mains à étudier l'anatomie, et que le raisonnement en fait seul tous les frais. Mais, en revanche, elles ont l'inconvénient grave d'être insolubles, et de lancer l'esprit dans des abstractions sans fin, jusqu'à lui faire perdre pied dans le domaine de la réalité.

Et cependant ce n'est pas tout encore. Supposez toutes ces questions résolues, il faudra en outre établir une relation entre les quatre qualités premières et les quatre saisons de l'année, les quatre âges de la vie, les quatre humeurs. Ainsi la bile, chaude et sèche, répond à l'air; la pituite, froide et humide, à l'eau; l'atrabile, froide et sèche, à la terre; le sang, chaud et humide, à l'air. Mêmes relations du sang avec l'enfance et le printemps, de la bile avec l'âge viril et l'été, de l'atrabile avec l'automne et l'âge de déclin, de la pituite avec l'hiver et la vieillesse. Ces analogies et ces rapprochements, présentés souvent d'ailleurs avec beaucoup d'art et de très-fines observations de détail, devront servir plus tard à établir les principales règles de l'hygiène.

Ce qui est beaucoup plus sérieux, c'est l'exposition, donnée par les auteurs, des caractères tant physiques que moraux auxquels se reconnaissent les principaux tempéraments. Les pages consacrées par Riolan le père[1] à ce

---

1. *J. Riolani patris opera medica* (*Physiol.* sect. *II.*) Cet ouvrage, qui m'a fourni beaucoup de renseignements pour la rédaction de ce chapitre, porte la date de 1638. Il est, par conséquent, un peu

sujet sont un chef-d'œuvre d'observation et de bon goût. Sans doute on y trouverait encore beaucoup de vague et d'à peu près, beaucoup de vues hasardées et d'explications chimériques ; mais le fond du tableau n'en est pas moins d'une vérité remarquable. La justesse de l'instinct y supplée à tout moment au peu de précision des connaissances. On sent que l'auteur a été inspiré par un sens très-pratique de l'art de guérir, et par une étude approfondie et personnelle des nuances qui distinguent entre eux les hommes.

C'est qu'en effet la doctrine des tempéraments, qui a tenu tant de place dans les écrits du dix-septième siècle, a besoin, pour être bien comprise, d'être débarrassée de l'attirail pédantesque qui la dépare. Au premier aspect, et présentée comme corollaire de la théorie des quatre éléments, elle paraît frappée d'une nullité radicale, et destinée à périr avec l'hypothèse qui lui a donné naissance. En réalité, c'est elle qui est le fruit de l'observation directe ; le reste n'est qu'un échafaudage plus ou moins ingénieux, plus ou moins incomplet, sur lequel une science encore dans l'enfance cherche à étayer les faits pour s'en rendre compte. « S'il faut opter, a dit un éminent hygiéniste de notre époque,

antérieur à l'époque qui m'occupe. Mais il jouissait encore d'une grande autorité. A part les faits nouveaux dont s'était enrichie la science, les ouvrages postérieurs s'en rapprochent tellement par le fond des idées, que la différence n'est vraiment pas appréciable. Il m'a donc paru préférable de prendre pour guide un livre remarquable à plusieurs titres, et recommandé par le nom de l'auteur ; les opinions du fils ne diffèrent pas de celles du père.

entre les erreurs qui se sont groupées autour de l'idée vraie de tempérament, nous préférons peut-être les plus anciennes aux modernes. Il y a certainement moins de vraisemblance, moins de signification pratique dans la théorie de Stahl, qui fait dépendre les tempéraments de la proportion entre la consistance des fluides et le diamètre des vaisseaux, ou dans celle de Haller, qui les explique par deux abstractions, force et irritabilité, que dans la doctrine de Galien, doctrine si sévèrement jugée par ceux qui assignent les anciens à la barre de la science actuelle, au lieu de franchir l'intervalle, pour les considérer en quelque sorte dans leur propre horizon. Le tempérament bilieux ou chaud et sec, le tempérament pituiteux ou froid et humide, le tempérament sanguin ou chaud et humide, etc., ne sont-ils qu'une invention ? Remplacez les mots chaud et froid par la dichotomie de l'irritabilité et de l'abirritation, à laquelle ils correspondent historiquement ; aux qualifications de sec et humide, rattachez, par une interprétation sincère de la pensée de Galien, les phénomènes de sécrétion plus ou moins active des surfaces tégumentaires ; cela fait, au lieu d'hypothèses, vous reconnaissez dans les tempéraments admis par le médecin de Pergame des types d'organisation qui se sont souvent présentés à votre observation. Il n'y a pas moins de sens dans la liaison qu'il établit entre eux et les âges, les saisons, les climats : n'est-ce point dans les climats chauds que se rencontrent en grand nombre les individus à prédominance du système hépatique ?

L'organe secréteur de la bile n'est-il point influencé spécialement par la saison des chaleurs? Son maximum d'activité et de succeptibilité ne coïncide-t-il point avec l'âge adulte? Voilà certes des rapports plus féconds, plus sûrs pour la pratique que les suppositions de Stahl et de Haller [1]. »

V. *Parties et humeurs*. Les tempéraments nous ont donné en quelque sorte la formule générale de l'homme. L'anatomie, science de détail et d'analyse, a dû décomposer les organes, les envisager dans leurs formes, leurs rapports, leur structure. La physiologie reprend cette étude à un point de vue nouveau; elle distingue les organes corporels, d'après leurs usages, en : contenants, ce sont les parties solides; contenus, ce sont les humeurs; moteurs, ce sont les esprits.

Les *parties*, c'est, s'il faut en croire la définition, *tout ce sans quoi nous ne pouvons vivre suffisamment ou commodément :* de là leur division en parties essentielles ou de nécessité, et parties accessoires ou de commodité. Mais ces parties sont de plusieurs ordres; et c'est l'un des principaux mérites de la génération d'anatomistes dont Riolan est en France le premier représentant, d'avoir repris cette étude de la mutuelle subordination des éléments anatomiques, étude assez négligée de l'antiquité; ainsi ont été tracés les premiers linéaments de l'anatomie générale. Sans doute il y a encore fort

---

[1]. Michel Lévy, *Traité d'hygiène publique et privée.*

loin de là au vaste ensemble créé plus tard par le génie de Bichat, et à cette belle classification des tissus, des systèmes et des appareils, qui a renouvelé la physiologie moderne. Cependant l'on ne saurait sans injustice méconnaître les premiers et louables efforts tentés dans cette direction. En fait, la notion de *tissu* se cache au fond de ce qu'on désigne alors sous le nom un peu vague de parties *vraiment similaires*, savoir : les os, les cartilages, les fibres, les membranes, les ligaments, les tendons, les chairs, la peau.

Par leur union, par leurs combinaisons variées, les parties similaires forment les organes, *instruments*, lesquels sont de trois ordres. Le premier ordre comprend les organes de la structure la plus simple : tels sont les nerfs, les artères, les veines. Les organes de second ordre atteignent déjà une texture plus complexe : ainsi les muscles possèdent chacun un corps charnu, un tendon, une gaîne fibreuse, etc. ; les doigts comprennent des phalanges, des articulations, des ongles, un appareil tactile. Enfin de la réunion de plusieurs organes de second ordre résultent des organes de troisième ordre, véritables machines vivantes destinées à accomplir, par l'association de différentes pièces, une seule et même fonction.

Il est à déplorer que ces vues d'ensemble, qui contiennent de véritables éléments de progrès, viennent aboutir à la doctrine des quatre humeurs, dont elles ne sont guère que le préambule. Ici c'est encore Galien qui règne en maître, et nul n'oserait le contredire sur ce point essentiel. Ce nombre *quatre*, qui rappelle à l'esprit les quatre éléments, a je ne sais quoi de sacramentel, et est accepté comme article de foi. Quelques-uns objectent, il est vrai, que l'une des quatre humeurs, l'*atrabile,* n'a jamais été vue de personne ; on leur répond que si elle n'a pas été vue par les modernes, elle a dû l'être par Galien, et que cela doit leur suffire. D'autres, par contre, remarquent que les quatre humeurs pourraient bien n'être pas les seules, que le lait, par exemple, paraît, lui aussi, être une humeur. On accumule alors les arguments pour prouver que ce n'est là qu'une apparence, que le lait n'a pas d'autre propriétés nutritives que le sang lui-même, qu'il n'est qu'un dérivé, un diminutif du sang, et qu'en conséquence il n'a aucun droit à l'honneur qu'on voudrait lui faire.

Un dérivé du sang ! Peut-être y aurait-il là toute une révélation ; peut-être, l'éveil étant donné de ce côté, arriverait-on bientôt à saisir le mécanisme des principaux actes de la vie végétative : le sang fournissant à tous les organes un aliment commun, et les différents appareils sécréteurs vivant chacun d'une vie propre, et exerçant sur les matériaux qui leur sont apportés une action élective et spéciale. Mais cette idée d'une activité propre dévolue à chaque organe, à chaque élément anatomique, est absolument étrangère aux physiologistes du temps. Pour eux les quatre humeurs imprègnent les organes, à peu près comme l'eau imprègne une éponge. Le sang accomplit chaque jour dans les veines un mouvement de va-et-vient que l'on compare poétiquement au cours de l'Euripe. Quant à la nutrition, c'est une sorte de coction ou de fermentation, dont la *chylose* ou fabrication du chyle aux dépens des aliments, l'*hématose* ou crase du sang, l'*homœose* ou assimilation, sont les trois degrés. A chaque degré correspondent, comme termes corrélatifs, trois excrétions de matériaux inutiles : les fèces à la chylose, l'urine à l'hématose, la sueur à l'homœose.

Mais cette fermentation est souvent ou insuffisante, ou exagérée, ou déviée. Les humeurs sont susceptibles de s'altérer, soit par décomposition, soit par addition de produits étrangers. De ces humeurs altérées, nulle n'est plus redoutable que la *pituite non naturelle*. Ajoutez-y les *fuliginosités*, ou résidus du calorique inné et de l'humide radical, qui doivent être expulsés par la systole du cœur, la diastole servant à y attirer l'air ; si, au lieu de sortir par les poumons, leur émonctoire naturel, les fuliginosités s'accumulent dans l'économie, c'est encore une cause d'altération des humeurs.

De là les maladies [1]. Chaque humeur donne naissance

---

[1]. Ici, il est facile de retrouver jusque dans Hippocrate le principe des opinions galéniques : « Le corps de l'homme a en lui sang, pituite, bile jaune et noire ; c'est là ce qui en constitue la nature, et ce qui y crée la maladie et la santé. Il y a essentiellement santé quand ces principes sont dans un juste rapport de crase, de force et de quantité, et que le mélange en est parfait ; il y a maladie quand un de ces principes est, soit en défaut, soit en excès, ou, s'isolant dans le corps, n'est pas combiné avec le reste. Nécessairement, en effet, quand un de ces

à un produit morbide spécial. La tumeur qui se fait de sang s'appelle phlegmon; si elle se fait de bile, c'est l'érysipèle; la pituite engendre l'œdème, et l'atrabile ou mélancolie, le squirrhe[1]. L'humeur viciée, une fois formée ou introduite dans le corps, doit à tout prix en être expulsée. Or telle est la tendance spontanée de la nature, qui cherche instinctivement à se débarrasser de ce qui lui est nuisible. La fièvre qui s'allume alors n'est que l'indice de ce travail de réaction contre les agents morbifiques. Lorsque cette terminaison heureuse doit avoir lieu, la matière morbide subit d'abord une élaboration préliminaire, une *coction*, pour parler le langage hippocratique, et enfin arrive la *crise*, qui juge la maladie, et se fait communément par quelque excrétion[2].

principes s'isole et cesse de se subordonner, non-seulement le lieu qu'il a quitté s'affecte, mais celui où il s'épanche s'engorge, et cause douleur et travail. Si quelque humeur flue hors du corps plus que ne le veut la surabondance, cette évacuation engendre la souffrance. Si, au contraire, c'est en dedans que se font l'évacuation, la métastase, la séparation d'avec les autres humeurs, on a fort à craindre, suivant ce qui a été dit, une double souffrance, savoir, au lieu quitté et au lieu engorgé. » (Hippocrate, *De la nature de l'homme*, trad. Littré.)

1. Voy. plus haut, p. 180.
2. « Une crise, dans ces maladies, c'est ou une exacerbation, ou un affaiblissement, ou une métaptose, ou une autre affection, ou la fin. » (Hippocrate, *Des affections*, trad. Littré.)

Il est curieux de voir avec quel soin tous les faits cliniques étaient ramenés à cette interprétation. C'est ainsi que la salivation mercurielle, accompagnée d'une grande fétidité de l'haleine, était considérée non comme l'indice de la saturation de l'économie par le médicament, mais comme le virus lui-même, l'humeur pec-

La conséquence pratique de ce système, c'est que dans la grande majorité des cas, lorsqu'on juge opportun de ne pas s'en fier aux seules ressources de la nature, il faut chercher à délivrer le corps des matériaux étrangers qui l'encombrent. De là l'utilité de la saignée, non-seulement pour extraire une partie du sang, lorsqu'il existe en trop grande quantité, mais surtout pour enlever avec lui l'humeur peccante, en laissant à l'hématose le soin de réparer les pertes subies. De là encore le fréquent emploi des purgatifs, qui sont bien chargés, comme le mot l'indique, de *purger*, de nettoyer le corps : et voilà l'origine du grand art de la purgation.

Pour bien purger, il faut connaître le tempérament des plantes. Car les plantes, comme les hommes, ont leur tempérament. Leurs qualités sont occultes ou manifestes. Celles-ci sont elles-mêmes de premier, de second ou de troisième ordre.

Les qualités premières, celles qui plus directement constituent le tempérament de la plante, sont dues aux éléments qui entrent dans sa constitution. Ce sont, comme pour l'homme, la chaleur, le froid, l'humidité, la sécheresse. Dans chacune de ces qualités, on peut distinguer huit degrés, et de leur mélange en toute pro-

cante s'écoulant au dehors mélangée avec la salive. C'est, du reste, ce que Fracastor exprimait par ces vers :

> ...... Liquefacta mali excrementa videbis
> Assidue sputo immundo fluitare per ora,
> Et largum ante pedes tabi mirabere flumen.

portion résultent mille nuances. Ainsi, eu égard à un homme bien tempéré, le chou échauffe au premier degré, les câpres au deuxième, la cannelle au troisième, l'ail au quatrième... L'orge rafraîchit au premier degré, le concombre au deuxième, le pourpier au troisième, la ciguë au quatrième!... La buglosse humecte au premier degré, la violette au deuxième, la laitue au troisième... Le fenouil dessèche au premier degré, le plantain au deuxième, l'absinthe au troisième, etc., etc.; en sorte que, quel que puisse être un tempérament humain donné, on peut toujours espérer de trouver soit une plante isolée, soit des associations diverses, qui lui conviennent, et d'où résulte un tempérament capable de lui servir de correctif, de suppléer à ce qui lui manque, ou de neutraliser ce qu'il a d'excessif.

Les plantes possèdent, en outre, des qualités secondes qui les caractérisent davantage. Elles sont raréfiantes, atténuantes, adoucissantes, apéritives, irritantes, etc. A chacune des qualités premières correspond, en général, un certain groupe de qualités secondes, de telle façon que celles-là étant connues, celles-ci pourront être prévues d'ordinaire. Ainsi les plantes chaudes seront le plus souvent atténuantes, raréfiantes; les plantes froides seront épaississantes, condensantes, etc. Enfin, les qualités troisièmes (quelquefois rapportées aux qualités occultes) sont de nature beaucoup plus spéciale. C'est par elles qu'une plante est diurétique, emménagogue, anodine, etc.

Tout cela est nécessaire à connaître pour savoir bien purger, puisqu'il faut, avant tout, que le tempérament du purgatif s'adapte à celui du sujet qu'on purge. Mais toute cette science serait vaine, si l'on n'y ajoutait celle des qualités occultes. C'est, en effet, aux qualités occultes que la plante doit ses vertus vraiment actives ; c'est par elles qu'elle est vénéneuse, ou qu'elle peut servir d'antidote, ou enfin qu'elle est purgative. Les qualités occultes, ce sont celles au delà desquelles l'esprit ne peut plus pénétrer ; c'est la nature s'enveloppant du voile épais qui dérobe à nos yeux les causes premières. Comment un purgatif est-il ce qu'il est ? L'est-il par *attraction*, choisissant les humeurs et les attirant au dehors, de même que la plante végétant dans la terre choisit et attire les sucs dont elle doit vivre ? l'est-il par *impulsion*, poussant devant lui l'humeur qu'il rencontre sur son passage ? et en ce cas, pourquoi pousse-t-il l'une et non pas l'autre ? Là est le grand mystère de la purgation. Toujours est-il que chaque purgatif agit d'une façon particulière et déterminée. En un mot, c'est un *spécifique*. La scammonée agit sur la bile, la coloquinte sur la pituite, l'ellébore noir sur la mélancolie. Et ce n'est pas tout : il y a des purgatifs spéciaux à chaque partie du corps et à chaque humeur qui engorge cette partie. L'un évacuera la bile jaune de la vésicule du fiel, l'autre la bile noire de l'estomac, un troisième la pituite de la tête, et cette simple considération du siége va multiplier à l'infini les difficultés et les préceptes.

Ajoutons, pour être juste, que le moment qui nous occupe est précisément celui de la grande réaction contre les qualités occultes, et que cette réaction se fait au sein même de la Faculté. Guy Patin en est un des principaux inspirateurs. On commence à se méfier de ces grands mots qui ne servent que de déguisement pompeux à notre ignorance; on s'habitue à penser qu'il n'y a dans la nature que deux sortes de causes, celles qui nous sont connues et celles qui nous échappent; et que le rôle de la science est justement de diminuer le nombre de celles-ci au profit de celles-là. Mais cette révolution n'est point encore descendue, si l'on peut ainsi dire, de la théorie dans les faits. Elle n'est point sortie du domaine de la métaphysique. Les causes occultes ont perdu leur nom; mais elles dominent encore la science; la théorie de la purgation et la doctrine des purgatifs spécifiques est intacte, et sert de base à la thérapeutique tout entière.

VI. *Esprits, colorique inné, humide radical.* Des contenants et des contenus, passons aux esprits qui les animent. Ce sont les ministres de l'âme, chargés par elle de transmettre les mouvements aux corps. Si l'on voit le sang s'échapper avec force d'une artère ouverte, c'est que les esprits qui y sont contenus s'élancent violemment au dehors, entraînant avec eux le liquide. Leur existence ne saurait être révoquée en doute. En effet, la nature a horreur du vide, *natura fugit vacuum ut capitalem hostem* [1]. Or, on trouve dans nos organes de nom-

[1]. Cela s'est dit longtemps encore après les expériences de Pascal et de Torricelli. — Ce n'est certes pas ici le lieu de tenter

breuses cavités, celles des vaisseaux, du cœur, du cerveau. Ces cavités doivent être, sur le vivant, remplies par quelque chose ; ce quelque chose ne peut être que les esprits. Ils sont composés d'une substance très-chaude, éthérée, d'une légèreté, d'une ténuité extrêmes, et servent de véhicule au calorique inné et aux facultés de l'âme. Chaque organe est muni, en naissant, de ses esprits spéciaux. Le nombre en est donc précisément égal à celui des parties et des tempéraments. Mais en raison de la dépense qui s'en fait journellement, ils seraient bientôt épuisés, s'ils n'étaient sans cesse alimentés par de nouveaux esprits venant des trois grands centres vitaux, le foie, le cœur, le cerveau. Ce sont les *esprits influents ou errants*. Ces derniers sont eux-mêmes de trois ordres : esprits naturels, esprits vitaux, esprits animaux.

Voici, selon la théorie, comment se passent les choses : le chyle arrive par la veine porte au foie, où il se transforme en sang. Là, la portion la plus pure des aliments subit une première élaboration. Elle forme la vapeur du sang, qui elle-même, au contact des esprits propres du foie, passe à l'état d'esprits naturels. Le foie étant l'origine des veines, fournit, par leur intermédiaire, des es-

aucune réhabilitation. Je ne puis pourtant m'empêcher de remarquer que cette fameuse horreur du vide, parfaitement ridicule dans le cas particulier de la pesanteur de l'air, avait, dans la philosophie du temps, une portée beaucoup plus étendue. Elle contenait, sous une forme bizarre, une grande idée de physique générale, à laquelle la science tend à revenir, par l'hypothèse d'un éther impondérable.

prits naturels à tous les organes. Mais une partie de ces esprits monte avec le sang par la veine cave dans le ventricule droit du cœur, où, atténuée encore par le calorique inné, elle va former une *espèce d'air*. C'est cet air subtil qui passe des cavités droites dans les cavités gauches par de très-étroits passages que l'œil ne voit pas, il est vrai, mais que la raison conçoit. Le ventricule gauche attire du poumon l'air atmosphérique qui y est contenu, et qui vient rafraîchir les esprits naturels. De ce contact, de ce mélange intime résultent les esprits vitaux.

Le cœur étant l'origine des artères, comme le foie est l'origine des veines, envoie par elles des esprits vitaux à toutes les parties qui en ont besoin, et, en même temps, il leur envoie aussi du calorique inné. Parmi les artères, il en est deux, les artères carotides, qui se rendent directement au cerveau. Une portion des esprits vitaux va donc en droite ligne vers ce viscère, pour y subir un dernier degré de perfectionnement et d'atténuation ; arrivés par les plexus choroïdes jusque dans les ventricules du cerveau, ils y rencontrent encore de l'air venu des fosses nasales, et ce mélange donne enfin naissance aux esprits animaux, les plus parfaits de tous, et qui, au moyen des battements du cerveau, sont, à leur tour, lancés par les nerfs dans tous les organes ; les nerfs sont donc aux esprits animaux ce que les artères étaient aux esprits vitaux, ce que les veines étaient aux esprits naturels. Encore les esprits animaux sont-ils de différentes sortes : il y a des esprits moteurs, qui ne parcourent que les nerfs de mouvement ; des esprits sensitifs, qui passent par la moelle, avant de se distribuer aux nerfs de sentiment, et se divisent eux-mêmes en optiques, auditifs, olfactifs, gustatifs et tactiles; il y a même des esprits génitaux pour les organes de la reproduction.

Pour accomplir leur rôle, les esprits ont besoin de deux puissants auxiliaires, dont le merveilleux accord et l'amitié à toute épreuve fait l'objet de l'admiration de tous les physiologistes du temps. Ils ne peuvent se passer l'un de l'autre, et se rendent en toute occasion de mutuels services. Ce sont le calorique inné et l'humide radical, l'un ardent, impétueux, s'épanchant sans cesse avec les esprits vitaux, du cœur où il fait sa résidence, vers les organes où il répare les pertes du calorique fixe; l'autre dense, onctueux, halitueux, alimentant ce feu interne, comme l'huile alimente le feu de la lampe.

Relativement au sujet vivant, ces trois forces: esprits, calorique inné, humide radical, n'en font qu'une, et sont indécomposables en fait. Mais le raisonnement, qui dépasse l'expérience, sait très-bien en faire la différence. La mort arrive par la privation de l'une des trois. Ainsi les soldats de Xénophon qui, dans la retraite des dix mille, succombent au froid, meurent évidemment par insuffisance du calorique inné. — Dans la fièvre hectique, où le corps se dessèche jusqu'au marasme, c'est l'humide radical qui fait défaut. — Enfin, dans la syncope, le manque d'esprits est la cause immédiate de la mort.

C'est une grande question de savoir si le calorique inné est de nature divine ou élémentaire. Ici les avis sont fort partagés. Cependant les maîtres les plus autorisés se déclarent pour l'origine céleste. En effet, disent-ils, d'une part les corps très-riches en feu élémentaire, comme le soufre, l'arsenic, ne présentent pas la moindre apparence de vie; et d'autre part un cadavre, bien que conservant encore la forme et la structure de l'être vivant, ne garde pas de trace du calorique inné; or il l'aurait conservé si cette chaleur naissait des éléments, puisque dans chaque partie subsiste encore, dans une proportion quelconque, un peu de chacun des quatre éléments.

Revenons un moment sur la nature des esprits. Sont-ils âme, sont-ils matière? Sur ce point délicat, force est bien de se faire à soi-même une opinion. Car, si l'on consulte les opinions des anciens, on les trouve pleines de contradictions. Aristote fournit des arguments pour et contre. Galien paraît rester dans le doute; mais son matérialisme bien connu le fait manifestement incliner vers la seconde hypothèse. Les stoïciens tranchent la question, en professant que l'âme et les esprits sont une seule et même substance. Il est impossible que l'influence de la philosophie chrétienne ne se soit pas fait sentir ici sur les décisions de l'école. La distinction de deux natures dans l'homme, l'une spirituelle, l'autre corporelle, est trop importante en morale et en religion, pour que le dogme n'exerce pas quelque pression sur la médecine. Dans son commentaire du livre de Fernel sur les facultés de l'âme, Riolan a longuement réfuté l'opinion stoïcienne. Il est intéressant de voir ce qu'il met à la place. Il commence par établir soigneusement la différence des deux natures. Entre l'âme et le corps, les esprits servent de lien, de trait d'union. Et d'abord, rappelons que les esprits sont de plusieurs ordres. Les esprits naturels sont de nature vaporeuse, les esprits vitaux de nature aérienne, les esprits animaux de nature éthérée; et ainsi, d'atténuation en atténuation, on arrive insensiblement jusqu'à l'âme. Le corps est au bas de l'échelle, l'âme au sommet; les esprits servent d'échelons intermédiaires. « On s'étonnera peut-être, dit le même auteur [1], qu'un souffle si léger (*tam tenuem auram*) puisse agiter la masse du corps, pousser à tous moments les membres de côté et d'autre. Mais l'étonnement cessera, lorsqu'on aura appris d'Aristote que la matière est un principe de passivité, la *forme*, un principe d'action. Donc plus une substance est formelle, plus elle est efficace; plus au contraire elle est matérielle, plus elle est incapable d'action. Or rien ne ressemble tant à une forme incorporelle qu'un esprit animal. » Et il prend des exemples dans la nature : le vent, la foudre, sont des esprits, *spiritus*; ceux-là plus grossiers, celle-ci plus subtile et par conséquent plus active. Alors, passant en pleine théologie, il ajoute : « De là, les anges ont une puissance d'agir d'autant plus grande qu'ils sont plus immatériels, et Dieu, qui est le plus simple de tous les êtres, en est aussi le plus puissant. »

Nous avons maintenant sa pensée tout entière, et,

---

1. *Loc. cit.*

quoi qu'il en dise, nous pouvons apprécier la grossièreté de cette conception de l'âme et de la matière. Entre les deux substances, bien plus, entre la matière inanimée et Dieu, il n'y a qu'une différence du plus au moins, le tout au moyen d'une qualité fictive, la ténuité, la subtilité. Mais malgré tous ses efforts, malgré les ressources d'un incontestable talent, il ne parvient qu'à mal dissimuler la contradiction qui subsiste au fond de toute cette argumentation. Si l'esprit et le corps sont, comme il le dit lui-même, de nature contraire, *adversa*, il n'y a pas moyen, quelque nombreux que soient les intermédiaires, d'établir de transition de l'un à l'autre. C'est toujours cette fameuse hypothèse du *médiateur plastique* de Cudworth, dont nos traités de collège font tant de bruit, on ne sait pourquoi, hypothèse aussi vieille que la philosophie, et dont la moindre absurdité est de reculer la question sans la résoudre. Multiplier ainsi les intermédiaires et les distinctions, c'est s'étourdir soi-même et se payer de mots. Les galénistes n'ont pu échapper à cette loi fatale, et ne sont jamais arrivés à être clairs, ni pour eux-mêmes, ni pour les autres. Et, à vrai dire, n'est-ce pas un bonheur pour la raison humaine, que les idées fausses aient tant de peine à être des idées claires?

VII. L'*âme, ses facultés, ses fonctions*. L'étude de l'âme est le couronnement de la physiologie. Elle n'est pas plus étrangère au médecin qu'au philosophe. Mais tous deux ne l'envisagent pas absolument du même point de vue. Le philosophe l'étudie en elle-même et pour elle-même, analyse les lois de la connaissance, la formation des idées, les qualités morales. Quoique rien de tout cela ne soit indifférent au médecin, puisqu'il peut y trouver des causes de maladies et des indications pour les traiter, il considère l'âme moins dans sa nature intime que dans ses rapports avec le corps : c'est pour lui le centre auquel viennent aboutir toutes les sensations ; c'est la partie stable et permanente de nous-mêmes, au milieu du renouvellement incessant des organes ; c'est, en un mot, ce dont l'absence entraîne immédiatement la mort.

Tel est le sens que nos médecins attachent au mot *âme* : ce mot, pour eux, embrasse beaucoup plus que le *moi* sentant, pensant et voulant, qui fait, depuis Descartes, l'objet de la psychologie. C'est le principe commun de tous les actes, tant de la vie intellectuelle et morale, que de la vie organique ; principe dominateur, qui se sert des esprits comme de ministres et d'instruments de ses ordres. En un mot, l'âme est *la forme du corps*, suivant la définition d'Aristote. La matière étant, comme on l'a vu plus haut, essentiellement passive, la forme du corps vivant, c'est la force active en vertu de laquelle elle exerce ses fonctions. Cette définition est développée et complétée par ces deux autres propositions également tirées d'Aristote : « L'âme est la première entéléchie du corps organisé ayant la vie en puissance ; » et encore : « C'est le principe par lequel nous végétons, nous sentons et nous raisonnons. »

Nous connaissons en effet dans l'univers trois sortes d'âmes : les âmes végétative, sensitive et raisonnante, correspondant aux trois degrés de la création vivante : les plantes, les animaux, l'homme. De ces trois degrés, les deux supérieurs n'existent jamais isolés. Si, dans les plantes, l'âme végétative existe seule, chez les animaux l'âme sensitive est en quelque sorte greffée sur l'âme végétative, et l'homme possède à la fois l'âme végétative, sensitive et raisonnante. Est-ce à dire pour cela que l'homme ait trois âmes? On sait combien Aristote lui-même a varié sur ce point essentiel, et quelle ample matière de discussion ses textes fournissent aux commentateurs. Tantôt l'âme est en effet triple ; tantôt les deux âmes inférieures existent en puissance dans l'âme supérieure, à peu près comme le triangle est compris dans le carré, et celui-ci dans le pentagone, sans cependant que le pentagone soit ni le carré ni le triangle. Après n'avoir possédé qu'une âme au début, l'homme en acquiert une seconde, puis une troisième, et ce travail d'évolution se faisant sans interruption, la dernière venue absorbe en elle-même les deux précédentes. — Je n'ai pas à faire remarquer ici les défauts cent fois signalés de ces vues abstraites et mathématiques, ni les singulières méprises commises par Aristote tout le premier en présence de cet être ambigu qui n'est que l'acte du corps, et qui pourtant est supérieur au corps [1].

L'unité, la simplicité de l'âme humaine, est professée

---

[1]. Voy., sur toute cette question, Waddington-Kastus, *Psychologie d'Aristote*.

avec beaucoup plus de fermeté par la physiologie de l'École. C'est une substance spirituelle, une et indivisible, dans le sens complet que la philosophie chrétienne a donné à ce mot. Comme telle, elle est immédiatement créée par Dieu : *Dei soboles, propago, delibatio*. Je ne me charge pas d'accorder cette doctrine avec celle que j'exposais il n'y a qu'un instant, à propos des esprits animaux. Je me borne à la constater.

L'âme est donc simple ; mais elle a des manifestations variées, qui sont les facultés. Tout en restant partout identique à elle-même, elle présente des aspects différents, suivant les instruments dont elle se sert. Il s'agit d'embrasser dans une classification toutes les facultés, tant corporelles que morales. Cette classification reposera sur les mêmes principes que celle des esprits. A chaque espèce d'esprits correspond une faculté à laquelle ils sont subordonnés ; et, bien qu'il soit fort difficile de décider si l'âme réside effectivement dans un organe, on est du moins obligé, pratiquement, de localiser chaque faculté, et l'on se tire d'embarras en la plaçant *virtuellement* dans le siége qu'on lui assigne. Il y a donc une faculté naturelle ou végétative située dans le foie, une faculté vitale dans le cœur, une faculté animale dans le cerveau.

Chacune est susceptible d'un certain nombre de subdivisions : ainsi, par exemple, la faculté naturelle comprend la faculté nourricière, la faculté auctrice et la faculté procréatrice. — Prenons en particulier la faculté nourricière ; nous la trouverons susceptible d'être encore morcelée, et l'analyse y découvrira une faculté attractrice, rétentrice, assimilatrice, expultrice, etc., etc. Tout cela signifie en français que le phénomène de la nutrition comprend plusieurs temps. L'organe *attire* à lui les matériaux dont il doit vivre; puis il les *garde* un certain temps pour les élaborer, se les *assimile*, et enfin *expulse* les résidus inutiles; ce sont les faits eux-mêmes savamment décorés d'un beau nom. Pourquoi le foie pompe-t-il dans les intestins le chyle dont il fera le sang? Rien n'est plus simple : c'est qu'il a la faculté attractrice. Pourquoi l'utérus renferme-t-il pendant neuf mois le produit de conception? C'est qu'il a la faculté rétentrice; et s'il le chasse enfin au dehors, c'est qu'il a la faculté expultrice[1].

Malebranche a relevé quelque part avec esprit le ridicule de ces explications, à la mode de son temps : « Ils répondent hardiment et sans hésiter à ces questions obscures et indéterminées : D'où vient que le soleil attire les vapeurs, que le quinquina arrête la fièvre quarte, que la rhubarbe purge la bile, et le sel polychreste le phlegme? Mais ils se rendraient ridicules à tout le monde, s'ils supposaient un mouvement d'attraction et des facultés *attractrices*, pour expliquer d'où vient que les chariots suivent les chevaux qui y sont attelés, et une faculté *détersive* dans les brosses pour nettoyer les ha-

---

[1]. Cur testes seminiferi, mammæ lactiferæ, ventriculus chyliferus, hepar sanguificum? Veteres uno verbo respondebant hæc fieri πεφυκότως; non minus hoc esse illis naturale, quam igni calefacere. (Riolan, *loc. cit.*)

bits, et ainsi des autres questions[1]. » Si, en effet, une pareille méthode n'avait d'autre inconvénient que de mettre des mots à la place des choses, ce ne serait que demi-mal. Mais, lorsqu'on a longtemps pâli sur ces divisions et subdivisions, comment se figurer que l'on n'a rien appris, et que l'on a travaillé dans le vide? Et comme on ne cherche à apprendre que ce qu'on croit ignorer, il en résulte qu'il n'y a pas de plus sûr moyen pour arrêter les recherches et les expériences. Ces subtilités, dont l'inanité saute aux yeux, lorsqu'on a pris soin de les dépouiller de l'appareil scientifique dont elles s'entourent, deviennent d'autant plus spécieuses, qu'elles sont encadrées dans un système plus général. Peu à peu l'esprit se déshabitue de l'observation des faits; en croyant interpréter la nature, il analyse ses propres conceptions; et, par un singulier mirage, à force de caresser une idée, il la réalise, il la personnifie, il lui prête de nouvelles qualités qu'il personnifie à leur tour, et va ainsi, d'hypothèses en hypothèses, jusqu'à ce qu'il ait construit un fragile château de cartes, qui n'attend, pour s'écrouler, que le premier souffle du bon sens et de l'expérience.

Il en va de même pour la faculté vitale, la plus simple de toutes. C'est elle qui, par les esprits dont elle dispose, préside aux mouvements du cœur, veille à la conservation du calorique inné et de l'humide radical, produit la diastole pour attirer l'air des poumons dans le

---

[1]. *Recherche de la vérité*, liv. VI, 2ᵉ partie, chap. IV.

ventricule gauche, et la systole pour expulser les fuliginosités. De même encore pour la faculté animale. Il est vrai qu'en considérant l'excellence de cette dernière, on pourrait se demander si les actes, d'une nature si relevée, qu'elle est chargée d'accomplir, sont soumis aux mêmes conditions d'exercice que ceux des facultés inférieures. Et, par exemple, en repoussant l'intervention des esprits, ne pourrait-on pas admettre que la faculté animale, dirigée par la volonté, parcourt à la fois l'étendue entière des nerfs « comme un rayon de soleil occupe à la fois tout l'espace ? » Sans doute il en pourrait être ainsi. Mais cela serait contraire aux analogies ; et puisque les autres facultés ont des esprits à leurs ordres, on ne voit pas pourquoi celle-ci en serait dépourvue. Les esprits animaux remplissent donc les ventricules du cerveau. Or la nature ne fait rien en vain ; et s'il répugne d'admettre qu'ils ne soient là que pour remplir le rôle infime de combler un vide, il faut en conclure qu'ils servent à mouvoir et à sentir.

Mouvoir et sentir, ajoutez-y penser, voilà, en effet, le but de la faculté animale. De là sa subdivision en trois facultés secondaires : la motrice, la sensitive, répartie elle-même entre les cinq sens extérieurs, et le sens intime qui reçoit les impressions du dehors, les coordonne et les compare : enfin, la faculté reine, *facultas princeps*, la plus élevée de toutes, celle qui nous met en rapport avec le monde de l'intelligence. Elle comprend l'imagination, la mémoire, le raisonnement. Faudra-t-il ici localiser davantage, placer l'imagination à la partie antérieure du cerveau, la mémoire en arrière, la raison au milieu ? Le seul fait qui pourrait être invoqué en faveur de cette idée, ce serait l'abolition de l'une de ces facultés, la mémoire, par exemple, à l'exclusion des deux autres. Mais cette raison serait insuffisante : « Dans une pomme, nous pouvons considérer trois qualités : l'odeur, la saveur et la couleur. L'odeur ne peut-elle pas périr et la saveur persister ainsi que la couleur, la pomme restant dans son intégrité ? »

Toutes les difficultés ne sont pas encore levées. Il est des fonctions qui participent de deux facultés différentes : ainsi, la respiration, qui occupe une si grande place dans la nutrition, n'est pas moins évidemment sous l'influence de la volonté. La faire rentrer uniquement ou dans la faculté naturelle, ou dans la faculté animale, ce serait de part et d'autre forcer les faits. Il faut donc admettre que les facultés, ainsi que les fonctions qui en dépendent, sont reliées entre elles par d'étroites *sympathies*, et que cet accord, pour être inexplicable, n'en est pas moins réglé par des lois constantes. La lésion de l'une des facultés retentit sur les autres d'autant plus violemment et d'autant plus vite, que la distance qui les sépare est moindre. La faculté naturelle entre plus facilement en sympathie avec la faculté vitale qu'avec la faculté animale, et les désordres de la faculté animale retentissent plus sur la faculté vitale que sur la faculté naturelle.

Mais, outre les désordres qui appartiennent, à proprement parler, à la pathologie, il en est d'autres d'une nature toute morale, et qui reconnaissent pourtant une cause organique; ce sont les passions. Elles aussi sont dues à un mouvement des esprits; mais ce mouvement qui trahit d'une manière si vive les troubles de l'âme, et s'exprime instantanément par les mille nuances de la physionomie, ne saurait se concevoir sans deux nouvelles facultés, dont la création est un emprunt fait par l'école à la philosophie platonicienne. Ce sont les facultés concupiscible et irascible. La première donne naissance à celles de nos passions qui, contenues dans de justes limites, ne sont que l'expression légitime de nos besoins; elle constitue les appétits. La seconde, outre la notion d'un besoin à satisfaire et d'une fin à remplir, emporte avec elle celle d'un obstacle à vaincre. Liée intimement aux phénomènes de la nutrition, la faculté concupiscible siége avec la faculté naturelle dans le foie, et de là, par l'intermédiaire des veines, elle envoie des esprits à tous les organes. La faim, la soif, le besoin de respirer, sont autant de témoins irrécusables de sa présence, et si l'attrait qui pousse l'homme à l'union des sexes est si énergique, c'est que les veines correspondantes, naissant presque immédiatement au-dessous du foie, portent avec une extrême promptitude aux organes qu'elles alimentent un sang et des esprits imprégnés de désirs. L'amour, la haine, le désir, l'aversion, le plaisir et la douleur sont les passions les plus simples produites par la faculté concupiscible. Elles dépendent du mode suivant lequel les esprits tendent à se précipiter au dehors ou à se retirer au dedans. Par des mouvements de resserrement ou de dilatation tout à fait analogues, la faculté irascible, qui a son siége au cœur avec la faculté vitale, produit l'espérance, le désespoir, la hardiesse, la crainte et la colère; en tout onze passions simples qui, en se combinant entre elles, ou en se transformant au contact de la faculté animale, produisent les infinies variétés dont l'âme humaine présente le tableau mobile et changeant.

L'étude et le dénombrement des passions étaient, on le sait, au dix-septième siècle, l'un des objets favoris des méditations de la philosophie, et, il faut le dire, l'un de ceux qui l'ont le moins bien inspirée. Chacun connaît les tentatives de Descartes[1] et de ses disciples pour introduire dans cette partie de la science de l'homme une prétendue exactitude mathématique. Peut-être le peu que je viens d'en dire suffira-t-il pour faire voir quelle influence les décisions de la Faculté exerçaient alors sur les esprits même les plus ennemis du joug de la tradition. Sans doute, rien de tout cela n'appartenait en propre à la physiologie du temps; le galénisme en avait fourni les principaux matériaux. Pourtant, que de différences! Pour Galien, la passion était le produit direct du tempérament; le vice était simplement une maladie susceptible tout au plus d'un diagnostic et d'un traitement. Point de responsabilité ni de mérite[2]. Pour des médecins orthodoxes, au contraire, il s'agissait, avant tout, de sauver la liberté

1. Descartes, *Traité des passions.*
2. Voy. les traités de Galien : *Quod animi mores temperamenta*

humaine ; mais il fallait aussi respecter les esprits animaux. De ces deux nécessités rivales, naissaient à chaque instant des contradictions qui, malgré tout, ont passé dans la philosophie. Pour tout le monde, en effet, le problème se ramenait alors à établir les rapports de la volonté avec les esprits animaux. De tous les ouvrages écrits dans cette direction, le moins connu, peut-être, et non le moins original, assurément, est celui d'un médecin, l'un des plus estimés pour ses talents et pour son caractère, Cureau de La Chambre, qui, à sa qualité de médecin ordinaire du roi Louis XIV, joignit l'honneur d'être l'un des membres fondateurs de l'Académie française, et, en cette qualité, eut occasion d'y recevoir Boileau-Despréaux. Son livre des *Caractères des passions*, quoique profondément empreint des doctrines régnantes, se distingue, sans parler des mérites du style, par un effort marqué pour échapper aux étreintes de la tradition. Sa classification n'est, je le veux bien, ni meilleure ni pire que celles de ses contemporains; sa théorie d'une âme composée de parties et mobile dans l'espace, est une innovation assez malheureuse qui ne mériterait pas grande attention, n'étaient quelques vues ingénieuses qu'elle lui a suggérées sur des points de détail. Mais son vrai mérite, et ce qui le distingue de ses confrères, tant en philosophie qu'en médecine, c'est de ne s'être pas exercé seulement à expliquer les pas-

sequantur. — *De propriorum animi cujusque affectuum dignotione et curatione.* — *De cujuslibet animi peccatorum dignotione et medela.*

sions, mais aussi à les peindre, et cette heureuse pensée lui a fourni quelques tableaux d'une observation exacte et d'un coloris animé. Là où le métaphysicien échoue, le moraliste se révèle. Je devais, en passant, lui accorder une mention [1].

[1]. Comme échantillon du style de C. de La Chambre, je citerai le morceau suivant, écrit (1658) lorsque florissait encore l'hôtel de Rambouillet et le style précieux :

« La première blessure que la beauté fait en l'âme est presque
« insensible ; et bien que le venin de l'amour y soit déjà, et qu'il
« se soit même répandu en toutes les parties, elle ne croit pas
« pourtant être malade, ou, pour le moins, elle ne pense pas
« que ce soit d'un si grand mal. Car, comme on ne donne point
« aux abeilles le nom qu'elles portent, sinon lorsqu'elles ont leur
« aiguillon et leurs ailes, aussi l'amour ne s'appelle amour que
« quand il a des traits et qu'il peut voler, c'est-à-dire quand il
« est piquant et inquiet. Auparavant on le prend pour un simple
« agrément et une complaisance que l'on a pour une personne
« aimable : on se plaît en sa présence, on aime à en parler, le
« souvenir en est doux, et les désirs que l'on a de la voir et de
« l'entretenir sont si tranquilles, que la sagesse, avec toute sa
« sévérité, ne les saurait condamner ; elle les approuve même, et
« les fait passer pour des civilités et des devoirs nécessaires.
« Mais ils ne demeurent pas longtemps en cet état, ils s'augmen-
« tent peu à peu, et enfin, par la fréquente agitation qu'ils don-
« nent à l'âme, ils allument le feu qui y était caché, et font croître
« la flamme qui la brûle et qui la dévore. Alors cette image
« agréable, qui ne se présentait à l'esprit qu'avec de la douceur
« et du respect, devient insolente et impérieuse, elle y entre à
« tous moments, ou, pour mieux dire, elle ne l'abandonne ja-
« mais, elle se mêle parmi ses pensées les plus sérieuses, elle
« trouble les plus agréables, elle profane les plus saintes : elle
« se glisse même parmi les songes, et par une perfidie insuppor-
« table, elle s'y représente sévère et cruelle quand il n'a rien à
« craindre, ou l'abuse d'une vaine espérance quand il est dans

VIII. Je ne me flatte pas assurément d'avoir pu en quelques pages résumer, dans ce qu'elle a de technique, cette physiologie quasi officielle, œuvre respectée de plusieurs siècles, et base de tout un ensemble médical, dont elle nous donne en quelque sorte la mesure. Il faudrait y ajouter l'exposé de la pathologie plus originale et plus pratique qui la complète et la corrige souvent. Il suffit à mon dessein d'en avoir marqué les caractères saillants. Jamais science ne fut mieux coordonnée, ni en apparence plus complète. Tout s'y tient depuis le commencement jusqu'à la fin : la doctrine des éléments mène sans effort à celle des tempéraments, aussi bien chez l'homme que dans le reste de la création vivante; les tempéraments particuliers expliquent la nature et le rôle des parties et des humeurs; des esprits et des facultés de divers ordres se subordonnent ou s'associent pour mouvoir toute la machine; là où

« un véritable désespoir. Alors l'amour, qui n'était auparavant
« qu'un enfant, devient le père de toutes les passions ; mais un
« père cruel, qui n'en a pas plutôt produit une, qu'il ne l'étouffe
« pour donner le jour à une autre, qu'il n'épargne non plus que
« la première. Il fait naître et mourir en même temps cent sortes
« de désirs et de desseins ; et à voir l'espérance et le désespoir,
« la hardiesse et la crainte, la joie et la douleur qu'il fait succéder
« continuellement l'une à l'autre, le dépit et la colère qu'il fait
« éclater à tous moments, et le mélange qu'il fait de toutes ces
« passions, il est impossible que l'on ne se figure quelque grande
« tempête, où la fureur du vent élève, abat et confond les vagues,
« où les éclairs et les foudres rompent les nuées, où la clarté et
« les ténèbres, le ciel et la terre semblent retourner en leur
« première confusion. » (*Op. cit.*)

les qualités manifestes font défaut, les qualités occultes arrivent à point pour parer à toutes les objections; chaque chose a sa place marquée d'avance, tout s'harmonise avec une régularité, une symétrie parfaite. — Mais jamais aussi richesse plus stérile ne fit une plus complète illusion sur la pauvreté réelle du fond. Jamais peut-être le mot de Bacon ne fut plus applicable : c'est une toile d'araignée tissue avec un art infini; les mailles en sont d'une délicatesse, d'une proportion achevées; c'est un travail admirable. Il n'y manque que la solidité : cette trame brillante et légère ne sert absolument à rien. Allez en effet au fond des choses, et vous apercevrez bien vite que cette longue série de solutions savamment exposées et discutées n'est en réalité que le programme des questions à résoudre. Partout au phénomène réel est substituée l'idée abstraite d'une qualité vraie ou fausse; c'est cette idée et non le phénomène lui-même qui fait l'objet de l'analyse; c'est la logique mise à la place de l'expérience. Sortir une fois pour toutes de ce monde de convention, réduire les sciences naturelles à un petit nombre de faits bien constatés, et préparer les voies à l'avenir, en débarrassant le présent d'un fatras inutile et pédantesque, qui ne servait qu'à dissimuler l'ignorance sous un masque pompeux, n'était-ce pas là le premier besoin de la science? Or c'est précisément ce que, pour sa part, avait essayé Gassendi.

D'autres sans doute ont apporté à cette révolution intellectuelle plus d'invention et de génie. Il ne débute pas, comme Descartes, par tout remettre en question, sauf à reconstruire ensuite. Il ne se pique pas de tout ignorer, et cherche au contraire à mettre à profit les travaux des autres. Mais cette critique plus modeste n'en est peut-être pas moins efficace, et en tout cas, le philosophe provençal mériterait une place à part, ne fût-ce qu'à cause des disciples qu'il a formés.

On le donne d'ordinaire, et il se donnait lui-même pour un disciple d'Épicure; et là-dessus on le croit jugé. Mais ceci a grand besoin d'explication. Le matérialisme, la doctrine du hasard, la morale du plaisir, voilà les principales idées que rappelle à l'esprit l'épicurisme; or Gassendi est aussi spiritualiste que qui que ce soit parmi ses contemporains; il croit fermement à la Providence, et, malgré quelques malentendus, il professe une morale très-pure. — Pour juger les hommes, laissons-les, autant que possible, dans le temps et dans le milieu où ils ont vécu. De quoi s'agissait-il alors? Avant tout, de rompre définitivement avec la méthode scolastique, de faire sortir la philosophie du cercle où elle tournait sur elle-même depuis des siècles, pour la placer en face de la réalité. Il fallait réagir contre Aristote; et comme il ne suffisait pas, pour être écouté, de le faire au nom de l'expérience et de la raison, Gassendi entreprit cette réaction au nom d'Épicure. Il est à croire que les séductions d'une thèse paradoxale, l'attrait de curiosité qui s'attache à toutes les réhabilitations[1], et aussi une sincère admiration pour son mo-

---

1. Voy. Gassendi, *De vita et moribus Epicuri*, 1656.

dèle, surtout pour Lucrèce, le plus éloquent interprète du philosophe grec, ne furent pas des motifs sans influence sur sa détermination. Ce qui est certain, c'est qu'il est bien peu d'idées fondamentales qu'il ait empruntées à la philosophie d'Épicure, sans les modifier à sa manière ; et, à parler exactement, c'est bien moins par ses doctrines philosophiques proprement dites, que par ses idées de physique générale, qu'il se distingue de ses contemporains. Gassendi a professé la doctrine des atomes : voilà son épicurisme. Mais ici encore il est nécessaire de s'entendre.

L'atomisme d'Épicure n'est en réalité qu'une forme du panthéisme, tel qu'il pouvait être conçu dans l'antiquité : une matière éternelle se modifiant à l'infini dans le temps et dans l'espace, et produisant ainsi tous les phénomènes du monde extérieur ; le hasard, force aveugle, présidant à toutes les combinaisons, rien ne commençant, rien ne finissant dans la nature, un perpétuel *devenir* qui est à lui-même sa raison d'être, et qui exclut l'intervention de toute cause finale. — En admettant, au contraire, des atomes créés par Dieu et recevant de lui l'impulsion première, Gassendi place entre son maître prétendu et lui-même un abîme immense. Que signifie donc pour lui ce mot *atome?* Le voici, ce me semble.

La divisibilité de la matière à l'infini, éternel sujet de disputes et d'argumentations dans les écoles, peut offrir à l'esprit des problèmes piquants, qui se prêtent à mille subtilités. Mais, après avoir bien disserté, on se trouve aussi peu avancé qu'en commençant. Ce qui manque toujours, c'est la preuve de fait, la démonstration expérimentale. Le physicien doit donc abandonner ces discussions à la métaphysique, et examiner ce qui se passe sous ses yeux. Or, dans ce que nous voyons, rien ne naît de rien; une même quantité de matière, qui n'augmente ni ne diminue, fournit à toutes les opérations de la nature; elle ne reste que passagèrement fixée dans certaines combinaisons, pour passer ensuite en des combinaisons nouvelles; et, comme le dit Lucrèce,

> Alid ex alio reficit natura, nec ullam
> Rem gigni patitur, nisi morte adjutam aliena.

Ne serait-ce pas que la matière peut se résoudre en un nombre prodigieux, mais pourtant limité, de particules, qui par leur mélange en différentes proportions, par la variété de leurs groupements, pourraient donner naissance à tous les corps? En ce cas, l'atome ne serait pas un corps absolument indivisible, comme le point mathématique, mais un agrégat matériel pratiquement insécable, et parvenu à un degré de division qu'en fait la nature ne dépasse pas. En un mot, ce qui caractérise la matière, ce sans quoi elle n'existerait pas, ce n'est point l'étendue, c'est la solidité, dont l'étendue n'est qu'une des propriétés.

Ce n'est qu'une hypothèse, soit; mais voyons si les faits s'accordent avec elle. En se combinant entre eux, les atomes garderont chacun leur forme primitive, individuelle; il en résultera des intervalles vides, et de là tous les degrés possibles de consistance, depuis le solide le plus dense jusqu'au gaz le plus subtil; cette forme de l'atome, c'est à la science de la déterminer, et l'originalité de Gassendi est d'avoir cherché cette démonstration pratique. Il observe le phénomène de la cristallisation, et il voit une même substance revêtir une forme toujours identique. Il est l'auteur de cette belle expérience, qui consiste à prendre une solution saturée d'un sel, et à faire voir que ce liquide, qui n'en peut plus dissoudre la moindre quantité, dissout parfaitement un autre sel; il en conclut que dans les intervalles laissés par les atomes du premier sel, ceux du second, étant d'une autre forme, ont pu trouver leur place.— On pourrait donc dire avec quelque apparence de vérité que l'*atome*, tel que l'entend Gassendi, présente plus d'une analogie avec la molécule chimique telle que nous la concevons aujourd'hui. Et c'est une gloire qu'il faut laisser à un homme qui ne fut point chimiste lui-même, d'avoir eu de ces faits-principes une idée beaucoup plus nette que les chimistes de profession ses contemporains, et d'avoir, sur plus d'un point, pressenti la science moderne.

Aussi traite-t-il la chimie avec honneur. Il a foi dans l'avenir de cette science. Il a l'instinct des services qu'elle est appelée à rendre à la physiologie et à la médecine. Son disciple chéri et son continuateur, Bernier, va même plus loin encore; tout en croyant à l'efficacité de l'alchimie, telle qu'il la voit constituée, il n'ose en nier absolument les principes. Les procédés employés sont vicieux, il est vrai. « Mais, que cette méthode ou une autre n'étant pas la vraie, il ne s'en puisse absolument trouver aucune, c'est aussi ce que je tiens être fort difficile à décider ; et je n'oserais pas dire que la chose fût impossible ; car, quelque difficile qu'elle soit, que ne peut néanmoins un travail opiniâtre, et combien s'est-il trouvé de choses que nos prédécesseurs n'eussent pas seulement osé espérer ? Les derniers jours doivent être plus savants, et si nous ne voyons pas la manière dont une chose se puisse faire, il ne faut pas pour cela mesurer à notre petite capacité la puissance de la nature[1]. »

IX. Hâtons-nous d'arriver aux conséquences. Si la nature des corps dépend immédiatement des qualités physiques de chacune des particules qui les constituent, la doctrine des quatre éléments, ne reposant que sur de pures abstractions, n'a plus de raison d'être. Et puis, s'il fallait admettre un premier froid et un premier humide, pourquoi pas aussi un premier dense, un premier léger, un premier lumineux, etc. ? Qui empêcherait de réaliser ainsi toutes les qualités si diverses de la matière ? Mieux vaut donc supprimer toutes ces spéculations oiseuses, analyser, sans les énumérer, les phénomènes, à mesure qu'ils se présentent à nos sens, et s'en tenir à l'observation des faits positifs et palpables.

Avec la doctrine des éléments croule toute celle des tempéraments, qui n'en est qu'une conséquence, et,

---

1. Bernier, *Abrégé de la philos. de Gassendi*, t. V, liv. III, chap. 4.

cette large brèche une fois faite dans la physiologie du temps, tout va se trouver remis en question. Avec son horreur instinctive et parfois exagérée pour toutes les actions à distance, Gassendi est naturellement amené à faire bon marché des sympathies, des facultés attractrices, rétentrices et autres, surtout des qualités occultes, qui sont le pivot de tout le système. Ajoutons qu'il se tient au courant des découvertes, qu'il embrasse avec chaleur la cause de la circulation, qui sert merveilleusement ses vues, en substituant aux idées d'influences éloignées celles d'action directe et de contact immédiat; et, après cela, s'il s'arrête quelquefois en chemin, si par exemple (comme Descartes d'ailleurs) il croit devoir traiter avec respect les esprits animaux, tout en les modifiant à sa manière; s'il pactise avec les quatre humeurs et leur laisse un rôle plus grand qu'on ne devrait l'attendre de sa part, peu importe. Le grand pas est fait, et quelles que puissent être les incohérences du détail, il y a là toute une révolution dans la méthode.

Or, n'est-ce pas par là qu'il faut juger une école? Malheureusement ce dont on s'occupe le plus dans l'histoire de la philosophie, ce sont les systèmes, qui sont précisément la partie fragile et périssable de l'œuvre des philosophes. Ce qu'on néglige trop souvent et ce qu'il faudrait mettre en première ligne, ce sont les tendances, l'esprit général, tout ce qui sert à caractériser le mouvement intellectuel d'une époque, ce qui reste définitivement acquis au fonds commun des connaissances humaines. Sous ce rapport, le dix-septième siècle présente en philosophie, aussi bien qu'en littérature, une unité vraiment admirable, qu'on retrouverait difficilement ailleurs. Les dissidences célèbres qu'on y rencontre çà et là disparaissent devant cette grande pensée commune à tous les philosophes d'alors : arracher l'étude de la nature à l'autorité, et la restituer à l'observation. Tandis que Descartes, préoccupé avant tout d'établir les bases de la certitude, institue cette belle et première expérience qui suffirait à l'immortaliser, et qui consiste à constater sa propre existence, à s'arrêter devant ce fait primordial, pour s'élancer de là à la conquête des grandes vérités de l'ordre moral, Gassendi, dont je cherche à marquer ici la place, esprit plus pratique et moins absolu, oppose un salutaire contre-poids aux tendances géométriques et abstraites de son glorieux rival; il ne veut pas que le monde réel s'évapore en quelque sorte dans l'étendue mathématique de Descartes; il maintient, en matière d'observation physique, l'autorité des sens, qui sont, après tout, notre premier instrument pour connaître la nature, et s'il mérite parfois de s'entendre adresser cette rude apostrophe : « O chair ! » du moins évite-t-il de tomber dans l'excès contraire, et de méconnaître les conditions d'existence de notre pauvre humanité. Il n'est pas étonnant que cette philosophie sans prétention et sans fracas, jointe au charme des relations familières, eût fait de Gassendi, pendant son séjour à Paris, un centre autour duquel aimait à se réunir un groupe de savants et de médecins éclairés, dont Bernier et Patin sont restés les plus connus. Tous, il est vrai, n'acceptaient pas explicitement et sans conteste ses idées systématiques et doctrinales, mais tous rendaient justice à sa méthode, et subissaient plus ou moins son influence ; par là il eût exercé peut-être sur l'avenir de la médecine une action décisive et salutaire, s'il eût été possible de lutter contre l'ascendant toujours croissant de la doctrine cartésienne, et l'entraînement général qui poussait les esprits dans des errements alors nouveaux, et devait les jeter un peu plus tard dans tous les excès du mécanicisme.

X. Je ne pousserai pas plus loin cette appréciation. Ce qui importait surtout, c'était de rechercher ce que la fréquentation prolongée d'un tel maître avait pu laisser de traces dans l'esprit de Molière. Ce que j'en ai dit suffira peut-être à indiquer ce qu'au milieu des préoccupations multiples d'une carrière toute diverse, il avait voulu retenir de ses études philosophiques. Qu'à l'exemple de son professeur il eût lu et médité Lucrèce, que cette poésie étrange et grandiose, toute pleine d'une séve agreste et des sauvages parfums de la nature primitive, eût séduit sa jeune imagination jusqu'à l'entraîner un moment dans l'esprit de système, et lui faire accepter les bigarrures de la doctrine sous le prestige d'une forme enchanteresse, cela est possible, je dirai même probable. Mais il n'était pas homme à rester longtemps engagé dans de pareils liens ; sa libre et fière nature se fût mal accommodée de n'avoir échappé aux traditions de l'École que pour avoir le plaisir de changer de maître, et il n'avait assurément besoin des leçons de personne pour apprendre à observer les hommes. On reconnaît pourtant en lui un esprit qui a senti le joug; il l'a brisé, mais il l'a connu de près. Ce qu'il a pris à Gassendi, ce qu'il a de commun avec lui, c'est un sentiment que la pratique de la vie a plus tard mûri dans son âme, c'est une horreur sincère et toujours éloquente pour tout ce qui est procédé d'école, classification inutile, formule toute faite; c'est le mépris de l'érudition mise à la place de la science, des subtilités qui ne font qu'embrouiller les questions sous prétexte de les résoudre, et avant tout une aversion profonde pour tous les pédants, pour tous les discoureurs qui parlent sans rien dire, pour tous les tartufes de la science, qui prétendent enseigner ce qu'ils ignorent.

Ce sentiment perce partout dans ses ouvrages; il lui avait inspiré ses premières pièces, dont il nous reste à peine un canevas : les *Trois Docteurs rivaux*, le *Maître d'école*, le *Docteur amoureux;* et plus tard il lui fournit les éléments de l'un des caractères qu'il a le plus volontiers reproduits sur la scène : c'est par exemple le *Métaphraste* du *Dépit amoureux*, le *Caritidès* des *Fâcheux*, le *Pancrace* du *Mariage forcé*, le *Vadius* des *Femmes savantes*, et plusieurs autres encore, dont il serait facile de réunir les traits épars; l'un, bavard forcené qui disserte une demi-heure pour prouver comme quoi il se tait; l'autre, qui raisonne à perte de vue sur la forme et la figure d'un chapeau; tous personnages gourmés et guindés, infatués d'un amas de connaissances stériles, qui classent, divisent et subdivisent, qui vous diront sur chaque question ce qu'en ont pensé Aristote et tous les anciens, qui sont capables de répéter les mêmes choses en grec, latin, hébreu et syriaque, et qui n'ignorent qu'une chose, précisément celle qu'on leur demande, et qu'ils devraient savoir.

C'est là aussi le trait saillant des médecins de Molière. Tous sont des pédants ou des charlatans, deux espèces d'hommes bien voisines; à vrai dire, pourtant, je préfère le pédant. Celui-là, du moins, peut être sincère; il est ferré sur ses principes, il connaît Aristote et Galien par cœur, et cela lui suffit. « C'est un homme qui croit à ses règles plus qu'à toutes les démonstrations des mathématiques, qui croirait du crime à les vouloir examiner; qui ne voit rien d'obscur dans la médecine, rien de douteux, rien de difficile, et qui avec une impétuosité de prévention, une roideur de confiance, une brutalité de sens commun et de raison, donne au travers des purgations et des saignées, et ne balance aucune chose. Il ne lui faut point vouloir mal de tout ce qu'il pourra vous faire : c'est de la meilleure foi du monde qu'il vous expédiera; et il ne fera en vous tuant que ce qu'il a fait à sa femme et à ses enfants, et ce qu'en un besoin il ferait à lui-même[1]. »

Remarquez pourtant que ce n'est pas d'un pédant quelconque qu'il s'agit là, ainsi qu'ailleurs, mais bien spécialement d'un docteur imbu des plus pures doc-

---

1. *Malade imag.*, acte III, sc. III.

trines de la Faculté de Paris, et qui pousse le respect des anciens jusqu'à refuser d'examiner les opinions nouvelles et les découvertes de son siècle. Il n'est pas une des dissertations que Molière met dans la bouche de ses personnages, qui ne soit parfaitement conforme à l'esprit et même au langage usité dans l'École. Il y a là toute une pathologie burlesque, arrangée, il est vrai, pour les besoins de la comédie, mais qui n'en est pas moins calquée sur le galénisme à la mode, et très-reconnaissable sous le manteau dont on l'affuble. Naturellement le foie et la rate y jouent le premier rôle, comme étant l'origine des esprits naturels, de la bile et de l'atrabile. Il s'agit de corriger « l'intempérie du *parenchyme splénique*, c'est-à-dire la rate. » — Et comme on objecte que ce pourrait être le foie qui fût malade : « Et oui : qui dit parenchyme dit l'un et l'autre, à cause de l'étroite sympathie qu'ils ont ensemble par le moyen du *vas breve*, du *pylore*, et souvent des *méats cholédoques*[1]. » — Ailleurs la cause de la maladie sera dans « les humeurs putrides, tenaces et conglutineuses contenues dans le bas-ventre[2]. » — Le meilleur morceau en ce genre est la consultation donnée à M. de Pourceaugnac. Il faudrait la citer en entier. Le malheureux est travaillé par la *mélancolie*, « laquelle procède du vice de quelque partie du bas-ventre et de la région inférieure, mais particulièrement de la rate, dont

1. *Malade imag.*, acte II, sc. x. Voy. plus haut, sur la primauté du foie, p. 163.
2. *Amour médecin*, acte II, sc. vi.

la chaleur et l'inflammation porte au cerveau du malade beaucoup de fuligines épaisses et crasses; dont la vapeur noire et maligne cause dépravation aux fonctions de la faculté princesse... La véritable source de tout le mal est ou une humeur crasse et féculente, ou une vapeur noire et grossière qui obscurcit, infecte et salit les esprits animaux, » etc., etc.[1]. Enfin, si l'on veut bien se rappeler et l'œil qui voit parce que le cerveau lui envoie des *esprits optiques*, et l'estomac qui digère parce qu'il est doué de la *faculté concoctrice*, et le séné qui purge parce qu'il a la *vertu cholagogue*, ne trouvera-t-on pas que tout cela n'est guère, au pied de la lettre, qu'une variante du fameux couplet :

> Opium facit dormire,
> Quia est in eo
> Virtus domitiva,
> Cujus est natura
> Sensus assoupire.

Tous ces traits, que je prends au hasard (car encore un coup il faudrait tout citer), et qui se perdent à la scène dans la folle gaieté de l'action générale, contiennent, sous une forme bouffonne, la satire la plus vraie, la plus philosophique qui ait jamais été faite des défauts de la méthode scolastique, et la protestation la plus éloquente en faveur de l'expérience, et de ce sens de la vie pratique, qui a peut-être été la plus constante inspiration de Molière.

1. *M. de Pourceaugnac*, acte I, sc. XI.

XI. Car, il est bon de le remarquer, s'il est permis de voir dans Molière un ami du progrès, on ne peut pas dire non plus, à le prendre dans sa généralité, que ce soit un novateur. Il n'a ni les goûts ni la complexion des révolutionnaires : par bien des côtés même il se rattache plutôt au passé qu'à l'avenir ; certes, il ne croit pas que tout soit pour le mieux dans le meilleur des mondes ; mais il croit que tout est bien à sa place, et, connaissant les faiblesses de la nature humaine, il trouve étrange que l'on s'agite tant pour n'arriver le plus souvent qu'à mettre un mal à la place d'un autre. Par exemple, il se moque des marquis ridicules. Cela est vrai ; mais est-il pour cela l'ennemi des distinctions sociales, et s'en va-t-il déclamant contre l'inégalité des conditions ? Point du tout. La plupart de ses *jeunes premiers* sont bel et bien des seigneurs de la cour ; et s'il veut avoir raison de l'humeur chagrine et envieuse d'un Trissotin, il s'adressera volontiers à Clitandre, à qui le bon sens et le bon goût tiennent lieu d'esprit et de savoir. Le *Bourgeois gentilhomme*, loin d'être une satire de la noblesse, n'est qu'un rude avertissement adressé aux bourgeois enrichis comme M. Jourdain, pour qu'ils restent ce qu'ils sont et laissent à qui de droit les avantages de la naissance. En fait de mœurs, Molière est l'homme du bon vieux temps, et il se plaît dans la peinture de ces intérieurs antiques, où règnent les traditions d'honneur et de probité patriarcale. En littérature, ses préférences sont aussi bien marquées. S'il emprunte aux auteurs espagnols à la mode quelques canevas de pièces, on n'en sent pas moins chez lui le culte et la pratique de la vieille langue française; ses modèles, s'il en a, ce sont Rabelais, Montaigne, auxquels il aime à emprunter jusqu'à des archaïsmes faciles à reconnaître. Bien plus, s'il est de son temps une nouveauté qui ait pour elle le privilége de la vogue, c'est bien le langage précieux, ce sont les *concetti*, les fadeurs des raffinés de l'hôtel de Rambouillet; et cependant il ne craint pas, au risque de mettre contre lui la moitié des beaux esprits, d'attaquer de front cette manière ridicule, pour ramener la langue à sa simplicité primitive. C'est lui-même qui parle, lorsqu'il fait dire à Alceste :

> Le méchant goût du siècle en cela me fait peur ;
> Nos pères, tout grossiers, l'avaient beaucoup meilleur !

Pourquoi donc en médecine fait-il tout le contraire? Ah! c'est qu'ici la science a ses droits, c'est qu'il sent bien qu'il n'y a pas de doctrine, si ancienne qu'elle soit, qui soit plus respectable que la vérité; c'est que la tradition cesse d'être légitime quand elle commence à être la routine; c'est qu'en un mot la science ne vit qu'à la condition de marcher sans cesse, et que le moment où elle s'arrêtait, croyant avoir dit son dernier mot, était aussi celui où il fallait lui signifier cette loi fatale : ou avancer ou mourir.

Ajoutons que, dans son attachement même aux traditions et à l'esprit de la vieille France, Molière trouve une raison de plus pour s'attaquer de préférence aux médecins; car il ne fait en cela que suivre une des plus anciennes habitudes de la farce populaire. Il y a dans sa carrière dramatique toute une période préliminaire, où, avant de s'abandonner entièrement à sa propre inspiration, il s'essaye sur des sujets et des canevas qui lui sont fournis par la tradition, qui ont déjà traîné pour la plupart sur les scènes foraines depuis un temps immémorial, et dont on pourrait rechercher la trace jusque dans les *sotties* du moyen âge. C'est là qu'il trouve tout faits ces caractères du pédant et du médecin ridicule, qu'il a ensuite si heureusement adaptés à la scène moderne ; et c'est sans doute aussi ce qui nous explique les titres et la conception de ces ébauches légères où il obtint ses premiers succès : le *Docteur amoureux*, les *Trois Docteurs rivaux*, le *Médecin volant*, etc. Plus tard, il reprit et perfectionna ces divers caractères : du *Fagoteux*, il fit le *Médecin malgré lui ;* du *Grand benêt de fils*, il tira *Thomas Diafoirus ;* et surtout il ajouta au côté grotesque et bouffon de ces premières compositions, ce qui était chez lui le fruit des années, l'idée philosophique et morale, qui se trouve au fond de toutes ses grandes créations scéniques.

Ce que Molière a donc proscrit avant tout dans les médecins de son temps, c'est la méthode. S'en tient-il là, et sa haine ne va-t-elle pas plus loin? Je le chercherai dans un instant. Mais, en attaquant la méthode, il attaque aussi le langage, et à entendre le latin macaronique qu'il prête à ses docteurs, les barbarismes dont il émaille leur style, on ne peut douter qu'il n'ait voulu attaquer la forme de leurs dissertations, et prêcher indirectement l'emploi du français dans l'étude des sciences. Il y a là une double injustice. Elle est aisée à pardonner, car il est évident que c'eût été vouloir l'impossible que de mettre sur la scène une langue inintelligible pour la plupart des spectateurs ; le latin de cuisine est bien plus en situation. Peut-être aussi y avait-il là quelque allusion à ces leçons d'anatomie, moitié françaises, moitié latines, que les barbiers recevaient de la Faculté. Soit. Mais enfin, on me permettra bien de dire qu'en réalité le latin des médecins du dix-septième siècle est tout le contraire de ce que l'a fait Molière. Je veux bien qu'il soit un peu comme leur doctrine, un compromis. Tous les genres de style y sont représentés ; il a des longueurs, des élégances de convention, des périodes qui finissent par être monotones. La forme n'en est pas moins très-pure, très-correcte : la langue latine était si bien entrée dans les habitudes des savants d'alors, que plusieurs ont su la manier avec un rare talent, et même lui imprimer un véritable cachet personnel. Et sans parler des maîtres, il est certain que les humanités étaient cultivées mieux qu'elles ne l'ont jamais été depuis. J'ai lu, pour ma part, un grand nombre de thèses de cette époque, et je puis affirmer qu'elles sont presque toutes d'une latinité irréprochable, que nous pouvons bien ne pas envier, mais qu'à coup sûr nous serions embarrassés d'imiter.

Et pourquoi ne l'envierions-nous pas ? A Dieu ne plaise que je veuille déprécier la langue dans laquelle ont écrit Bichat et Broussais, pour ne parler que des morts! Mais les ouvrages qui honorent la langue française ne pourraient-ils pas exister, et le latin être resté la langue officielle de la science? N'y avait-il pas quelque avantage dans un usage qui permettait aux savants de communiquer entre eux d'un bout à l'autre de l'Europe? Cette langue universelle, qui fut le rêve de Leibniz, a été un moment une réalité; et l'on peut, sans être un rétrograde, regretter la disparition d'un si puissant élément de progrès. D'ailleurs, sans compter l'avantage de continuer à fréquenter et à comprendre ces vieux modèles de l'antiquité qui ont été les compagnons de notre enfance, on peut dire que l'emploi du latin convient très-particulièrement aux études médicales, et j'ai de bonnes raisons pour croire, quoi qu'on en dise, qu'il est utile que le médecin ne soit pas toujours compris du malade. Le latin a disparu, mais nous n'y avons rien gagné. Aujourd'hui, pour être un savant véritable, il faut absolument commencer par être polyglotte; c'est le vestibule obligé par lequel il faut passer. Je préfère le latin, dût-on crier au paradoxe; et j'espère que ceux-là seront de mon avis, qui ne savent pas les langues étrangères et qui se défient des traductions.

CHAPITRE VIII

Ce que les médecins ont dit de Molière. — Guy Patin et la comédie. — Attaque directe de la médecine dans le *Malade imaginaire*. — Éditions apocryphes de cette pièce. — Amitiés de l'auteur parmi les médecins. Bernier. Liénard. Mauvillain ; sa participation à la guerre de l'antimoine, son décanat. Nature de ses rapports avec Molière. — *Élomire hypochondre, ou les Médecins vengés*, comédie de Le Boullanger de Chalussay. — Indications à en tirer. — Détails sur la maladie de Molière. — Influence de l'état de sa santé sur ses jugements. — Conclusion.

1. Il serait assez piquant de savoir ce que les médecins ont dit de Molière. Esprit de corps à part, on aime, dans un procès quelconque, à entendre contradictoirement les deux parties. En les voyant si rudement malmenés, livrés en risée à ce même public qui, en définitive, compose la meilleure part de leur clientèle, n'y a-t-il pas des moments où l'on prend involontairement le parti de ces pauvres gens? Vont-ils répondre à la raillerie par des injures? vont-ils se gendarmer contre leur détracteur, ou s'avoueront-ils vaincus sans combat? Jaloux comme ils le sont de l'honneur de leur corps, n'opposeront-ils pas aux attaques dont ils sont l'objet, sinon un procès en forme, du moins une protestation? On aimerait à l'apprendre. Malheureusement nous sommes réduits, sur ce point, à d'assez pauvres conjectures. Molière lui-même, assez intéressé dans la

question pour savoir à quoi s'en tenir, nous apprend dans la préface du *Tartufe* que, bien différents des dévots, les médecins « ont souffert doucement qu'on les ait représentés, et ont fait semblant de se divertir, avec tout le monde, des peintures que l'on a faites d'eux. » Et de fait, si quelque scandale notable avait eu lieu, si, par exemple, il se fût élevé quelque procès en diffamation, nous le saurions par les contemporains, et à coup sûr on en trouverait la trace dans les registres de la Faculté. Or, ils n'en disent mot. Il y a plusieurs bonnes raisons pour ne pas trop savoir gré aux médecins de s'être ainsi laissé dire leurs vérités.

La première et la meilleure, c'est qu'instruits, il est vrai, par la rumeur publique, du rôle qu'on leur faisait jouer dans la comédie, ils étaient pourtant loin de savoir au juste dans quelle mesure, sous quelle forme, et en quels termes ils étaient attaqués. Ceci pourra paraître un paradoxe. Mais il faut se reporter au temps : on ne saurait se figurer aujourd'hui jusqu'à quel point était porté alors l'esprit d'étiquette et le sentiment des convenances sociales. Un médecin, comme un magistrat, se serait fait montrer au doigt et se fût perdu dans l'opinion s'il eût paru au théâtre. C'était un passe-temps trop frivole pour les professions dites sérieuses. Consultons encore Guy Patin, l'homme assurément, parmi ses confrères, le mieux informé, le plus au courant de ce qui se passait autour de lui. La volumineuse collection de ses lettres ne contient en tout que cinq passages qui aient trait à Molière. Si l'on en omet deux, tout à fait insignifiants, restent trois endroits à citer. Les voici :

Le 25 septembre 1665, il écrit : « On joue présentement à l'hôtel de Bourgogne l'*Amour malade*. Tout Paris y va en foule pour voir représenter les médecins de la cour, et principalement Esprit et Guénaut, avec des masques faits tout exprès; on y a ajouté Des Fougerais. Ainsi on se moque de ceux qui tuent le monde impunément. »

Ce passage n'est pas long, et il contient au moins trois erreurs. La première porte sur le titre même de la pièce. Il s'agit évidemment de l'*Amour médecin;* les dates sont tout à fait concordantes; et c'est d'ailleurs la seule pièce du temps où les médecins de la cour aient été mis sur la scène. Guy Patin la confond avec ce ballet de l'*Amour malade* dont j'ai parlé plus haut[1], ballet qui avait alors cinq ans de date, et dont il devait avoir vaguement entendu parler. En second lieu, il place cette comédie à l'hôtel de Bourgogne, tandis qu'il est notoire qu'elle avait été représentée au Palais-Royal; et l'on remarquera combien cette seconde erreur est capitale, la rivalité des deux troupes à la mode étant alors un fait connu de tous les habitués des théâtres. Enfin il parle de masques faits exprès. Je sais que plusieurs commentateurs ont répété la même anecdote; mais si l'on prend la peine de remonter aux sources, on verra que c'est précisément en s'appuyant sur l'au-

---

1. Voy. plus haut, p. 203.

torité de Guy Patin. J'avoue que cette circonstance seule suffirait à me rendre son témoignage suspect. Comment se résoudre à admettre un fait aussi étrange, sur la simple parole d'un homme si mal renseigné sur tout le reste? — Que Molière ait eu la hardiesse de mettre en scène les premiers médecins de la cour, cela n'est pas douteux. Mais il y a loin de là à l'insulte grossière qui consisterait à les représenter sous leurs propres traits plus ou moins tournés en caricature. L'allusion, si transparente qu'elle puisse être, n'est agréable qu'à la condition de rester allusion, et de laisser au spectateur le plaisir de la deviner. A défaut du sentiment des plus simples bienséances, Molière aurait eu certainement trop de goût pour se permettre cette innovation, d'ailleurs étrangère à tous les usages de la comédie moderne. J'aime mieux croire qu'en rapportant ce qu'il sait de cette aventure, Guy Patin y mêle, sans s'en apercevoir, ses souvenirs de l'antiquité classique, qui ne le quittent jamais entièrement. Il sera arrivé là ce qui se passe si souvent en pareille affaire : un premier confrère aura conté l'anecdote purement et simplement, un second aura changé le titre et le lieu de la représentation, un troisième aura ajouté l'histoire des masques, comme s'il s'agissait d'une comédie de Plaute ou d'Aristophane, et, d'enjolivement en enjolivement, le fait sera arrivé aux oreilles de Guy Patin, tout défiguré. En tout cas, si *la foule* s'est portée, comme il le dit, à l'*Amour médecin*, il est certain que lui du moins ne s'y trouvait pas.

Voici le second passage : « Plusieurs se plaignent ici, et les médecins aussi, vu qu'il n'y a ni malades ni argent. Il n'y a plus que les comédiens qui gagnent au *Tartufe* de Molière ; grand monde y va souvent. Il ne s'en faut pas étonner ; il n'y a rien qui ressemble tant à la vie humaine que la comédie. » (29 mars 1669.) Ici encore il est bien évident que Guy Patin ne parle que par ouï-dire. Est-il admissible qu'il ait vu la pièce, et qu'il ne trouve autre chose à en dire que la banalité par laquelle il termine ? Est-il possible que dans un chef-d'œuvre dont l'esprit est si conforme à sa tournure d'idées, il ne trouve pas mille allusions, mille applications à faire à tel ou tel de ses *chers ennemis ?* Il faudrait le supposer bien différent de ce qu'il est d'ordinaire !

Enfin, à la date du 25 décembre de la même année, il écrit à son ami : « Le procès de M. Cressé est sur le bureau. Mais je n'entends point dire qu'il avance : on m'a dit que M. de Molière prétend en faire une comédie ridicule sous le titre *du Médecin fouetté et du Barbier cocu.* » Il s'agit là (le titre l'indique assez), d'une aventure fort scandaleuse, dont le héros et la victime était un médecin que Patin ne nomme pas, probablement par respect pour sa robe. Sur cette indication, les commentateurs se sont mis en quête, espérant retrouver la pièce en question. Inutile d'ajouter que leurs recherches sont restées vaines. Je n'irais pas jusqu'à nier que Molière n'ait pu, à un moment donné, avoir la pensée de faire son profit d'une histoire dont le public s'égayait autour de lui. Mais cette pensée elle-même, restée à l'état de simple projet, me paraît loin d'être prouvée. Combien de fois ne s'est-on pas écrié depuis la mort de Molière, lorsqu'il est arrivé à un médecin quelque aventure grotesque : « Ah! si Molière vivait encore!.... » C'était un des grands regrets de madame de Sévigné. Rien n'empêche de croire que le même souhait n'ait pu être exprimé bien des fois de son vivant, avec cette différence que la supposition pouvait passer pour une réalité, et qu'en sa qualité d'ennemi des médecins, on pouvait lui prêter une foule de projets auxquels il n'a peut-être jamais pensé.

Quoi qu'il en soit, la brièveté même de ces renseignements n'est pas sans avoir sa signification très-grande. Non-seulement Guy Patin a connu l'existence de Molière, mais encore il a su que des médecins étaient par lui tournés en ridicule. Et cependant il n'est pas possible de relever dans ses lettres une seule ligne, un seul mot qui témoigne de la moindre animosité du médecin contre le comédien. A peine rapporte-t-il comme des *on dit* les faits qui concernent Molière, et il ne semble pas curieux de vérifier par lui-même ces plaisanteries, dont tout le monde s'occupe. Il ne se permet qu'une seule réflexion, et elle est toute favorable : « Ainsi on se moque de ceux qui tuent le monde impunément. »

A cela, on a imaginé une explication assez singulière : on a supposé que Guy Patin était un esprit dégagé des passions et des préjugés de son temps, qui s'était fait le premier champion de la lutte contre la Faculté, et qui consacrait sa verve satirique à flétrir les ridicules et les vices de ses confrères ; sorte de pamphlétaire, qui aurait joué dans la médecine à peu près le rôle de Boileau dans la littérature. Il n'y a guère d'édition de Molière où l'on ne renvoie le lecteur au célèbre épistolier, comme au redresseur universel des torts de la médecine. Je regrette de voir un éminent critique de nos jours tomber dans cette méprise : M. Philarète Chasles s'est attaché à démontrer que Molière n'avait fait que suivre un courant d'idées déjà prédominant avant lui. « Guy Patin et Gassendi, dit-il, avaient soulevé contre eux (les médecins) et leur hypocrisie doctorale l'indignation des classes élevées... Le mépris de la médecine était devenu une opinion populaire. » J'ignore où M. Philarète Chasle a pu puiser cette appréciation de Gassendi. Quant à Guy Patin, il suffit de le lire pour se convaincre que, tout au contraire, jamais homme ne poussa plus loin le respect de sa profession ; il en est fier, il la célèbre à chaque pas comme le premier et le plus utile des arts. Et l'on veut faire de lui l'accusateur public des médecins de son temps ! Il est vrai que ses lettres sont pleines de traits mordants contre ceux qui compromettent, à ses yeux, ce beau titre dont ils se rendent indignes. Mais l'énergie même de ces sarcasmes prouve la pureté du sentiment qui les inspire. D'ailleurs, ne l'oublions pas : c'est à huis clos en quelque sorte, c'est dans l'intimité de ses épanchements avec un confrère, qu'il gémit des misères du métier, et ce qui ajoute un charme de plus à ses aveux et à ses emportements, c'est qu'ils n'ont jamais été destinés à voir le jour. S'il eût soupçonné le parti qu'on a essayé d'en tirer depuis, j'estime qu'il eût préféré se taire, et qu'il ne se fût jamais pardonné d'avoir pu contribuer en quoi que ce soit au discrédit de sa compagnie et de son art.

Il y a une autre explication beaucoup plus naturelle : c'est qu'il en est un peu de la comédie comme du sermon ; on ne l'entend qu'en y mettant aussitôt le correctif de l'amour-propre ; les vérités qu'on y découvre, on sait à merveille les appliquer à son voisin, jamais à soi-même ; chacun fait volontiers chorus avec la satire, par la raison qu'il ne s'aperçoit pas de la part qui lui en revient. Guy Patin et, je le crois, la plupart de ses confrères ne pouvaient trouver qu'excellent de voir les médecins de la cour publiquement désignés au ridicule. C'était un monde à part qu'on pouvait attaquer sans qu'ils se crussent atteints, et il est bien possible que plus d'un se soit imaginé que Molière n'en agissait ainsi que pour défendre *la bonne cause.* Qui donc aurait pu se plaindre ? Les personnages mêmes qui se voyaient ainsi travestis et bafoués ? Mais ceux-là avaient une excellente raison pour se taire : c'est que Molière n'avait évidemment pu les jouer qu'en vertu d'un secret accord entre lui et leur maître à tous, Louis XIV, alors jeune, ami du plaisir, et bien portant [1]. Ce n'est pas un des moindres inconvénients attachés au métier de cour-

---

[1] On connaît le mot de Louis XIV à cette occasion : « Les médecins font assez souvent pleurer pour qu'ils fassent rire quelquefois. »

tisan, que d'avoir à dévorer en silence les moqueries et quelquefois même les mépris de ceux qu'on sert.

II. Qu'eût dit Guy Patin, s'il eût assisté à l'apparition du *Malade imaginaire?* Cette fois il n'y avait plus à se faire illusion ; c'était bien la médecine qui était en cause, et, qui mieux est, la Faculté. Il est certain que ce n'est qu'alors que nous trouvons quelques traces de récriminations élevées dans le camp des médecins ; et, comme la mort de Molière suivit presque aussitôt, elles lui sont par conséquent postérieures. S'il faut en croire un éditeur du temps, les médecins firent tous leurs efforts pour empêcher la publication de cette pièce, et allèrent même jusqu'à invoquer l'intervention du roi : « Voyant leur art devenu infructueux par leur ignorance, et leurs momeries tournées en dérision, ils eurent recours à Sa Majesté pour empêcher l'impression de cette pièce, principalement en France, où ils s'étaient faits si riches à force d'avoir tué tant de monde, et c'est ce qui fit qu'un de leurs amis en mit une au jour sous ce même titre, n'y ayant ni rime, ni raison, ni danse, ni cérémonie, » etc. [1]. L'auteur que je viens de citer n'indique pas d'ailleurs les noms de ceux qui se seraient mis en avant dans cette misérable affaire. Il faut convenir que le moyen n'était pas trop mal choisi : chercher à substituer une platitude à un chef-d'œuvre, donner, s'il était posible, le change à l'opinion, en faisant

---

1. Préface du *Malade imaginaire*, édition de Georges Backes, Bruxelles, 1694.

croire au public que l'ouvrage qu'il avait applaudi à la scène ne supportait pas la lecture, c'était, sinon honnête, du moins assez habile. Malheureusement je crains qu'ici encore il ne se soit glissé une erreur, et peut-être une de ces calomnies envers les médecins, par lesquelles les éditeurs de Molière ont cru trop souvent honorer sa mémoire.

La première édition du *Malade imaginaire* qui ait été imprimée en France porte la date de 1675, et l'on sait qu'elle fut publiée par les soins de la veuve de l'auteur, précisément pour corriger la fâcheuse impression produite par la publication d'éditions apocryphes faites à l'étranger. Dans l'hypothèse que je viens de rappeler, il faut absolument, pour que la contrefaçon intéressée dont il est question eût quelque chance de succès, qu'elle ait devancé l'édition authentique, c'est-à-dire qu'elle ait paru dans l'intervalle qui s'étend de la mort de Molière (février 1673) à l'année 1675. En consultant les catalogues les mieux faits, je ne trouve que deux éditions entre lesquelles on puisse hésiter. L'une est celle de *Sambix, Cologne*, 1674; l'autre est de la même année, et porte ce titre : *Le Malade imaginaire, comédie mêlée de musique et de dance, représentée sur le théâtre du Palais-Royal; Amsterdam, Daniel Elzévir*, 1674.

La première de ces éditions est une contrefaçon pure et simple, se rapprochant assez de l'original pour qu'il soit permis de s'y tromper lorsqu'on n'est pas prévenu; elle fut faite évidemment dans le but d'exploiter la curiosité publique pour une pièce en vogue. Malgré les nombreuses fautes qu'elle contient, du moins n'est-elle pas un outrage au nom de Molière.

Il n'en est pas de même de la seconde. Celle-ci a pour elle les probabilités, tant le texte y est défiguré, tant les situations et le style y sont d'une platitude révoltante. Les noms des personnages n'y sont pas même respectés. Purgon s'appelle Turbon, Toinette Cato, Béralde Oronte, etc. Diafoirus conserve seul son orthographe. Et non-seulement les noms sont changés, mais aussi les rôles, et Dieu sait avec quel goût! La servante Cato est dans les meilleurs termes avec la seconde femme d'Orgon ; Isabelle n'est plus cette Angélique de Molière si fine, et pourtant si tendre pour son père. C'est une « dragonne » revêche et quinteuse, qui à cette demande : « Voulez-vous vous marier? » répond tout brutalement ; « Pour me tirer d'une belle-mère, je vous avoue que je veux bien me marier, si vous le voulez, » mais qui ensuite, lorsqu'elle connaît le fiancé qu'on lui destine, déclare qu'elle a une aversion mortelle pour les médecins et pour la médecine. La pauvre enfant s'en soucie bien dans Molière! Elle ne dogmatise pas, elle ne raisonne pas ; elle aime Cléante, et, sauf ce seul point, elle en passerait par tout ce qu'on voudrait. — Orgon, loin de ne pas se trouver suffisamment purgé, comme l'Orgon véritable, se plaint d'être « dans les remèdes jusqu'au cou. » Tout est de cette force. Si donc il suffisait que la pièce fût détestable pour avoir été faite par un ami des médecins, peut-être aurions-nous rencontré juste. Mais il reste quelques difficultés.

D'abord l'indication bibliographique que j'ai rapportée nous renvoie à une pièce dans laquelle il n'y a *ni danse ni cérémonie*. Celle-ci est « *mêlée de musique et de dance.* » Cette objection n'a peut-être pas grande valeur. Les exemplaires de cette édition Elzévir sont aujourd'hui extrêmement rares. Les ballets-intermèdes et la cérémonie, défigurés comme le reste, s'y trouvent réunis à part; la pagination en est différente de celle de la pièce. Dans l'exemplaire de la Bibliothèque impériale, ces morceaux sont placés en tête du volume; dans celui qui provient de la bibliothèque de M. Solar, ils sont à la fin. On peut en induire qu'ils auront été publiés isolément, et que la comédie, détachée de ces parties accessoires, sera seule tombée sous les yeux de l'éditeur de 1694. Laissons donc de côté cette question matérielle, et voyons ce qui résulte de l'examen de la pièce elle-même. Évidemment, si elle a été rédigée à l'instigation des médecins, et par un de leurs amis, ce qui les concerne personnellement devra être plus ou moins atténué. On pourrait sans doute trouver cette intention dans le passage suivant, substitué à la négation si nette, si catégorique de la médecine, que Molière met dans la bouche du frère du malade imaginaire : « *Oronte*. J'ai connu un des plus célèbres médecins de France, qui conseillait à ses amis de ne se servir de remèdes qu'à l'extrémité, parce que les remèdes, qui pour la plupart sont chauds et violents, à mesure que d'un côté ils fortifient la nature, ils la détruisent de l'autre, et qu'ils font tout ensemble du bien et du mal.»

— Mais il faut ajouter que ce passage est le seul qui soit tant soit peu favorable à la médecine, et que pour les médecins, lorsqu'ils sont eux-mêmes mis en scène, ils se montrent aussi grossiers, aussi ridicules et, de plus, aussi inconvenants que possible. En vérité, ne faudrait-il pas être bien avide de suppositions pour trouver là, sur d'aussi faibles indices, une œuvre inspirée par la Faculté?

J'en conclus que, par sa date et par son contenu, l'édition apocryphe signalée dans la préface de 1694 ne peut guère être autre que celle dont je viens de donner un aperçu, mais que la source et l'intention en sont toutes différentes de ce que l'on suppose. Il est infiniment plus naturel d'admettre que cette version apocryphe est tout simplement l'œuvre de quelque spectateur qui, ayant entre les mains le *programme* de la pièce, publié dès 1673, s'en sera servi pour la reconstruire de mémoire, et aura montré une fois de plus tout ce que peut la médiocrité pour gâter un sujet traité par un homme de génie. Reconnaissons donc que cette idée d'un *Malade imaginaire* revu et corrigé par les médecins est une fable imaginée à plaisir; et notons qu'en dernière analyse, ce ne serait toujours là qu'une petite vengeance posthume, qui par conséquent n'aurait eu aucune influence sur Molière dans un sens ou dans l'autre. C'est tout ce qui nous importe.

III. Il y a plus, c'est que nous savons de source certaine qu'il fut en relations suivies et même en commerce d'amitié avec plusieurs médecins de son temps.

Je ne voudrais pas leur faire l'injure de classer dans ce nombre ces charlatans renommés, ces glorieux opérateurs du dix-septième siècle qui furent les premiers maîtres de Molière et pendant longtemps ses seuls modèles. Il faut pourtant que je les mette quelque part. C'est un détail très-connu, et peut-être trop exploité, de la vie de notre grand comique, qu'une sorte d'instinct l'attira de bonne heure vers la fréquentation de ces théâtres ambulants, où se débitaient les grosses facéties des Tabarin, des Gautier-Garguille, des Turlupin. Une tradition assez vraisemblable veut même qu'il ait pris des leçons du célèbre farceur Scaramouche. Or la plupart de ces acteurs de tréteaux étaient en même temps des vendeurs de secrets, débitant leurs emplâtres et leurs pommades à grand renfort de lazzi et de grimaces. Leurs joyeuses parades n'avaient pas pour but unique de divertir les amis du gros rire, elles servaient surtout à attirer la foule et à faciliter la vente de leurs drogues merveilleuses. L'histoire a conservé les noms de l'italien Hieronymo Ferranti, natif d'Orviète, rendu populaire par sa fameuse composition de l'*orviétan*, et surtout de l'illustre Barry, « le plus grand personnage du monde, un virtuose, un phénix pour sa profession, le parangon de la médecine, le successeur d'Hippocrate en ligne directe, le scrutateur de la nature, le vainqueur des maladies, et le fléau de toutes les Facultés; médecin méthodique, galénique, hippocratique, pathologique, chimique, spagirique, empirique[1]. » Il n'existait pas encore de distinction bien tranchée entre ces héros de foires et les comédiens proprement dits; car Molière est précisément le premier qui ait un peu relevé la profession théâtrale. Tous ces gens-là avaient dans leurs répertoires, à côté des Jodelet et des Jocrisse, des rôles de docteurs grotesques, sur les épaules desquels pleuvaient les coups de bâton. Peut-être y a-t-il là la trace d'une jalousie de métier; c'était une manière comme une autre de faire concurrence à la Faculté. Tels sont vraisemblablement les ancêtres et prédécesseurs immédiats de Sganarelle et de Pancrace. Molière n'a pas absolument créé ces types. Il les a trouvés tout existants dans les habitudes théâtrales de son époque; il n'a fait que les habiller décemment et les empreindre de son génie.

Mais j'ai hâte d'arriver aux médecins sérieux, aux véritables docteurs, dont Molière n'a pas craint de faire ses amis. J'ai déjà eu occasion de nommer Bernier, plus connu aujourd'hui par les voyages lointains dont il nous a laissé le récit. Il avait été reçu docteur à Montpellier. Ancien camarade d'études de Molière et de Chapelle, il leur resta toujours uni par une étroite amitié. Après douze ans de séjour aux Indes, revenu à Paris, il partagea sa vie entre la philosophie et les sciences. C'est à lui que Gassendi avait laissé le soin de mettre en ordre ses écrits; il s'acquitta de cette tâche avec un re-

---

1. *L'Opérateur Barry*, comédie de Dancourt, 1703.

ligieux respect pour la mémoire de son maître, et essaya de populariser ses doctrines dans un *Abrégé* écrit avec beaucoup de clarté et d'élégance. Il était encore un de ces médecins, comme Gabriel Naudé, appartenant à la profession plus de nom que de fait, peu soucieux de la clientèle, partant exempt de bien des préjugés et des rancunes; homme charmant d'ailleurs, au dire de tous ses contemporains, d'un esprit aussi intarissable que son savoir, et surnommé par Saint-Évremont le *joli philosophe*. C'est aussi, je pense, comme philosophe bien plus que comme médecin, qu'il a pu exercer sur l'esprit de Molière une certaine influence, dont j'ai cherché plus haut à déterminer la nature et l'étendue. Cette influence n'était pourtant pas sans contre-poids, car nous trouvons encore dans l'entourage habituel de Molière un certain Nicolas Liénard[1], jeune alors, et qui devint doyen en 1680; cartésien forcené, qui prétendait faire rentrer la médecine entière dans les principes physiques de Descartes; nous savons, du reste, trop peu de chose sur son compte pour pouvoir en tirer quelque conjecture.

IV. Mais le plus connu de ces médecins, celui qui doit à son amitié avec Molière une célébrité qu'il n'aurait jamais conquise par lui-même, et à qui l'opinion publique prêtait, du vivant même de notre auteur, une

---

1. « Molière avait pour amis particuliers MM. Liénard et Mauvillain, docteurs de la Faculté, qui lui fournirent autrefois la plupart des traits qu'il a lancés, non contre la médecine, mais contre quelques médecins. » (*Lettre de M*** à un ami de province*, 1736. Tiré de la bibl. Falconnet.)

active collaboration à ses pièces médicales, c'est le docteur Mauvillain. On sait que c'est en faveur de son fils que fut écrit, par Molière, le *placet* suivant, qui se trouve en tête du *Tartufe*.

« Sire,

« Un fort honnête médecin dont j'ai l'honneur d'être le malade, me promet et veut s'obliger, par-devant notaire, de me faire vivre encore trente années, si je puis lui obtenir une grâce de Votre Majesté. Je lui ai dit, sur sa promesse, que je ne lui demandais pas tant, et que je serais satisfait de lui, pourvu qu'il s'obligeât de ne me point tuer. Cette grâce, Sire, est un canonicat de votre chapelle royale de Vincennes, vacant par la mort de...

« Oserai-je demander cette grâce à Votre Majesté, le propre jour de la grande résurrection de Tartufe, ressuscité par vos bontés? Je suis, par cette première faveur, réconcilié avec les dévots, et je le serais, par cette seconde, avec les médecins. C'est pour moi, sans doute, trop de grâces à la fois; mais peut-être n'est-ce pas trop pour Votre Majesté; et j'attends avec un peu d'espérance respectueuse la réponse de mon placet. »

Le canonicat fut, en effet, obtenu. N'est-il pas singulier que nous ne possédions de Molière qu'une seule lettre par laquelle il sollicite pour un autre les faveurs royales, et que ce soit justement pour un médecin? Le ton badin de ce placet prouve assez qu'il n'avait pas grand besoin de cette réconciliation avec les médecins, qu'il demande de si bonne grâce. En tous cas, ce morceau témoigne d'une grande intimité entre les deux amis. Est-il possible de savoir quelque chose sur ce personnage, à qui revient peut-être une certaine part dans plusieurs chefs-d'œuvre? Tout ce qu'on en a su, jusqu'à présent, se borne à l'anecdote suivante contée par Grimarest : Louis XIV dit un jour à Molière : « Vous avez un médecin ; que vous fait-il ? — Sire, reprit Molière, nous causons ensemble ; il m'ordonne des remèdes ; je ne les fais pas, et je guéris. » Il est pourtant facile, en remontant aux sources, d'avoir sur ce point quelques éclaircissements, car il s'agit là d'un médecin fort bien posé, et qui jouait à la Faculté un rôle assez considérable.

Jean-Armand de Mauvillain était de Paris. Il était fils d'un chirurgien très-renommé, qui eut la charge de bibliothécaire du cardinal de Richelieu[1]. La faveur du père rejaillit sur le fils ; car celui-ci fut tenu sur les fonts par le premier ministre, qui lui donna son nom d'Armand,

---

1. Le savant doyen de la Faculté des lettres de Paris, M. V. Leclerc, a bien voulu me communiquer un exemplaire de l'*Index funereus* de Jean de Vaux (édit. de 1724), sur lequel, à la page 48, on lit cette addition, d'une écriture du temps :

« M. Nicolaus Mauvillain, Parisinus, obiit 10ª jan. anni 1663. » (Celui-là est le père.)

« Filium reliquit D. M. Parisiensem, facie aspera, moroso et
« inquieto animo præditum ; nam, licet chirurgi filius, cum in
« sui decanatus curriculo quidquid potuerat molestiæ chirurgo-
« rum societati fecisset, non melius de sua Facultate meritus
« fuit, Poquelino Molierio suæ Ægri imaginarii comœdiæ scenas
« accessorias suppeditando, quæ medicinæ et medicorum aucto-
« ritatem adeo apud plebem imminuerunt, ut nunc apud pleros-

lui témoigna toujours beaucoup d'intérêt, et s'occupa de son éducation.

Le recueil de Baron, qui contient le relevé des réceptions de médecins, par décanats, rapporte celle de Mauvillain à l'année 1647, sous le décanat de Jacques Perreau. Il doit y avoir là quelque erreur ; car, dans ce même recueil, se trouve la liste chronologique des questions médicales discutées à la Faculté ; or, sur cette liste, qui est, en effet, conforme aux registres originaux, Mauvillain figure comme bachelier jusqu'à l'année 1648 inclusivement. Sa Vespérie est placée au 22 janvier 1649 ; et son Acte pastillaire, sur cette question : *La fièvre puerpérale est-elle essentielle ou symptomatique?* correspond au 25 janvier 1650. D'où il résulte clairement que sa réception au grade de docteur dut avoir lieu dans le courant de l'année 1649 ; car bien certainement, dans le document que je viens de citer, il ne saurait être question de deux personnes différentes ; le prénoms sont les mêmes, et d'ailleurs, s'il y avait deux Mauvillain, on les distinguerait l'un de l'autre, comme cela se fait en pareil cas, et on retrouverait dans la suite quelque trace du second.

Voici qui n'est pas moins positif : *Le discours de paranymphe* [1], de Robert Patin, dont j'ai rapporté plus

« que cives tantum pro forma vocentur medici, eorum præscrip-
« tionibus et ratiociniis fere nullam habentes fiduciam, eo quod
« eventus spem a medicis datam ægros et assistentes persæpe
« fallat. »

1. Voy. plus haut, p. 63.

haut quelques passages, porte la date du 28 juin 1648. Il est suivi des éloges des candidats qui devaient, *ce même jour*, recevoir la licence. Parmi ces éloges, se trouve celui de Jean-Armand de Mauvillain, en qui l'orateur salue le favori du cardinal de Richelieu, ce qui est déjà une qualité :

Principibus placuisse viris non ultima laus est.

Ce morceau d'éloquence académique a pour nous beaucoup d'intérêt : il n'a pas la banalité des autres ; le portrait qu'il nous donne du récipiendiaire présente sur son caractère des particularités piquantes, et nous le montre comme un homme à la mode : « Telle a été, dès son enfance, l'attention donnée à son éducation, tel est le soin qu'il a toujours eu de sa personne, que, loin d'avoir dans son extérieur rien d'austère ni de repoussant, c'est par la candeur charmante de son caractère, c'est par une exquise politesse, par l'élégance de ses manières, qu'il a toujours cherché à se concilier les sympathies des honnêtes gens. Mauvillain est si bien élevé, si agréable, si séduisant, que non-seulement les Grâces semblent habiter en lui ; on dirait encore qu'il a été formé par leurs mains. Et cependant, en le voyant si attentif au soin de sa toilette et de sa chevelure, ne croyez pas qu'il se permette autre chose que des plaisirs honnêtes. Pour rien au monde il ne laisserait la mollesse porter atteinte à la vigueur de sa vertu. Jules César aimait à se vanter d'avoir des soldats qui, bien que peignés et parfumés, n'en étaient pas moins braves au combat.

Ajoutez que Mauvillain résout avec une facilité merveilleuse les questions qui lui sont proposées ; et tels sont les charmes de son élocution, qu'en vérité ce n'est pas aux oreilles de ses auditeurs que s'adresse son éloquence : elle va droit à leur cœur. »

Voilà, certes, un portrait qui n'a rien que de fort attrayant, et il y a loin du Thomas Diafoirus que nous connaissons à ce jeune étudiant si élégant et si bien paré. J'imagine qu'il y a aussi quelque allusion au caractère connu et à l'humeur enjouée de ce favori des Grâces, dans le singulier sujet qu'on lui donna à traiter l'année suivante pour son discours de vesperie : *An ridere sapientis? — ignari?* Évidemment, il dut démontrer, aux applaudissements de l'assemblée, que la gaieté était un attribut de la sagesse.

Dans ce même discours de paranymphe, Robert Patin nous apprend que Mauvillain avait fait une partie de ses études médicales à Montpellier : « Mais ce n'était pas, ajoute l'orateur, dans cette idée absurde qui y amène tant de gens, que pour avoir dormi quelques nuits à Montpellier, un beau jour on s'y réveille médecin ; non, c'était pour se convaincre et pour pouvoir raconter à tous que, quels que soient les avantages que l'on rencontre à Montpellier, on les trouve au centuple à Paris ; que les richesses si vantées de cette Faculté ne sont que pauvreté si on les compare aux nôtres. » Voilà ce qui pouvait se dire chez le chancelier de l'Université parisienne, en présence des docteurs assemblés. En réalité, ce séjour de Mauvillain à Montpellier ne nous est pas indifférent, et va nous expliquer bien des détails de sa conduite future.

Nous venons d'entendre le fils de Guy Patin. Écoutons maintenant le père. Il raconte, dans une de ses lettres, qu'en 1647 un *marchand d'orviétan* s'était adressé au doyen Jacques Perreau, à l'effet d'obtenir de la Faculté l'approbation de son opiat. Repoussé de ce côté, notre homme s'aboucha avec De Gorris, et obtint par son entremise des certificats favorables d'une douzaine d'*affamés d'argent*, parmi lesquels se trouvaient Guénaut, Des Fougerais et *Mauvillain*. Cette signature, donnée par des médecins en faveur d'une drogue exploitée par un charlatan sur le Pont-Neuf, était un fait bien grave. Ce dernier ayant renouvelé ses instances, le nouveau doyen Piètre le caressa habilement dans ses espérances, et fit si bien qu'il se fit remettre par lui l'approbation susdite; puis, dès qu'il eut entre les mains cette pièce de conviction, il dénonça les douze traîtres à la compagnie. Ils furent contraints d'avouer leur faute, et par décret solennel furent chassés de la Faculté. — Cette aventure n'est certainement pas à l'honneur de Mauvillain. Ce qu'on peut dire de mieux pour l'excuser, c'est qu'à cette époque, ainsi que je l'ai démontré, il n'était encore que bachelier; et qui sait? c'était le moment où les passions étaient le plus excitées au sujet de Renaudot et de l'antimoine. Les noms auxquels le sien se trouve associé montrent assez de quel côté il s'était rangé dès lors. Peut-être vit-il dans ce marchand d'orviétan un chimiste persécuté. Quoi qu'il en soit, les douze coupables une fois exclus virent leur avenir compromis, et jugèrent prudent de s'humilier. Après avoir demandé publiquement pardon, ils furent réintégrés. Mais, dit Guy Patin, « la tache leur en est restée. »

V. Pendant les années qui suivent, nous retrouvons Mauvillain parmi les chefs les plus actifs et les plus remuants du parti antimonial. Plusieurs des sonnets qui se trouvent en tête de la *Stimmimachie* du P. Carneau lui sont dédiés. Cette attitude lui valut plus d'une altercation avec les demeurants de la saignée et des vieux principes. Dans ce nombre était, on s'en souvient, l'inflexible Blondel. La polémique entre Mauvillain et ce docteur de la vieille roche, ne tarda pas à atteindre les proportions d'une inimitié personnelle des plus violentes. Aussi lorsqu'en 1658, comme par une dernière faveur de la fortune qui allait bientôt le trahir, Blondel fut appelé au décanat par une imposante majorité, Mauvillain se signala par des protestations bruyantes dont l'inconvenance lui est fort aigrement reprochée dans le procès-verbal de l'élection. Mais ce n'était là que le prélude de démêlés bien autrement graves avec le nouveau doyen. Dès les premières pages du volumineux *Commentaire* rédigé par Blondel, nous trouvons un chapitre portant ce titre significatif : *Historia facinoris Mauvillani et consortium;* histoire de l'attentat de Mauvillain et consorts.

C'était à une thèse quodlibétaire; une nombreuse assemblée se pressait sur les bancs de l'École pour assister à l'argumentation. Un des docteurs désignés pour disputer avec le candidat se présenta, selon l'usage, en robe et en bonnet; mais, appelé ce jour-là par une affaire pressante, il s'excusa auprès du doyen, offrit de se faire remplacer par un confrère, reçut les émoluments qui lui revenaient pour la séance, et sortit. Sans attendre qu'on l'y invite, Mauvillain se présente pour argumenter, et va s'asseoir au banc réservé pour cet usage. Le doyen lui adresse ses observations; il n'en tient aucun compte. Il reste pendant deux heures à la place qu'il s'est choisie. Puis il se présente à son tour pour toucher ses émoluments. Blondel les lui refuse; Mauvillain insiste, il se moque de la parcimonie du doyen. Celui-ci s'irrite, la dispute s'échauffe, des réclamations on passe aux menaces, des menaces aux injures, puis, au milieu du tumulte qui s'ensuit, tout d'un coup Mauvillain saisit le bonnet que le doyen portait sur la tête, et sort en l'emportant. — Ceci, bien entendu, est le récit de Blondel. Mauvillain racontait les choses autrement. Il prétendait que son tour d'argumenter était venu, qu'en conséquence sa réclamation était légitime, et qu'en lui refusant ses émoluments, le chef de la compagnie avait manqué à tous ses devoirs. Quant à l'histoire du bonnet, voici, disait-il, ce qui s'était passé : en gesticulant avec véhémence, le doyen l'avait laissé tomber de dessus sa tête; lui, Mauvillain, s'était baissé pour le ramasser, par pure civilité; mais, Blondel ayant pris ce mouvement pour une voie de fait, il n'avait pas voulu continuer une contestation qui prenait cette tournure, et s'était retiré, emportant par hasard le bonnet qu'il tenait à la main. Quoi qu'il en soit, peu nous importe : ce qui est certain, c'est que Mauvillain se colleta, ou peu s'en faut, avec son doyen, et cela en pleine séance publique. Lui sorti, deux des docteurs présents s'interposèrent pour expliquer sa conduite et prendre sa défense. Le doyen leur imposa silence, ils refusèrent de se taire, et l'assemblée se sépara au milieu d'un désordre inexprimable. Cet acte de rébellion ne pouvait passer impuni. Mauvillain fut condamné à quatre ans de suspension de tous ses droits, et ses deux défenseurs intempestifs chacun à deux ans. Mais il ne se tint pas pour battu. Il en appela au Parlement de la sentence du doyen. De là un long procès.

Voilà certes les faits et gestes d'un docteur fort peu soucieux de la hiérarchie ; il ne faudrait pourtant pas s'en rapporter absolument aux comptes rendus de Blondel, trop intéressé dans la question pour être impartial. Mauvillain avait de nombreux amis dans la Faculté. Il y exerça avec talent les fonctions de professeur de botanique, et plus tard collabora avec Fagon à la rédaction de l'*Hortus regius*. Les thèses soutenues sous sa présidence, et dues à son inspiration, ont la plupart un double caractère. Ou bien il s'agit des louanges de la chimie, et là nous retrouvons l'ancien élève de Montpellier, tout dévoué à la polypharmacie, vantant les vertus singulières de la corne de rhinocéros, du saphir, de l'émeraude, du bézoard, de l'antimoine surtout, et raillant vigoureusement les partisans attardés du séné et du sirop de roses pâles; ou bien c'est quelque sujet facétieux comme celui-ci : *An pallidis virginum coloribus Venus?* prêtant à toute espèce d'équivoques et de plaisanteries gauloises, dites en beau latin. J'ai déjà fait remarquer que ces sortes de sujets étaient assez de mise à la Faculté. Peu de jours auparavant il s'y était soutenu une thèse analogue, que l'auteur terminait par une prosopopée à Vénus, la plus puissante et la plus douce des divinités, la seule à qui Bacchus dût céder le pas. — Tout cela semble nous révéler un homme d'humeur fort indépendante, fort joviale, fort irascible, naturellement porté à l'opposition, et pouvant à l'occasion devenir un chef de parti.

C'est ce qui arriva. Dans la réaction contre les hommes et les choses du passé, qui suivit la victoire définitive de l'antimoine, Mauvillain, l'ancien proscrit, l'homme qui avait donné le plus de gages à la révolution, se trouva désigné pour le décanat. Il fut élu en 1666. Quelle satisfaction pour un docteur chassé deux fois pour insurrection, de rentrer le front haut, et de porter au cou les clefs et le sceau de la Faculté ! En marge du décret de 1658, qui porte son expulsion temporaire, on lit ces mots qui sont d'une autre écriture que le décret lui-même, et que l'on reconnaît pour être de la propre main de Mauvillain : « *Qui magister de Mauvillain post sex annos decanus fuit renuntiatus.* » Tous ses rêves d'ambition, tous ses désirs de vengeance étaient réalisés.

La même scène, les mêmes protestations qui s'étaient produites lors de l'élection de Blondel, se renouvelèrent à la sienne. Mais les rôles étaient changés. Il en fait lui-même la narration : « Les trois électeurs désignés par le sort étaient De Beaurains, Hardouin de Saint-Jacques l'ancien doyen, l'intrépide défenseur du *Codex* parisien et de l'antimoine, et Des Fougerais, dont le nom est connu de la ville et de l'univers. Le nouveau doyen fut proclamé au milieu de l'assentiment et de la joie universelle, qui était d'autant plus grande, qu'aucun docteur du petit banc n'avait été désigné par les électeurs ci-dessus nommés pour aucune autre dignité. Mais bientôt on entendit protester avec fracas maître Blondel, le plus contentieux des mortels, perturbateur juré de la république médicale, perpétuel détracteur des honnêtes gens, infatigable et entêté dans son opposition à toutes les décisions de la compagnie, et qui n'a jamais épargné ni les plus éminents praticiens, ni ceux-là même qui ont le mieux mérité du roi et de la famille royale. Le résultat du scrutin l'avait foudroyé (et je n'en suis pas surpris). Il sortit comme un furieux, ne pouvant supporter l'idée de voir parvenu à la plus éminente dignité de l'École l'homme que dans les précédents *Commentaires* il avait poursuivi, avec autant d'injustice que d'acharnement, de sa rage venimeuse. Mais la présente élection indique assez combien ses calomnies étaient téméraires, et dictées par une perversité jalouse. »

Cette diatribe sous forme de procès-verbal est le résumé anticipé du décanat de Mauvillain. Arrivant au moment où la victoire n'était plus douteuse, mais où les passions de la lutte n'étaient pas encore éteintes, il avait beau jeu de poursuivre, sous prétexte de légalité, les dernières résistances. J'ai raconté plus haut[1] les efforts désespérés de Blondel en faveur d'une cause perdue, l'interminable procédure dont l'histoire occupe une grande partie du *Commentaire* de Mauvillain; j'ai montré ce dernier plaidant au Parlement pour la suppression, d'office, d'une thèse hostile à l'antimoine. Il eut beau faire renouveler un ancien décret qui portait l'exclusion, *ipso facto*, de tout docteur qui en aurait appelé aux tribunaux ordinaires des décisions de la Faculté. Rien n'y fit : Blondel plaida contre ce décret, et il fallut aller jusqu'au bout, c'est-à-dire jusqu'à la saisie de la maison de ce plaideur incorrigible.

Au reste, Mauvillain est un exemple vivant de l'incroyable puissance d'absorption exercée par la Faculté sur ses doyens. Homme nouveau, arrivé au pouvoir par le triomphe d'un parti, l'institution le dominait, et lui imposait toutes ses traditions. Lui, fils de chirurgien, ancien élève de Montpellier, il devait, ce semble, traiter avec bienveillance la profession de son père, et voir d'un œil favorable les progrès de la Chambre royale. Tous ces sentiments si naturels disparaissent chez lui le jour où il est nommé doyen. Il se signale, lui aussi, par des actes de vigueur contre les empiétements

---

1. Voy. page 213.

des Facultés étrangères. Dès le lendemain de son élection, en recevant les hommages des barbiers-chirurgiens, il se plaint de la froideur de leurs félicitations, et leur reproche de vouloir toujours secouer le joug, pourtant si doux, de la Faculté. Il fait casser deux médecins qui se sont rendus sans autorisation à un examen de Saint-Côme. Il y conduit en personne un huissier pour faire effacer le mot *Collegium*, subrepticement rétabli dans la salle des séances. Après sa dévotion à l'antimoine, la lutte contre la chirurgie sera désormais son principal souci.

En voilà bien assez pour faire voir que Mauvillain n'est pas, tant s'en faut, un homme impartial ni au-dessus des préjugés et des passions de son corps. Il est néanmoins très-bien placé pour fournir à Molière les situations et les détails techniques dont son ami a besoin pour ses comédies. D'une part, il a de vieilles rancunes contre un parti naguère puissant qui l'a par deux fois exclu de la Faculté, et il ne se fait aucun scrupule de livrer à l'ennemi des médecins les termes, les usages, les secrets défauts et les travers de la génération médicale qui le précède, et qu'il cherche à supplanter. D'autre part, il est doyen, et, malgré ses liaisons avec Guénaut et Des Fougerais, il doit nourrir contre eux un peu de ces méfiances mêlées de jalousie, que tout médecin étranger à la cour a pour ceux de ses confrères qui courent les places et les honneurs. Joignez-y l'intempérance de langue et l'esprit satirique qui lui sont naturels : voilà de quoi expliquer bien des choses ! Et puis il n'est pas bien sûr qu'il ait servi Molière de la façon qu'on s'imagine, en lui dictant des plaisanteries toutes faites, et en s'associant de tout point à ses intentions. Il lui fournit des idées et des mots, cela n'est pas douteux ; mais Molière a son plan et son but, qu'il conçoit sans l'aide de personne. Homme d'esprit, rencontrant un autre homme d'esprit, il le fait causer, il l'anime, il met la conversation sur les sujets qui lui sont le plus à cœur, les querelles de coterie et de métier ; il l'encourage à exhaler sa bile, à donner cours à son humeur sarcastique. Chemin faisant, il recueille les anecdotes, fait sa provision de mots à effet, et le jour venu, il saura les utiliser, dût-il en rejaillir quelque chose sur Mauvillain lui-même ; ce qui n'empêche pas qu'à tout prendre, s'il lui fallait choisir entre les retardataires qui veulent que rien n'ait changé depuis Fernel, et le parti qui, avec l'antimoine, admet la circulation du sang, il n'hésiterait pas.

VI. Je dois ici parler d'une anecdote que les commentateurs de Molière ont souvent répétée. On a prétendu que toute sa haine contre la médecine venait d'une querelle de ménage que sa femme aurait eue avec celle d'un médecin son voisin. « Pour ne laisser aucun doute sur cet article, dit un écrivain presque contemporain[1], il faut apprendre au peuple, aux demi-savants et aux adorateurs de la comédie, que Molière n'a fait

1. François Bernier, qu'il ne faut pas confondre avec Jean Bernier, dont il a été question plus haut. Après avoir longtemps

monter la médecine en spectacle de raillerie sur le théâtre que par intérêt et pour se venger contre une famille de médecins, sans se mettre fort en peine des règles du théâtre, et particulièrement de celle de la vraisemblance; car de toutes les pièces dont ce comédien a outré les caractères, ce qui lui est souvent arrivé, et qu'on ne voit guère dans l'ancienne comédie, celles où il joue les médecins sont incomparablement plus outrées que les autres; mais, comme il faut être maître pour s'en apercevoir, ceux qui cherchent à rire ne pensent qu'à rire, sans se mettre en peine s'ils rient à propos. » Quelle est donc cette mystérieuse affaire? Je la trouve contée avec détail, cette fois du vivant même de Molière, dans un écrit dont le titre a été quelquefois cité par les éditeurs, sans qu'aucun d'eux se soit avisé de le consulter. C'est une comédie intitulée : *Élomire hypochondre, ou les Médecins vengés*, par le sieur Le Boullanger de Chalussay ; satire violente et cruelle contre Molière, dont *Élomire* est ici l'anagramme. Voici ce que dit Élomire lui-même au sujet de cette aventure :

> Mon *Amour médecin*, cette illustre satire
> Qui plut tant à la cour, et qui la fit tant rire,
> Ce chef-d'œuvre qui fut le fléau des médecins,
> Me fit des ennemis de tous ces assassins ;

exercé la médecine à Amboise, ce Bernier vint se fixer à Paris. Quoiqu'il portât le titre de médecin de la duchesse douairière d'Orléans, il vécut dans un état voisin de la misère, d'où une âpreté de caractère dont il a laissé la preuve dans ses *Essais de médecine*, 1696, ouvrage diffus, où il est un peu question de tout, excepté de médecine proprement dite. C'est dans un chapitre *sur les ennemis de la médecine* qu'il consacre un article à Molière.

Et du depuis leur haine à ma perte obstinée
A toujours conspiré contre ma destinée...
Écoutez. L'un d'entre eux, dont je tiens ma maison,
Sans vouloir m'alléguer prétexte ni raison,
Dit qu'il veut que j'en sorte et me le signifie.
Mais n'en pouvant sortir ainsi sans infamie,
Et d'ailleurs ne voulant m'éloigner du quartier,
Je pare cette insulte, augmentant mon loyer !
Dieu sait si cette dent que mon hôte m'arrache
Excite mon courroux ! Toutefois je le cache ;
Mais quelque temps après que tout fut terminé,
Quand mon bail fut refait, quand nous l'eûmes signé,
Je cherche à me venger, et ma bonne fortune
M'en fait trouver d'abord la rencontre opportune.

Et il raconte comment sa femme, ayant aperçu un jour celle du médecin, qui était venue à la comédie, la fit mettre à la porte par les employés du théâtre ; comment le mari, irrité de ce procédé, monta une cabale, et se fit rendre justice :

Car par un dur arrêt, qui fut irrévocable,
On nous ordonna presque une amende honorable.
Je vais, je viens, je cours ; mais j'ai beau tempêter,
On me ferma la bouche, et loin de m'écouter :
« Taisez-vous, me dit-on, petit vendeur de baume,
Et croyez qu'Esculape est plus grand dieu que Mome. »
Après ce coup de foudre, il fallut tout souffrir ;
Ma femme en enragea, je faillis d'en mourir ;
Et ce qui fut le pis, pendant ma maladie,
Fallut de mes bourreaux souffrir la tyrannie.
Ma femme les manda sans m'en rien témoigner.
D'abord qu'ils m'eurent vu : « Faut saigner, faut saigner, »
Dit notre bredouilleur. « Ah ! n'allons pas si vite,
L'on part toujours à temps, quand on arrive au gîte, »
Dit monsieur le Lambin. — « C'est là bien décider !
Dit un autre. Il ne faut ni saigner, ni tarder ;

Si l'on tarde, il est mort ; si l'on saigne, hydropique ;
Et notre peu d'espoir n'est plus qu'en l'émétique. »
Chacun des trois s'obstine et soutient son avis ;
Et tous trois tour à tour enfin furent suivis :
L'on saigna, l'on tarda, l'on donna l'émétique,
Et je fus fort longtemps leur plus grande pratique.
A la fin je guéris ; mais, s'il faut l'avouer,
Ce fut par le plaisir que j'eus de voir jouer
Mon *Amour médecin* par mes médecins même ;
Car malgré mes chagrins et ma douleur extrême,
J'admirai ma copie en ces originaux,
Et je tirai mon bien d'où j'avais pris mes maux.

Ainsi, toute la guerre faite aux médecins par notre premier comique se réduirait aux mesquines proportions d'une rancune de locataire contre un propriétaire qui a augmenté son terme! Cette rancune aurait été poussée au point de le rendre malade! C'est à de pareils motifs que nous devrions tant de chefs-d'œuvre! Je ne ferai point à Molière l'injure de discuter cette proposition. Cependant, comme tout renseignement est bon à recueillir, même de la bouche d'un ennemi, j'admettrai volontiers que Molière ait pu spirituellement profiter de la circonstance pour charger le portrait de son *bredouilleur*, qui, en ce cas, ne serait autre que Brayer en personne[1]. Mais il importe d'ajouter que cette anecdote prouve précisément le contraire de ce qu'on prétend en tirer, puisque le fait se serait passé *après* les représentations de l'*Amour médecin*.

VII. Quelques détails ne seront pas inutiles sur cette

---

1. Voy. p. 140.

pièce d'*Élomire hypochondre ou les Médecins vengés*, dont le second titre semble promettre quelques éclaircissements au sujet des démêlés possibles de Molière avec les médecins. — Elle a deux éditions : l'une de 1670, l'autre de 1672 ; toutes deux sont donc, ce qui est intéressant, antérieures au *Malade imaginaire*. La première porte, en manière de frontispice, une jolie vignette qui représente Molière prenant des leçons de Scaramouche, avec cette inscription :

Scaramouche enseignant, Élomire étudiant,

Et plus bas :

Qualis erit tanto docente magistro !

Suit une préface d'un ton fort aigre, dans laquelle l'auteur nous apprend qu'Élomire avait annoncé l'intention de se mettre lui-même sur la scène, et que la comédie en question n'a été écrite que pour suppléer à l'inexécution de ce projet.

L'édition de 1672 est une contrefaçon de la première. Comme pour lever toute espèce de doutes sur le personnage principal, elle a pour titre : *Élomire, c'est-à-dire Molière hypochondre*, etc. M. Jacob[1], bibliophile, pense que cette contrefaçon doit avoir été imprimée en France après la saisie de l'édition originale, saisie racontée dans la postface au lecteur, qu'on ne trouve pas dans les réimpressions de Hollande : « Ce serait peu que vous vissiez le portrait du sieur Molière

---

1. Catalogue de la bibliothèque dramatique de M. de Soleine.

dans cette pièce, si vous n'appreniez en même temps ce qu'il a fait pour la supprimer, puisque cela a donné lieu à l'auteur d'en faire une seconde, qui est capable de le faire devenir fou, dès qu'elle aura vu le jour, tant pour la manière dont elle y doit être mise que pour le sujet de la pièce. Mais, pour vous en informer plus particulièrement, vous saurez que l'auteur de cette comédie, ayant su que son libraire avait été suborné et gagné par le sieur Molière, et qu'il avait supprimé la pièce, au lieu d'en faire part au public et de la débiter, il le tira en cause pour en retirer tous les exemplaires ou la valeur suivant le traité fait entre eux. Mais l'artifice et le crédit du sieur Molière eurent tant de force que, par une sentence du juge de police, cet auteur perdit son procès, et ses exemplaires furent confisqués; le sieur Molière en triompha. Mais il fut bien surpris d'apprendre ensuite que l'auteur avait appelé de cette sentence au Parlement, et plus encore quand il vit qu'il en poursuivait l'audience à la grand'chambre, et que l'avocat qui devait plaider sa cause était un des plus habiles et des plus éloquents du barreau. Cette surprise-là l'interdit pourtant moins que celle qu'il eut, lorsqu'on l'assura que son antagoniste avait fait une comédie de ce procès, intitulée le *Procès comique*, et qu'il la devait bientôt donner à ses juges pour factum..... » — On croit que cette comédie du *Procès comique* n'a pas paru.

Quel était ce Le Boullanger de Chalussay? Ici, malheureusement, les documents nous font absolument défaut.

Était-ce un médecin? Je ne trouve son nom sur aucune des listes de l'époque. Mais ce qui me porte à penser le contraire, c'est que la comédie n'est pas le moins du monde, comme on serait tenté de le croire, une réhabilitation des médecins. En voici, en deux mots, le sujet : Élomire se croit malade, et dans son désir de guérir, il est prêt à subir toutes les conditions qu'on voudra lui faire, et va de médecins en médecins demander sa guérison. Ceux-ci se donnent le mot pour abuser de sa crédulité; ils l'obligent à se déguiser en Turc pour obtenir une consultation, et lui jouent tous les tours imaginables; ils sont du reste aussi ridicules, aussi empesés que possible; ils se querellent à tout propos entre eux, en présence de leurs malades; ils corrompent le domestique d'Élomire, moyennant quoi, ils l'attirent à un divertissement, pendant lequel ils font prévenir un exempt qu'il se trouve là un assassin. L'exempt arrive; Élomire vide ses poches pour se débarrasser des archers, et se sauve à toutes jambes. Après cette ignoble plaisanterie, les médecins sont enchantés, et vont boire à leur vengeance satisfaite, en compagnie des archers, avec l'argent d'Élomire.

Tout cela n'est certainement pas à leur honneur. Loin de vouloir chercher à cette pièce une signification qu'elle n'a pas, je pense que le sieur de Chalussay est tout simplement quelque misérable homme de lettres envieux de la gloire de Molière, et qui cherche à le décrier par tous les moyens. Jamais aussi jalousie plus basse ne produisit une œuvre plus inepte. Telle qu'elle est pourtant, nous pouvons en tirer parti, en étudiant les procédés dont se sert la haine de l'auteur.

Évidemment, son ouvrage est celui d'un homme qui a très-bien connu Molière; il est initié même aux secrets de sa vie privée; il ramasse soigneusement tout ce que la sottise et l'envie ont pu débiter sur son compte, mais il affecte en même temps de lui rendre justice, et de lui décerner parfois de véritables éloges, pour avoir ensuite le droit de lui prêter des ridicules, et, qui plus est, des crimes. C'est le système connu de tous les calomniateurs.

Ainsi il nous donne les détails les plus circonstanciés sur la famille, les études, les débuts de Molière. Il nous le montre *né dans la friperie, dans la juiverie*, comme on le disait avec malignité, allant à Orléans prendre ses licences, restant quelque temps au barreau, puis emporté par son goût pour le théâtre; il raconte ses premières représentations avec une mauvaise troupe, son séjour de dix ans en province, son retour à Paris, ses tentatives malheureuses dans la tragédie, le succès prodigieux de l'*Étourdi* et du *Dépit amoureux*. C'est Élomire lui-même qui donne tous ces détails, pour répondre aux plaintes et aux reproches continuels de ses acteurs. Dieu sait, dit-il,

> Dieu sait si, me voyant alors le vent en poupe,
> Je devais être gai; mais le soin de la soupe
> Dont il fallait remplir vos ventres et le mien,
> Ce soin, vous le savez, hélas! l'empêchait bien.
> . . . .
> . . Après que mes soins ont revêtu des gueux,

INDICATIONS A EN TIRER. 445

> Je me vois mépriser et gourmander par eux.
> C'est vous, ô champignons élevés sur ma couche,
> Vous pour qui j'ai tiré jusqu'au pain de ma bouche,
> Vous pour qui j'ai veillé tant de jours et de nuits,
> C'est vous, ingrats, c'est vous qui me comblez d'ennuis !

Ce qui n'empêche pas que, lorsque, après avoir énuméré ses services passés, il leur demande, fort de la conscience de ses bienfaits :

> Et de vous, toutefois, qui peut se plaindre ?

ils répondent à l'unisson, comme la Médée de Corneille :

> *Tous.* Moi !

Et de quoi se plaignent-ils donc ? c'est ici que la calomnie commence à se montrer. Le caractère profondément bon, mais vif et irascible de Molière était connu de tout le monde. Avec un peu de bonne volonté, il n'est pas difficile d'en faire un homme bizarre, emporté, capricieux, à charge à lui-même et aux autres, maugréant sans raison contre tout et contre tous. Mais ce n'est rien encore : un peu plus loin, il s'agira de la fameuse *toux* de Molière, et sous prétexte d'intérêt pour sa santé, on lui donnera de ces conseils aigre-doux qui rappellent ceux des amis de Job :

> ÉPISTÉNEZ. On augmente son mal, faisant la comédie,
> Parce que les poumons, trop souvent échauffés,
> Ainsi que je l'ai dit, s'en trouvent desséchés ;
> Et l'on en peut guérir, pourvu que l'on s'abstienne
> D'abord de comédie *et de comédienne.*
> Mais alors que ce mal dans un comédien
> Augmente nuit et jour, parce qu'il ne vaut rien,

> Qu'il choque dieux et gens dedans ses comédies,
> Le ciel seul peut alors guérir ses maladies,
> Et tous les médecins de notre Faculté
> Ne sauraient lui donner un seul brin de santé.

Puis viennent les allusions sanglantes aux chagrins domestiques, à la jalousie trop justifiée du mari; on la voit naître, cette jalousie, dans une conversation de Molière avec ses amis Barry et Orviétan.

> Élomire. . . . . Qui forge une femme pour soi,
> Comme j'ai fait la mienne, en peut jurer sa foi.
> Barry. Mais quoique par Arnolphe Agnès ainsi forgée,
> Elle l'eût fait cocu, s'il l'avait épousée.
> Élomire. Arnolphe commença trop tard à la forger;
> C'est avant le berceau qu'il y devait songer,
> Comme quelqu'un l'a fait. . . . .

Nous retrouvons ici cette atroce calomnie répandue du vivant de Molière, et qui l'accusait d'avoir épousé sa propre fille; calomnie si habilement exploitée par ses ennemis, qu'il a fallu, pour la détruire, les trésors d'érudition dépensés par M. Beffara à réduire à leur juste valeur des apparences fâcheuses.

On le voit, c'est partout le même procédé; partout un fond de vérité ou de vraisemblance sert à faire passer les plus cruelles insinuations. Reste à expliquer le titre même de la pièce: Élomire *hypochondre*. Quoi donc! le poëte qui a su répandre une si franche gaieté sur les misères d'Argan, serait-il lui-même un malade imaginaire? — Ici je ne voudrais pas trop m'aventurer. Je ne puis pourtant m'empêcher d'être vivement frappé, quand je vois le rival envieux qui se propose de peindre à la fois tous les défauts de Molière, les grouper en quelque sorte autour d'un travers capital qui les résume tous, l'hypochondrie; je me demande si le détracteur, même le plus injuste, oserait bien lui forger de toutes pièces un caractère qui serait au rebours de la vérité. Il veut, dit-il, le peindre tel qu'il est : ne faut-il pas que le portrait soit, sinon vrai, du moins vraisemblable? Aussi bien, la biographie élogieuse écrite par Grimarest contient un mot qui pourrait nous mettre sur la voie : « Dix mois après son raccommodement avec sa femme, il donna, le 10 février de l'année 1673, le *Malade imaginaire, dont on prétend qu'il était l'original.* »

VIII. Molière était réellement malade. Le genre de mort auquel il succomba rend très-probable la supposition qu'il était atteint depuis longues années d'un anévrisme qui se rompit dans un effort. Nous avons même quelques données sur l'époque où il commença à sentir les premières atteintes de son mal. M. Bazin[1] nous le montre, aux environs de 1667, obligé par deux fois de renoncer à monter sur les planches. En juin de cette même année, le journal en vers de Robinet, continuateur de Loret, dit de Molière :

> Et lui, tout rajeuni du lait
> De quelque autre infante d'Inache,
> Qui se couvre de peau de vache,
> S'y remontre *enfin* à nos yeux
> Plus que jamais facétieux.

1. *Ouv. cit.*

Il y a tout lieu de croire, en rapprochant les dates, que c'est cette même période, maladive et triste, de la vie du poëte, à laquelle fait allusion Le Boullanger de Chalussay, attribuant à une colère rentrée ce qui n'était que le premier indice de la maladie qui devait terminer ses jours. C'est alors qu'il peut lui prêter les vers suivants :

> Et sans exagérer je puis vous dire aussi
> Qu'homme n'a plus que moi de peine et de souci.
> Vous en voyez l'effet de cette peine extrême
> En ces yeux enfoncés, en ce visage blême,
> En ce corps qui n'a plus presque rien de vivant,
> Et qui n'est presque plus qu'un squelette mouvant.

C'est alors que, pour employer ses expressions, « l'on saigna, l'on tarda, l'on donna l'émétique. » En d'autres termes, c'est alors que Molière se soigna. Il était homme, après tout ; et qu'y a-t-il de surprenant qu'il ait, comme un autre, cherché des remèdes à ses maux ? — Que, de plus, se voyant condamné à une inaction qui lui pesait, il eût par intervalles des moments de découragement et des accès d'humeur noire, cela n'aurait aussi rien que de très-naturel. Puis son courage reprenait le dessus ; il fallait vivre : il fallait procurer du pain à toute cette troupe qui n'avait que son talent pour ressource ; alors adieu les remèdes ; il reprenait sa chaîne, sauf à retomber un peu plus tard, quand ses forces venaient à défaillir, et à reprendre un traitement toujours interrompu.

Avec un peu de malignité, il n'est pas difficile de transformer cette triste histoire en celle d'un hypochondriaque, d'un homme qui s'écoute, qui se plaint sans cesse, et qui se soumet chez lui à tous les caprices des médecins qu'il nargue au dehors. J'avoue qu'il y avait une insigne lâcheté à railler ainsi les souffrances d'un malade. Mais je ne suis pas chargé de prendre la défense de Le Boullanger de Chalussay; et toujours est-il qu'il est bien curieux de voir un ennemi de Molière faire de lui, par anticipation, un malade imaginaire.

M. Bazin, dont j'ai plusieurs fois déjà cité les recherches consciencieuses, a certainement été bien inspiré lorsqu'il a dit de Molière : « Cet homme, qui se moquait si bien des prescriptions et des remèdes, se sentait malade. Avec une dose ordinaire de faiblesse, il aurait demandé à tous les traitements une guérison peut-être impossible. Ferme et emporté comme il l'était, il aima mieux nier d'une manière absolue le pouvoir de la science, lui fermer tout accès auprès de lui, et employer ce qui lui restait de santé à remplir sa vie selon son goût et sa passion. Il y avait dans son fait à l'égard de la médecine quelque chose de pareil à la révolte du pécheur incorrigible, une vraie bravade d'incrédulité. » — Si j'ai bien compris les choses, il y avait plus encore : il y avait, à ce moment de sa vie, le dépit d'un malade qui s'est en vain adressé à la science, et qui vient de perdre ses dernières illusions; il y avait les luttes cachées d'un homme qui triomphe de sa propre faiblesse, qui, au moment de succomber au découragement, se roidit, fait effort, et livre à la risée publique les secrets les plus douloureux de son âme. Peut-être aussi, en voyant son portrait dans *Élomire*, avait-il reconnu, avec cette loyauté de conscience qui est le propre des hommes vraiment forts, que son ennemi avait frappé juste, et voulait-il protester contre sa misère, en faisant rire de lui-même sous le personnage d'Argan.

C'est, en effet, le caractère commun à ses plus étonnantes productions : il y met tout son génie et tout son cœur. Misanthrope, il met la misanthropie en scène avec une souveraine éloquence. Mari malheureux, cœur tendre et misérablement subjugué par les charmes d'une coquette indigne de lui, il se reproche ses contradictions, et tout honteux d'une passion qu'il chérit en secret, il fait en quelque sorte sa confession publique :

> Mais avec tout cela, quoi que je puisse faire,
> Je confesse mon foible, elle a l'art de me plaire ;
> J'ai beau voir ses défauts, et j'ai beau l'en blâmer,
> En dépit qu'on en ait, elle se fait aimer !

Et qui ne se rappelle tous ces admirables tableaux des tortures de la jalousie, qui sont l'histoire de sa vie, ces folles créations sur lesquelles une larme a dû tomber plus d'une fois, et qui charmeront éternellement par ce mélange singulier de rire et de douleur qui est le fond même de la nature humaine ?

IX. Eh bien, c'est ce même sentiment, personnel et humain tout à la fois, qu'il me semble retrouver dans le *Malade imaginaire;* c'est là l'œuvre d'un homme qui chérit la vie, qui voit bien qu'elle lui échappe, qui voudrait la retenir, qui se sent homme en un mot, et qui gémit de sa faiblesse. Je ne sais ; mais plus je relis cette dernière et prodigieuse invention de son génie, plus je suis frappé de ce qu'elle a de profondément triste, à travers l'étourdissante gaieté qui y circule d'un bout à l'autre ; c'est à faire frémir : cette chambre de malade, ces drogues amoncelées, ces médecins qui errent autour de leur *sujet*, comme des figures de revenants, ou comme des vampires guettant leur proie, cette femme hypocrite et cupide qui compte déjà les écus de la succession ; il y a là je ne sais quoi de lugubre, et comme un avant-goût de la mort, qui donne le frisson. Et quand on songe que l'homme qui joue ce rôle de moribond est déjà frappé, et porte en lui le trait fatal, on se prend à tressaillir, on est saisi par tous les côtés à la fois, on est partagé entre un invincible plaisir et une profonde pitié.

La dernière pièce où Molière avait introduit des médecins, c'était *Monsieur de Pourceaugnac*. Quel chemin il a fait depuis ! Jusqu'alors ce qu'il narguait en eux, c'étaient leurs côtés extérieurs, leurs perruques, leurs rabats, leur latin, leurs dissertations pédantesques. C'était de la satire, et rien de plus. Maintenant, c'est un véritable drame qui se déroule aux yeux du spectateur ; drame intime et poignant, où le principal personnage, auteur, acteur et victime, met sa vie pour enjeu du succès, et étale à nu la plus incurable des misères humaines : l'impuissance dans l'attachement à la vie.

Certes, il y avait quelque chose de ce sentiment dans ses précédents ouvrages ; car tous ses caractères comiques sont multiples et peuvent être pris par deux côtés.

Par exemple, si Tartufe était seul, il ne serait qu'odieux et insupportable : ce qui fait la comédie, c'est la crédulité de ce pauvre homme qui se laisse duper par un fripon, jusqu'à lui donner sa fille, et se dépouiller pour lui de son bien. De même pour les médecins : ce qu'il y a de plus ridicule en eux, c'est l'aveugle confiance qu'ils inspirent ; plus leur science est vaine et creuse, plus on prend en commisération les malheureux qui s'attachent à leurs paroles comme à des oracles, et qui ne sauraient faire un pas sans les consulter.

Mais ici l'enseignement acquiert une tout autre grandeur. Ce n'est plus seulement la crédulité, la sottise des hommes qui sont en question : l'instinct naturel de la conservation devient, poussé à l'excès, la plus impérieuse, la plus tyrannique, la plus égoïste des passions. Otez-lui sa crainte de la mort, Argan ne sera qu'un bon bourgeois assez borné ; il devient un despote domestique, il sacrifie le bonheur de ses enfants à une fantaisie niaise ; il s'humilie lâchement devant les ordonnances de M. Purgon et les clystères de M. Fleurant. Il y a surtout un moment où cet instinct se réveille en lui avec une éloquence incomparable ; c'est celui où, voulant faire le mort pour sonder les dispositions de sa femme, il se ravise tout à coup, et s'écrie : « N'y a-t-il point quelque danger à contrefaire le mort[1] ? » Malgré tout cela, il inspire un profond intérêt ; car il est vraiment et cruellement malheureux. Croire souffrir, n'est-

---

1. Un contemporain, dont on aime à ignorer le nom, eut la

ce pas souffrir en effet? Telle est pourtant la vraie hypochondrie : maladie implacable, qui défie tous les remèdes, parce qu'elle envahit l'homme tout entier, en lui donnant, par un prodige de l'imagination, le triste pouvoir de se créer à lui-même de nouvelles douleurs.

Et c'est justement parce que le *Malade imaginaire* est une œuvre passionnée, pleine de pressentiments et de tristes retours de l'auteur sur lui-même, qu'il me paraît plus difficile qu'on ne le croirait au premier abord, d'y chercher sa véritable pensée sur la médecine, je dis sa pensée désintéressée, philosophique, dégagée de la pression des circonstances extérieures. Je sais qu'il semble l'avoir exprimée ailleurs. Voici, par exemple, ce qu'il dit, parlant en son propre nom, dans la préface du *Tartufe* : « Qu'est-ce que, dans le monde, on ne corrompt point tous les jours? Il n'y a de chose si innocente où les hommes ne puissent porter du crime; point d'art si salutaire dont ils ne soient capables de renverser les intentions; rien de si bon en soi qu'ils ne puissent tourner à de mauvais usages. *La médecine est un art*

---

cruauté de faire à ce propos, sur la mort de Molière, l'épigramme suivante :

> Ci gît un qu'on dit être mort;
> Je ne sais s'il l'est ou s'il dort;
> Sa maladie imaginaire
> Ne saurait l'avoir fait périr :
> C'est un tour qu'il joue à plaisir,
> Car il aimait à contrefaire.
> Comme il était grand comédien,
> Pour un malade imaginaire,
> S'il fait le mort, il le fait bien.

profitable, et chacun la révère comme une des plus excellentes choses que nous ayons; et cependant il y a eu des temps où elle s'est rendue odieuse, et souvent on en a fait un art d'empoisonner les hommes. » Il semblerait donc ne condamner que l'abus, et approuver l'usage. Mais, je l'avoue, ce passage ressemble trop à une précaution oratoire, pour qu'on en puisse tirer une conclusion certaine. Voici, d'autre part, ce qu'il dit dans le *Festin de Pierre :* « Un médecin est un homme que l'on paye pour conter des fariboles dans la chambre d'un malade, jusqu'à ce que la nature l'ait guéri, ou que les remèdes l'aient tué. » Il est vrai que, cette fois, c'est don Juan qui parle, don Juan *impie en médecine* comme dans tout le reste, et dont Molière ne prétend certainement pas endosser toutes les opinions. Dans le *Malade imaginaire,* au contraire, nous avons un personnage qui représente trop évidemment le rôle de la raison et du bon sens pour qu'on ne soit pas autorisé à chercher en lui les opinions de Molière lui-même. C'est Béralde. Poussé à bout, son frère lui demande enfin : « Vous ne croyez donc pas à la médecine ? » Voilà une question bien nette et bien catégorique. La réponse ne l'est pas moins : « *A regarder les choses en philosophe,* je ne vois point de plus plaisante momerie, je ne vois rien de plus ridicule qu'un homme qui se veut mêler d'en guérir un autre... par la raison que les ressorts de notre machine sont des mystères, jusqu'ici, où les hommes ne voient goutte ; et que la nature nous a mis au-devant des yeux des voiles trop épais pour y connaître quelque chose.... De tout temps, il s'est glissé parmi les hommes de belles imaginations que nous venons à croire, parce qu'elles nous flattent, et qu'il serait à souhaiter qu'elles fussent véritables. Lorsqu'un médecin vous parle d'aider, de secourir, de soulager la nature, de lui ôter ce qui lui nuit, et lui donner ce qui lui manque, de la rétablir, et de la remettre dans une pleine facilité de ses fonctions ; lorsqu'il vous parle de rectifier le sang, de tempérer les entrailles et le cerveau, de dégonfler la rate, de raccommoder la poitrine, de réparer le foie, de fortifier le cœur, de rétablir et conserver la chaleur naturelle, et d'avoir des secrets pour étendre la vie à de longues années, il vous dit justement le roman de la médecine. Mais quand vous en venez à la vérité et à l'expérience, vous ne trouvez rien de tout cela ; et il en est comme de ces beaux songes qui ne vous laissent au réveil que le déplaisir de les avoir crus[1]. »

Je n'ai nulle envie de discuter ici cette proposition banale, à savoir que *la médecine est un art conjectural;* avant de le faire, je voudrais bien savoir s'il est un seul art au monde qui ne le soit pas plus ou moins. Ne pas vouloir se payer de mots, consulter la vérité et l'expérience, tout cela est excellent. Mais, précisément à cause de cela, on ne saurait, en une matière si grave, se faire une opinion, sans une très-longue et très-spéciale étude; et l'on n'a pas le droit, fût-on Molière lui-même, d'invoquer des raisons comme celle-ci, qu'il est impossible

---

1. *Le Malade imaginaire,* acte III, sc. III.

qu'un homme en guérisse un autre ; car c'est là un mot, et rien de plus. Dire que les ressorts de notre machine sont des mystères difficiles à pénétrer, c'est avancer une vérité que personne ne conteste ; en conclure que la science est condamnée à se traîner toujours dans la même ornière, et que « la nature nous a mis au-devant des yeux des voiles trop épais pour y connaître quelque chose, » c'est tout simplement nier le progrès, et j'ajoute nier l'évidence ; je regrette que Molière ait laissé échapper cette phrase, indigne de son génie et contraire à tous ses instincts. A tout prendre, et en faisant toutes les concessions possibles à la faiblesse de l'intelligence humaine, et aux incertitudes que le progrès rencontre en son chemin, je serais assez de l'avis d'Argan : « Toujours faut-il demeurer d'accord que, sur cette matière, les médecins en savent plus que les autres. » Il est trop facile de répondre comme Béralde, que, quand on est malade, il ne faut rien faire, et tout attendre de la nature. En parlant ainsi, Béralde se porte bien, et il est bien probable que s'il tombe malade, il fera comme tout le monde, et appellera un médecin.

Je me trompe : il y a un homme qui, malade, n'en agit pas ainsi ; cet homme, c'est Molière ; mais, je le répète, Molière ayant essayé de tout, Molière fatigué d'une lutte impuissante, et, en désespoir de cause, maudissant l'art dont il n'attend plus aucun secours. C'est alors qu'il fait dire de lui-même par Béralde : « Il sera encore plus sage que vos médecins, car il ne leur demandera point de secours. *Il a ses raisons* pour n'en point vouloir il soutient que cela n'est permis qu'aux gens vigoureux et robustes, et qui ont des forces de reste pour porter les remèdes avec la maladie : mais que, pour lui, il n'a justement de la force que pour porter son mal. » Qu'on ne cherche pas à pallier la contradiction qui peut exister entre ces accents désespérés et la préface du *Tartufe*, que je citais tout à l'heure. Il vaut mieux consulter les dates. Cette préface est de 1667. Molière l'écrit, malade il est vrai, mais espérant encore. Sans avoir jamais eu dans la médecine une foi bien robuste, il est pourtant à son égard dans les dispositions communes, ni plus, ni moins. En 1673, il n'espère plus rien, il écrit le *Malade imaginaire*, et il meurt. Si son jugement véritable sur ce point reste pour nous enveloppé de quelque obscurité, peut-être du moins, à défaut de ce qu'il en a pensé, avons-nous découvert ce qu'il en a senti. C'est, au demeurant, ce qui importe le plus à l'histoire de l'art.

X. Quant aux médecins qu'il a joués, tout en acceptant son arrêt, je demanderai pour eux, en terminant, le bénéfice des circonstances atténuantes. De grâce, ne les jugeons pas hors du temps où ils ont vécu. Il y a, dans l'histoire de l'esprit humain, deux sortes d'époques particulièrement intéressantes : les unes sont les époques de renouvellement, où les intelligences s'éveillent, où les horizons se dévoilent, où les générations s'élancent, pleines de foi en l'avenir, vers les régions de l'inconnu ; les autres sont ces moments de pleine maturité qui succèdent à une longue série de travaux et d'efforts dans une même direction, ceux où un système a trouvé son assiette définitive et comme sa formule, et cherche une stabilité éphémère, pour disparaître à son tour comme ceux qui l'ont précédé, en vertu de cette loi inévitable qui pousse l'humanité en avant. Le dix-septième siècle nous offre à la fois ce double spectacle. Tandis que l'éveil de la pensée philosophique marque l'aurore d'une ère nouvelle qui verra s'accomplir les plus mémorables découvertes dont la science se soit enrichie jusqu'alors, la médecine, dernière expression du passé, parce qu'il est dans sa nature de vivre d'emprunts faits à tous les ordres de connaissances et de les résumer en elle-même, la médecine s'arrête un moment avec complaisance dans la contemplation de ses anciennes gloires, et semble vouloir s'organiser pour l'éternité. Mais l'on sent que cet édifice, en apparence si complet, pèche par la base, et qu'à peine constitué, il craque déjà de toutes parts. Est-il surprenant que le génie le plus pénétrant, le plus exempt de prévention, le plus sensé, de cette époque de renouvellement philosophique et littéraire, éprouve, en considérant les médecins de son temps, un peu de cet étonnement mélangé d'incrédulité railleuse, que la vieillesse, même la plus glorieuse, inspire toujours plus ou moins à la jeunesse ?

Mais nous, qui n'avons ni ces passions ni ces rancunes, nous pouvons et nous devons rendre une égale justice aux deux partis que nous avons trouvés en présence. Dans l'un, nous aimons à saluer le représentant de l'avenir et du progrès ; dans l'autre, et au sein même de l'institution qui personnifie en elle l'esprit de résistance aux idées nouvelles, nous avons rencontré des efforts sincères, quoique trop souvent aveugles, des aspirations constantes, quoique isolées, vers une amélioration de jour en jour plus nécessaire ; et quant aux derniers et obstinés partisans du *statu quo*, nous les trouvons si convaincus dans leur immobilité systématique, si honnêtes malgré leurs préjugés et leurs fautes, qu'ils nous rendent indulgents malgré nous, et que nous assistons à leur retour désespéré vers un passé qui leur échappe, avec un sourire qui n'exclut pas la sympathie. Il y a, dans le sentiment qu'ils nous inspirent, quelque chose de ce que l'on éprouve, après un long séjour au milieu des agitations et des splendeurs d'une grande capitale, à retrouver de vieux amis de province. Leurs modes sont arriérées, leur langage n'est plus le nôtre; ils dînent encore à midi et se couchent à neuf heures, ce qui jure avec toutes nos habitudes de citadins ; ils ont des idées toutes faites qui nous étonnent, de petites rivalités locales auxquelles nous ne comprenons rien. Et pourtant ils sont si candides, si simples, si respectables, que malgré tout, l'on se sent porté vers eux par je ne sais quel charme de singularité. Leur société a quelque chose qui plaît; on n'en voudrait pas faire sa compagnie habituelle; mais on les revoit avec plaisir, on aime à venir les saluer de temps en temps, et on les quitte avec regret.

FIN.

TABLE DES MATIÈRES

Avant-propos.................................... 1

CHAPITRE PREMIER.

L'ancienne Faculté de médecine de Paris. — Son installation. — Ses origines. — Son esprit. — Côté religieux de cette institution. — Le Doyen. — Les Élections. — L'Enseignement. — Les Examens. — Les Grades. — Serment des Bacheliers. — Cérémonies de la Licence. — Les Thèses. — Bénédiction du Chancelier de l'Université. — Le *Paranymphe*. — Le Doctorat. — *L'acte pastillaire*. — Sources auxquelles a pu puiser Molière pour la *Cérémonie du Malade imaginaire*. — Banquets. — Mœurs intimes.................. 5

CHAPITRE II.

La Profession. — Noblesse des médecins sous l'ancien régime. — Les Visites, la Clientèle. — Consultation de l'*Amour médecin*. — La Faculté personnifiée dans le rôle de *Filerin*. — Mœurs de la haute bourgeoisie au dix-septième siècle. — Deux classes d'hommes dans la Faculté : les orthodoxes et les hommes du monde. — Guy Patin représentant de l'ancien esprit. Son attachement aux traditions. Son indépendance. Ses opinions en philosophie, en religion, en littérature, en politique. Nature de son opposition. Ses amitiés. — Petite académie chez le premier président Lamoignon. — Gabriel Naudé. Ses relations dans les deux camps. Son scepticisme. Ses ouvrages.. 73

CHAPITRE III.

Situation des médecins auprès des grands seigneurs. — Idées et préférences médicales de madame de Sévigné. — La Cour. Rôle politique de quelques médecins. *Le parti Vautier.* — Originaux des principaux personnages de l'*Amour médecin.* — Des Fougerais. — Esprit. — Guénaut. — Le premier Médecin du Roi. — *Journal de la santé du Roi.* Valot. Maladie d'Anne d'Autriche. — Daquin, type du médecin courtisan. — Fagon. — Ses relations avec madame de Maintenon. — Est-il l'original du *Purgon* de Molière?................. 126

CHAPITRE IV.

Guerre civile : l'Antimoine et la Saignée. — La Circulation du sang et les *Circulateurs.* — Découverte des vaisseaux lymphatiques. Aselli, Pecquet. — Riolan ; la Réaction. — *L'Arrêt burlesque* de Boileau. — Origines de l'antimoine. — L'Alchimie. — L'humorisme. — Partisans et détracteurs de la saignée. — Littérature antimoniale. — *Orthodoxe.* — *L'Antimoine triomphant.* — *Le Rabat-joie de l'antimoine.* — *Le Martyrologe de l'antimoine.* — *L'Amour malade*, de Benserade. — Maladie du roi. — Triomphe de Guénaut. — *Scarron.* — *La Stimmimachie.* — Arrêt du Parlement. — Fin de la querelle. — Découverte du quinquina.......................... 158

CHAPITRE V.

Guerre étrangère : la Faculté de Montpellier. — Ses Antiquités, ses Traditions. Son Organisation en vue de l'enseignement. — La robe de Rabelais. — L'Acte de triomphe. — Données fournies à Molière. — État respectif des doctrines médicales dans les deux Facultés. La Chimie en honneur à Montpellier. — Tentatives d'invasion dans Paris. — Théophraste Renaudot. Ses débuts. Le *Bureau d'adresse.* — Les Consultations charitables. Premières Conférences cliniques, rue de la Calandre. Le Mont-de-piété. La *Gazette.* — Appui de Richelieu.

Intervention de la Faculté de Montpellier. — Controverse entre Courtaud et Riolan. Grand Procès de 1644. Échantillons de l'éloquence judiciaire du temps. Condamnation de Renaudot. — La Chambre royale. — Jubilé solennel.................... 220.

CHAPITRE VI.

Les Chirurgiens. — Origine et progrès du collége de Saint-Côme. — Adoption des barbiers au quinzième siècle. — Comment ils arrivèrent peu à peu à pratiquer la chirurgie. — Influence du premier barbier du roi. — Pléiade chirurgicale de la fin du seizième siècle. — Insurrections des barbiers contre la Faculté. — Contrat de 1644. — État des choses à l'avénement de Louis XIV. — Luttes continuelles à l'occasion des dissections en commun. — Procès et arrêt de 1660. — Période de décadence de la chirurgie en France. — Organisation intérieure des Colléges de chirurgiens à Paris et en province. — Les Apothicaires. — Guybert, et le *Médecin charitable*. — Encore un procès........ 278

CHAPITRE VII.

Quelle est la pensée secrète de Molière sur la médecine ? — Ses études sous Gassendi, et leur influence sur son esprit. — Les Philosophes du dix-septième siècle étaient physiologistes. — Ce qu'était un livre de physiologie à cette époque. — Doctrine des éléments et des tempéraments. Son côté sérieux. — Parties et humeurs. — Cause des maladies. — L'art de la purgation. — Esprits, calorique inné, humide radical. — L'âme, ses facultés, ses fonctions. — *Traité des passions*, de l'académicien Cureau de La Chambre. —Vices de la méthode. — Que faut-il entendre par l'épicurisme de Gassendi ? — Ce que Molière a pu lui prendre. — Conclusion de ce chapitre............ 342

CHAPITRE VIII.

Ce que les médecins ont dit de Molière. — Guy Patin et la comédie. — Attaque directe de la médecine dans le *Malade imaginaire*. — Éditions apocryphes de cette pièce. — Amitiés de l'auteur parmi les médecins.

Bernier. Liénard. Mauvillain ; sa participation à la guerre de l'antimoine, son décanat. Nature de ses rapports avec Molière. — *Élomire hypochondre, ou les Médecins vengés*, comédie de Le Boullanger de Chalussay. — Indications à en tirer. — Détails sur la maladie de Molière. — Influence de l'état de sa santé sur ses jugements. — Conclusion 408

FIN DE LA TABLE.

Paris. — Imprimerie de P.-A. BOURDIER et Cie, 30, rue Mazarine.

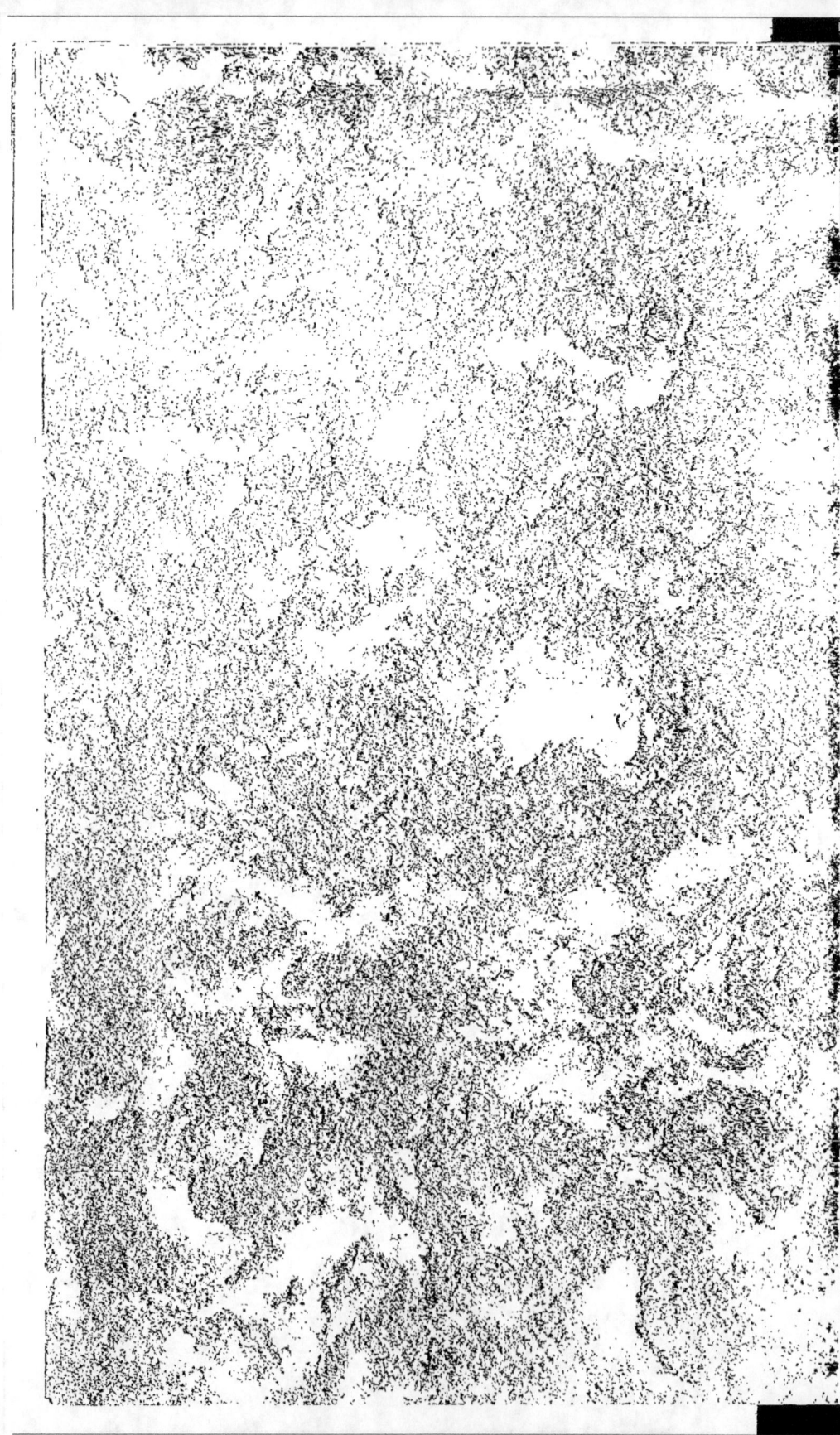

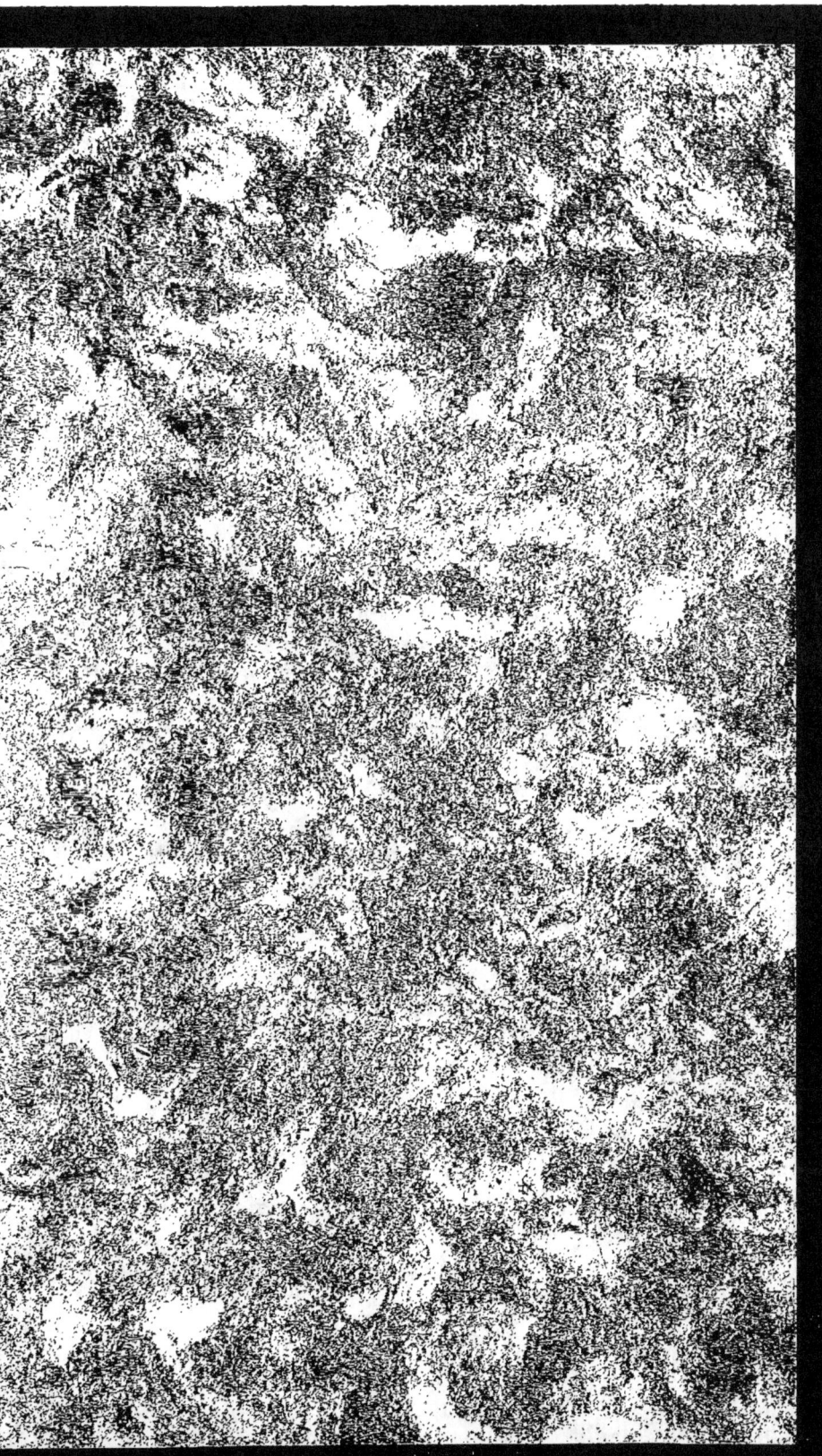

www.ingramcontent.com/pod-product-compliance
Lightning Source LLC
Chambersburg PA
CBHW050239230426
43664CB00012B/1755